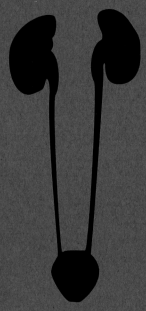

# 进展期泌尿生殖系统肿瘤新辅助免疫治疗学：

## 多学科综合管理

Neoadjuvant Immunotherapy Treatment of Localized Genitourinary Cancers

Multidisciplinary Management

[意]安德里亚·内奇　　／著
[美]菲利普·斯皮斯

程继文　／主译

马　劼　颜海标　　／副主译
李天宇　王富博

广西科学技术出版社
·南宁·

著作权合同登记号 桂图登字：20-2025-101

First published in English under the title
Neoadjuvant Immunotherapy Treatment of Localized Genitourinary Cancers:
Multidisciplinary Management
Edited by Andrea Necchi and Philippe E. Spiess
Copyright © Andrea Necchi and Philippe E. Spiess, under exclusive license to Springer
Nature Switzerland AG, 2022
This edition has been translated and published under licence from
Springer Nature Switzerland AG.

**图书在版编目（CIP）数据**

进展期泌尿生殖系统肿瘤新辅助免疫治疗学：多学科综合管理 /
（意）安德里亚·内奇，（美）菲利普·斯皮斯著；程继文主译 .
南宁：广西科学技术出版社，2025.5. --ISBN 978-7-5551-2375-0

Ⅰ . R737.105

中国国家版本馆 CIP 数据核字第 202563X19P 号

进展期泌尿生殖系统肿瘤新辅助免疫治疗学：多学科综合管理
JINZHANQI MINIAO SHENGZHI XITONG ZHONGLIU XINFUZHU MIANYI
ZHILIAOXUE：DUOXUEKE ZONGHE GUANLI

［意］安德里亚·内奇　［美］菲利普·斯皮斯　著
程继文　主译
马劼　颜海标　李天宇　王富博　副主译

| | | | |
|---|---|---|---|
| 策　　划：罗煜涛　李　媛 | | 封面设计：韦娇林 | |
| 责任编辑：李宝娟　黎　坚　梁诗雨 | | 版权编辑：朱杰墨子　何凯俊 | |
| 责任印制：陆　弟 | | 助理编辑：李维英 | |
| 责任校对：冯　靖 | | | |

出 版 人：岑　刚
出版发行：广西科学技术出版社
社　　址：广西南宁市东葛路 66 号　　　　　　邮政编码：530023
网　　址：http：//www.gxkjs.com
印　　刷：广西民族印刷包装集团有限公司

开　　本：787 mm×1092 mm　1/16
字　　数：374 千字　　　　　　　　　　　　印　　张：17.25
版　　次：2025 年 5 月第 1 版
印　　次：2025 年 5 月第 1 次印刷
书　　号：ISBN 978-7-5551-2375-0
定　　价：298.00 元

# 翻译编委会

主　　译：程继文

副 主 译：马　劼　　颜海标　　李天宇　　王富博

翻译人员：陆　铮　　廖乃凯　　黄志广　　危丹明

王富博　　王祖恒　　李生华　　李天宇

赵嘉闻　　韦礼威　　莫淇舟　　梁海祺

陈　阳　　李　烨　　唐　静　　林　锐

杨丽桦　　陈思余　　蓝　东　　赵雨桐

莫林键　　韦发烨　　莫　凝　　周圣圣

何融泉　　覃弟渊　　冯　潇　　吴　博

玉镇源

临床上关于恶性肿瘤的诊疗已迈入精准医学与多学科协作的新纪元。在泌尿系统肿瘤领域，免疫检查点抑制剂的应用为进展期患者带来了突破性生存获益，但如何优化围手术期免疫治疗策略、筛选获益人群并实现全程管理，仍是临床实践与科研探索的核心命题。《进展期泌尿生殖系统肿瘤新辅助免疫治疗学：多学科综合管理》立足国际前沿，系统地梳理免疫治疗在膀胱癌、前列腺癌、肾细胞癌等疾病应用中的最新研究成果，旨在为临床工作者提供兼具科学性与实用性的决策参考。

本书以多学科视角贯穿始终，全书分为六个部分。第一部分聚焦膀胱尿路上皮癌的术前免疫检查点抑制剂治疗，从分子标志物筛选、病理反应评估到循环肿瘤 DNA 动态监测，层层剖析免疫治疗的关键节点；第二部分围绕高危前列腺癌患者的围手术期管理，对比免疫治疗与传统疗法的协同效应，提出构建疗效预测模型的可行性；第三部分探索如何运用新辅助免疫疗法治疗局部泌尿生殖系统癌症，阐述肾细胞癌新辅助免疫治疗的临床价值，结合减瘤性肾切除术的革新理念及治疗疗效的预测模型，重新制订局部进展期患者的治疗策略；第四至第六部分则分别从泌尿生殖系统恶性肿瘤围手术期应用免疫检查点抑制剂的安全性、泌尿生殖系统恶性肿瘤的新兴标志物和新辅助治疗影像学在肿瘤分期和反应评估中的作用切入，深入探讨并评估人工智能（AI）辅助疗效的前景，为精准医疗注入新动能。

此次翻译工作特邀泌尿外科、肿瘤内科、病理科、影像科等多领域专家共同参与，以确保知识传递的准确性与跨学科融合的深度。作为主译，我深感本书的独特价值不仅在于其内容的系统性，更在于其对临床实践的指导意义。在本书中，大量临床病例采用思辨式分析、新型生物标志物动态监测，以及影像新技术应用等，均体现了"基础—临床—转化"三位一体的研究理念，可为临床研究工作提供有益参考。

　　本书付梓之际，适逢中国泌尿肿瘤免疫治疗迈入快速发展期。希望这部凝聚国内外学者智慧的专著，能助力广大同行把握学科发展脉络，优化临床决策，最终惠及更多患者。

　　医学探索永无止境，愿我们以科学为舟、以合作为桨，共同驶向泌尿肿瘤精准治疗的新彼岸。

广西医科大学第一附属医院党委委员、副院长
广西医师协会泌尿外科医师分会主任委员

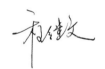

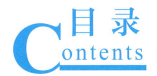
目 录
Contents

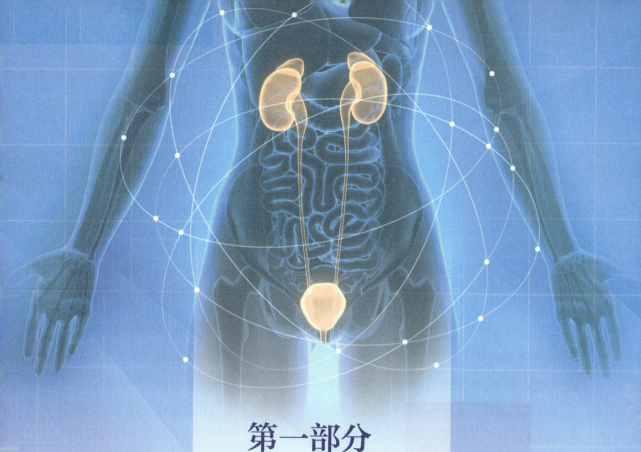

# 第一部分

# 膀胱尿路上皮癌的术前免疫检查点抑制剂治疗

# 第一章 背景：研究现状和前沿进展

Marco Moschini，Laura Marandino，Francesco Montorsi

膀胱癌是第二大常见的泌尿生殖系统恶性肿瘤，2020 年美国有 81400 例新发病例、17980 例死亡病例[1]。根治性膀胱切除术联合双侧盆腔淋巴结清扫术被认为是复发性高级别非肌层浸润性膀胱癌（NMIBC）和肌层浸润性膀胱癌（MIBC）的标准治疗方式。虽然手术方式在过去几十年基本保持不变，但是机器人辅助手术已在欧美许多医疗中心和专科医院逐渐取代了传统的开放手术[2]。与前列腺癌相似，开放手术、腹腔镜或机器人辅助手术在膀胱癌患者的生存结局上并没有差异[3]，但机器人辅助手术可缩短住院时间及减少围手术期输血的需求[4-5]。对于膀胱癌来说，手术方式的选择应基于适应证及外科医生的专业技术[6-7]。同时，进行双侧盆腔淋巴结清扫术是手术的关键，有助于提高患者的生存率并更准确地进行病理分期[8]。然而，最近的一项随机研究未能证明扩大淋巴结清扫术在生存率方面比标准淋巴结清扫术更有优势[9]。需要指出的是，该研究中的大部分患者并未发现淋巴结转移，其中仅少部分是高危非肌层浸润性膀胱癌患者，因此扩大淋巴结清扫术可能仅适用于那些有广泛或超广泛淋巴结转移的更高危患者[10]。

最近一项国际多中心研究[6-7]对膀胱癌综合管理及其未来发展进行了评价，发现免疫治疗等新治疗手段在此过程中发挥了重要作用。就系统性治疗而言，对于符合顺铂治疗条件的 cT2-cT4a cN0 cM0 膀胱癌患者，基于顺铂的新辅助化疗（HAC）是标准治疗方案[11]。新辅助化疗可获得 20% ～ 35% 的病理完全缓解（pCR）率及约 50% 的病理降期率，5 年总生存率提高了 8%[12-14]。然而，在临床实践中只有少数根治性膀胱切除术患者接受了基于顺铂的新辅助治疗，这主要源于患者对并发症的担忧、对疗效的不确定，以及担心手术会被延误[15]。此外，根据 Galsky 标准，约 50% 的患者不适合接受顺铂治疗，这些患者的标准治疗方案仍为根治性膀胱切除术，但生存预后较差。

术前的新型疗法还处于进一步的评估阶段，其中免疫检查点抑制剂在临床中的应用最为广泛。

约 40 年前，卡介苗（BCG）膀胱灌注疗法被用于治疗非肌层浸润性膀胱癌，此后，免疫治疗的作用逐渐被人们认识。自 2016 年 5 月起，美国食品药品监督管理局已批准 5 种抗程序性死亡受体 1/ 程序性死亡受体配体 1（PD-1/PD-L1）抑制剂用于顺铂化疗后复发的局部进展期或转移性尿路上皮癌患者，分别为阿替利珠单抗、度伐利尤单抗、阿维鲁单抗、纳武利尤单抗和帕博利珠单抗。其中阿替利珠单抗、纳武利尤单抗和帕博利珠单抗这 3 种药物也获得了欧洲药品管理局的批准。值得注意的是，只有帕博利珠单抗成功提高了总生存期，而出乎意料的是，阿替利珠单抗的Ⅲ期随机对照研究结果为阴性[17-18]。阿替利珠单抗和帕博利珠单抗也已获得美国食品药品监督管理局和欧洲药品管理局的加速批准，用于治疗肿瘤表达 PD-L1 但不适合顺铂治疗的患者。此外，JAVELIN Bladder 100 试验的结果显示阿维鲁单抗在总生存率方面优于最佳支持治疗，因此被批准用于晚期一线（含铂化疗后维持治疗）的患者[19]。

　　在非转移性疾病方面，根据Ⅱ期 KEYNOTE-057 的研究成果，帕博利珠单抗已获得美国食品药品监督管理局批准用于治疗卡介苗无效的高危非肌层浸润性膀胱癌，尤其是伴有原位癌（CIS）的患者[20]。PURE-01（NCT02736266）是一项在意大利两个中心开展的Ⅱ期研究，是针对单一药物新辅助免疫治疗在肌层浸润性膀胱癌中的最大规模研究（临床分期为 cT2-T3b N0；2018 年 3 月修正方案后为 cT2-T4a）。无论患者是否适合顺铂治疗均被纳入该研究，所有患者在接受根治性膀胱切除术前使用 3 个周期（每个周期为 3 周）的帕博利珠单抗。早期报告显示，42% 被治疗的患者达到病理完全缓解（pT0），且安全性良好；在一组更大范围的包括不同组织学类型的患者（$n$=114）中，修正方案后的最新结果进一步证实了帕博利珠单抗的疗效，pT0 患者的比例为 37%，而 55% 的患者病理分期降至非肌层浸润性膀胱癌[21]。手术安全性结果显示，仅 34% 的患者出现高级别并发症（定义为 Clavien-Dindo ≥ 3a），且在术后 90 天内没有出现围手术期死亡病例[22]。研究结果显示良好的无事件生存期（EFS），12 个月和 24 个月的无事件生存率分别为 84.5%［95% 置信区间（CI）：78.5% ～ 90.9%］和 71.7%（CI：62.7% ～ 82%）。另一项欧洲多中心Ⅱ期研究 ABACUS（NCT02662309）探讨了单药免疫治疗方案的疗效。该研究对 95 例不适合或拒绝接受新辅助化疗的 cT2-T4a 肌层浸润性膀胱癌患者进行 2 个周期的阿替利珠单抗新辅助治疗[23]。整体人群的病理完全缓解率为 31%，而 cT3-T4 患者的病理完全缓解率为 17%，1 年无复发生存率为 79%（95%CI：67% ～ 87%），11% 的患者发生 3 ～ 4 级不良事件（参考常见不良反应事件术语评定标准）。继研究单药免疫检查点抑制剂后，人们也开始探索免疫联合治疗模式（双免疫治疗、化疗联合免疫治疗）在新辅助治疗中的效果。NABUCCO（NCT03387761）研究在术前阶段进行了抗 PD1 和抗细胞毒性 T 淋巴细胞相关蛋白（CTLA-4）抗体的联合免疫治疗，即"纳武利尤单抗＋伊匹木单抗"的组合，这是一项单臂临床研究，纳入了 24 例不适合接受顺铂治疗或拒绝接受新辅助化疗的Ⅲ期尿路上皮癌患者（cT3-4aN0M0 或 T1-4aN1-3M0）[24]，主要终点是评估患者在治疗开始后 12 周内完成手术治疗的可行性。最终所有患者均接受了手术切除，96% 的患者在 12 周内完成，11 例患者（46%）达到病理完全缓解，58% 的患者病理降期至非肌层浸润性膀胱癌。值得注意的是，该治疗在 55% 的患者中引起了 3 ～ 4 级免疫相关不良事件。另一项近期研究对 28 例 cT2-T4a 肌层浸润性膀胱癌患者进行了"度伐利尤单抗＋曲美木单抗"的联合免疫治疗[25]，结果显示病理完全缓解率为 37.5%，病理降期率为 58%，21% 的患者出现 3 级以上的免疫相关不良事件。在 DUTRENEO 研究中，同样的治疗组合与化疗相比，在肿瘤炎症指数分类为"热肿瘤"的患者中，病理完全缓解率为 34.8%。然而，使用 IFNγ 特征基因集未能成功筛选出更适合免疫治疗的患者[26]。GU14-188 研究对不适合接受顺铂治疗的患者（$n=40$），术前联合使用"吉西他滨（3 个周期）＋帕博利珠单抗（5 个周期）"进行治疗[27]，结果显示 52% 的患者病理分期降至非肌层浸润性膀胱癌（主要终点），病理完全缓解率为 45%，1 年无复发生存率为 67%。另外，HOG（$n=36$）[28] 和 BLASST（$n=41$）[29] 两个研究对适合接受顺铂治疗的患者，术前使用顺铂和吉西他滨方案（CG）联合帕博利珠单抗（HOG）或纳武利尤单抗（BLASST）治疗。BLASST 研究纳入的患者为 cT2-T4a（$n \leqslant 1$），而 HOG 试验不纳入 cN+ 患者，两个研究的病理完全缓解率分别为 34%（BLASST）和 44%（HOG），病理降期率分别为 66% 和 61%。

截至目前，免疫联合治疗在转移性疾病的一线治疗中结果不尽如人意[30-31]，仅 IMvigor-130 研究显示了阿替利珠单抗联合化疗相对于单纯化疗的无进展生存期（PFS）获益[32]。最近公布的Ⅲ期 CheckMate-274 研究结果显示，纳武利尤单抗术后辅助治疗的无病生存期（DFS）优于安慰剂。然而，这一结果是否会改变围手术期治疗的模式尚不明确。根据顺铂治疗的耐受性，人们进行了一些Ⅲ期临床研究，探索肌层浸润性膀胱癌围手术期的免疫治疗，并开始招募肌层浸润性膀胱癌患者（NCT03661320、NCT03732677、NCT03924856、NCT03924895）。这些研究包括新辅助化疗后和根治性膀胱切除术后的辅助免疫治疗。

表 1.1 总结了肌层浸润性膀胱癌免疫治疗临床试验结果。现有的肌层浸润性膀胱癌临床分期方法仍不能满足临床需求。尽管 CT 和 MRI 在准确性上的局限已广为人知，但是其仍是判断肌层浸润性膀胱癌患者分期的标准影像学技术。临床上，免疫治疗会引起炎症反应，因此在新辅助治疗中加入免疫治疗可能会进一步增加评估分期和疗效的复杂性[33]。PURE-01 研究中有一个针对分期和疗效评估的大型影像学项目，其中包括膀

表 1.1　肌层浸润性膀胱癌免疫治疗临床试验结果

| 治疗 | PURE-01[21]<br>帕博利珠单抗 | ABACUS[38]<br>阿替利珠单抗 | NABUCC[24]<br>纳武利尤单抗/伊匹木单抗 | HOG GU 14-188[27-28]<br>帕博利珠单抗-吉西他滨/顺铂 | HOG GU 14-188[27-28]<br>帕博利珠单抗-吉西他滨/吉西他滨 | BLASST[29]<br>伊匹木单抗-吉西他滨/顺铂 | DUTRENEO[26]<br>度伐利尤单抗/曲美木单抗 | MDACC[25]<br>度伐利尤单抗/曲美木单抗 |
|---|---|---|---|---|---|---|---|---|
| 样本量 | 114 | 88 | 24 | 43 | 37 | 41 | 23 | 28 |
| cT2期 | 54%(CT+mpMRI) | 73% | 0 | 47% | 43% | 90% | 78% | 43% |
| cN+期 | 0 | 0 | 42% | 0 | 0 | 3% | 8.7% | 0 |
| pT0N0率 | 37% | 31% | 46% | 44.4% | 45.2% | 34% | 34.8% | 37.5% |
| PT≤1N0率 | 55% |  | 58% | 61.1% | 51.6% | 66% | 56.5% | 58% |
| 1年无复发生存率 | 91%[EFS 87%] | 79% | 92% | 2年66% | 67% | 未报告 | 未报告 | 82.8% |
| 标志物 | PD-L1+(TMB)免疫特征基因集 | 预先激活的T细胞(CD8/GZMB,高,tGE8) | PD-L1+DDR GAs TLS特征基因集 | 未报告 | 未报告 | 免疫特征基因集 | 从IFNγ相关的18个特征基因中筛选 | TLS特征基因集 |

注：c 为临床；p 为病理；EFS 为无事件生存期；mpMRI 为多参数磁共振成像；PD-L1 为程序性死亡受体配体1；TMB 为肿瘤突变负荷；GZMB 为颗粒酶B；tGE8 为预定义的8基因细胞毒性T细胞转录特征；DDR 为DNA损伤修复；GAs 为基因改变；TLS 为三级淋巴结构。

胱多参数 MRI、18- 氟脱氧葡萄糖 PET/CT 和标准的胸腹部 CT。在帕博利珠单抗治疗后，使用膀胱多参数 MRI 评估有效的患者获得 pT ≤ 1N0 反应的比例超过 90%[34]。

　　将免疫治疗从肌层浸润性膀胱癌临床研究应用于临床实践仍有许多未确定和解决的问题，例如如何确定病理完全缓解作为中间终点的有效性。显然，在规划和开展新临床研究时，同步推进预后生物标志物的研究也显得尤为重要。在此背景下，肌层浸润性膀胱癌提供了一个用来测试生物标志物的独特"平台"。生物标志物在预测肌层浸润性膀胱癌的免疫治疗疗效上存在不一致性，其中 PD-L1 表达和肿瘤突变负荷（TMB）是最受关注的免疫检查点抑制剂生物标志物。在 PURE-01 研究中，基于综合阳性评分（CPS）的 PD-L1 表达被认为是预测帕博利珠单抗疗效的潜在生物标志物，并与较长的无事件生存期相关[21, 35-37]。而在 ABACUS 研究中，免疫细胞或肿瘤细胞的 PD-L1 表达与预后没有显著相关性[38]。另一项新辅助治疗研究（"度伐利尤单抗 + 曲美木单抗"）结果与 ABACUS 研究的结果一致[25]。在近期发表的一项 NABUCCO 研究中[24]，PD-L1 阳性的肿瘤（综合阳性评分 > 10%）完全缓解率（CR）为 73%，而 PD-L1 阴性的肿瘤完全缓解率为 33%（$P$=0.15）。此外，不同研究关于肿瘤突变负荷的数据也存在差异。在 PURE-01 研究中，作为连续变量分析的高肿瘤突变负荷与病理完全缓解或肿瘤降期显著相关，而在 ABACUS 研究中，肿瘤突变负荷的中位数（10.1 mut/Mb）作为截断点，结果未显示与疗效相关[38]。由于缺乏统一的生物标志物评估标准，各研究使用了不同的方法来检测肌层浸润性膀胱癌的免疫生物标志物，使得结果对比更加困难。关于生物标志物的详细内容将在后续章中介绍。膀胱尿路上皮癌的分子亚型可能与不同的免疫检查点抑制剂敏感性相关，在此背景下，基于基因表达的免疫特征也是一个有意思的研究领域。在 PURE-01 研究中，其结果显示最高综合阳性评分、高 Immune190 分数和高免疫基因表达的基底型肿瘤对帕博利珠单抗的病理反应率最高。值得注意的是，较高的基于 RNA 的免疫特征评分与病理完全缓解显著相关[39]。

　　精准医疗正在迅速改变癌症患者的治疗方式，几乎在所有肿瘤类型中的作用都备受关注。在尿路上皮癌的治疗中，厄达替尼在进展期患者中展现出令人振奋的疗效，这标志着精准医疗的又一重要进展。厄达替尼是一类强效的泛成纤维细胞生长因子受体（FGFR）酪氨酸激酶抑制剂，用于成纤维细胞生长因子受体（FGFR3）突变或融合患者的治疗。然而，在尿路上皮癌尤其是肌层浸润性膀胱癌的治疗中，精准医疗仍面临诸多挑战。TCGA 项目[40] 及其他多项研究增进了我们对肌层浸润性膀胱癌生物学的认识，并识别出多种潜在可靶向的基因变异。"伞式研究"可能会成为开发靶向治疗策略和发现生物标志物的有力平台。有趣的是，一项多臂试验（Optimus 研究，NCT04586244）

开始招募不适合接受顺铂治疗或拒绝接受根治性膀胱切除术的患者，以评估多种新辅助治疗方案在携带或不携带 FRFR3 基因变异的患者中的疗效。

## 参考文献

［1］SIEGEL R L，MILLER K D，JEMAL A. Cancer statistics，2019［J］. CA Cancer clin，2019，69（1）：7-34.

［2］ZAMBONI S，SORIA F，MATHIEU R，et al. Differences in utilization-trend and time changes of peri-operative outcomes of robotic and open radical cystectomy between American and European selected centers：an international multicenter collaboration［J］. BJU Int，2019，124（4）：656-664.

［3］MOSCHINI M，ZAMBONI S，SORIA F，et al. Open versus robotic cystectomy：a propensity score matched analysis comparing survival outcomes［J］. J Clin Med，2019，8（8）：1192.

［4］SORIA F，MOSCHINI M，D'ANDREA D，et al. Comparative effectiveness in perioperative outcomes of robotic versus open radical cystectomy：results from a multicenter contemporary retrospective cohort study［J］. Eur Urol Focus，2020，6（6）：1233-1239.

［5］PAREKH D J，REIS I M，CASTLE E P，et al. Robot-assisted radical cystectomy versus open radical cystectomy in patients with bladder cancer（RAZOR）：an open-label，randomised，phase 3，non-inferiority trial［J］. Lancet，2018，391（10139）：2525-2536.

［6］WITJES J A，BABJUK M，BELLMUNT J，et al. EAU-ESMO consensus statements on the management of advanced and variant bladder cancer—an international collaborative multistakeholder effort：under the auspices of the EAU-ESMO Guidelines Committees［J］. Eur Urol，2020，77（2）：223-250.

［7］HORWICH A，BABJUK M，BELLMUNT J，et al. EAU-ESMO consensus statements on the management of advanced and variant bladder cancer：an international collaborative multi-stakeholder effort：under the auspices of the EAU and ESMO Guidelines Committees［J］. Ann Oncol，2019，30（11）：1697-1727.

［8］WITJES J A，LEBRET T，COMPÉRAT E M，et al. Updated 2016 EAU guidelines on muscle-invasive and metastatic bladder cancer［J］. Eur Urol，2016，71（3）：462-475.

［9］GSCHWEND J E，HECK M M，LEHMANN J，et al. Extended versus limited lymph node dissection in bladder cancer patients undergoing radical cystectomy：survival results from a prospective，randomized trial［J］. Eur Urol，2019，75（4）：604-611.

［10］MOSCHINI M，AFFERI L，GANDAGLIA G，et al. Prediction of the need for an extended lymphadenectomy at the time of radical cystectomy inpatients with bladder cancer［J］. Eur Urol Focus，2021，7（5）：1067-1074.

［11］GROSSMAN H B，NATALE R B，TANGEN C M，et al. Neoadjuvant chemotherapy plus cystectomy compared with cystectomy alone for locally advanced bladder cancer［J］. N Engl J Med，2003，349（3）：859-866.

［12］FLAIG T W，TANGEN C M，DANESHMAND S，et al. SWOG S1314：a randomized phase Ⅱ study of co-expression extrapolation（COXEN）with neoadjuvant chemotherapy for localized，muscle-invasive bladder cancer［J］. J Clin Oncol，2019，37（15）：4506.

［13］YIN M，JOSHI M，MEIJER R P，et al. Neoadjuvant chemotherapy for muscle-invasive bladder cancer：a systematic review and two-step meta-analysis［J］. Oncologist，2016，21（6）：708-715.

［14］FUNT S A, ROSENBERG J E. Systemic, perioperative management of muscle-invasive bladder cancer and future horizons［J］. Nat Rev Clin Oncol, 2017, 14（4）：221-234.

［15］HUO J H, RAY-ZACK M D, SHAN Y, et al. Discerning patterns and quality of neoadjuvant chemotherapy use among patients with muscle-invasive bladder cancer［J］. Eur Urol Oncol, 2019, 2（5）：497-504.

［16］GALSKY M D, HAHN N M, ROSENBERG J, et al. Treatment of patients with metastatic urothelial cancer "unfit" for cisplatin-based chemotherapy［J］. J Clin Oncol, 2011, 29（17）：2432-2438.

［17］BELLMUNT J, DE WIT R, VAUGHN D J, et al. Pembrolizumab as second-line therapy for advanced urothelial carcinoma［J］. N Engl J Med, 2017, 376（11）：1015-1026.

［18］POWLES T, DURÁN I, VAN DER HEIJDEN M S, et al. Atezolizumab versus chemotherapy inpatients with platinum-treated locally advanced or metastatic urothelial carcinoma（IMvigor211）：a multicentre, open-label, phase 3 randomised controlled trial［J］. Lancet, 2018, 391（10122）：748-757.

［19］POWLES T, PARK S H, VOOG E, et al. Avelumab maintenance therapy for advanced or metastatic urothelial carcinoma［J］. N Engl J Med, 2020, 383（13）：1218-1230.

［20］DE WIT R, KULKARNI G S, UCHIO E, et al. Pembrolizumab for high-risk（HR）non–muscle invasive bladder cancer（NMIBC）unresponsive to bacillus Calmette-Guérin（BCG）：phase Ⅱ KEYNOTE-057 trial［J］. Ann Oncol, 2018, 29（Suppl_8）：viii304.

［21］NECCHI A, RAGGI D, GALLINA A, et al. Updated results of PURE-01 with preliminary activity of neoadjuvantpembrolizumab in patients with muscle invasive bladder carcinoma with variant histologies［J］. Eur Urol, 2020, 77（4）：439-446.

［22］BRIGANTI A, GANDAGLIA G, SCUDERI S, et al. Surgical safety of radical cystectomy and pelvic lymph node dissection following neoadjuvant pembrolizumab in patients with bladder cancer：prospective assessment of perioperative outcomes from the PURE-01 trial［J］. Eur Urol, 2020, 77（5）：576-580.

［23］CASTELLANO D, DURAN I, RODRÍGUEZ-VIDA A, et al. A phase Ⅱ study inves- tigating the safety and efficacy of neoadjuvant atezolizumab in muscle invasive bladder cancer（ABACUS）［J］. Ann Oncol, 2018, 29（Suppl_8）：viii319.

［24］VAN DIJK N, GIL-JIMENEZ A, SILINA K, et al. Preoperative ipilimumab plus nivolumab in locoregionally advanced urothelial cancer：the NABUCCO trial［J］. Nat Med, 2020, 26（12）：1839-1844.

［25］GAO J J, NAVAI N, ALHALABI O, et al. Neoadjuvant PD-L1 plus CTLA-4 blockade in patients with cisplatin-ineligible operable high-risk urothelial carcinoma［J］. Nat Med, 2020, 26（12）：1845-1851.

［26］GRANDE E, GUERRERO F, PUENTE J, et al. DUTRENEO trial：a randomized phase Ⅱ trial of durvalumab and tremelimumab versus chemotherapy as a neoadjuvant approach to muscle-invasive urothelial bladder cancer（MIBC）patients（pts）prospectively selected by an interferon（INF）-gamma immune signature［J］. J Clin Oncol, 2020, 38（15）：5012.

［27］KAIMAKLIOTIS H Z, ADRA N, KELLY W K, et al. Phase Ⅱ neoadjuvant（N-）gemcitabine（G）and pembrolizumab（P）for locally advanced urothelial cancer（laUC）：interim results from the cisplatin（C）-ineligible cohort of GU14-188［J］. J Clin Oncol, 2020, 38（15_Suppl）：5019.

［28］HOIMES C J, ALBANY C, HOFFMAN-CENSITS J, et al. A phase Ⅰb/Ⅱ study of neoadjuvant-pembrolizumab（pembro）and chemotherapy for locally advanced urothelial cancer（UC）［J］. Ann Oncol, 2018, 29：viii726.

［29］GUPTA S, SONPAVDE G, WEIGHT C J, et al. Results from BLASST-1（bladder cancer signal seeking trial ) of nivolumab, gemcitabine, and cisplatin in muscle invasive bladder cancer ( MIBC ) undergoing cystectomy [ J ] . J Clin Oncol, 2020, 38 ( 6_Suppl ) : 439.

[ 30 ] POWLES T, CSŐSZI T, ÖZGÜROĞLU M, et al. Pembrolizumab alone or combined with chemotherapy versus chemotherapy as first-line therapy for advanced urothelial carcinoma ( KEYNOTE-361 ) : a randomised, open-label, phase 3 trial [ J ] . Lancet Oncol, 2021, 22 ( 7 ) : 931-945.

[ 31 ] POWLES T, VAN DER HEIJDEN M S, CASTELLANO D, et al. Durvalumabalone and durvalumab plus tremelimumab versus chemotherapy in previously untreated patients with unresectable, locally advanced or metastatic urothelial carcinoma ( DANUBE ) : a randomised, open-label, multicentre, phase 3 trial [ J ] . Lancet Oncol, 2020, 21 ( 12 ) : 1574-1588.

[ 32 ] GALSKY M D, ARIJA J Á A, BAMIAS A, et al. Atezolizumab with or without chemotherapy in metastatic urothelial cancer ( IMvigor130 ) : a multicentre, randomised, placebo-controlled phase 3 trial [ J ] . Lancet, 2020, 395 ( 10236 ) : 1547-1557.

[ 33 ] MARANDINO L, CAPOZZA A, BANDINI M, et al. [ 18F ] Fluoro-deoxy-glucose positron emission tomography to evaluate lymph node involvement inpatients with muscle- invasive bladder cancer receiving neoadjuvant pembrolizumab [ J ] . Urol Oncol, 2020, 39 ( 4 ) : 235.e15-235.e21.

[ 34 ] NECCHI A, BANDINI M, CALARESO G, et al. Multiparametric magnetic resonance imaging as a noninvasive assessment of tumor response to neoadjuvant pembrolizumab in muscle-invasive bladder cancer : preliminary findings from the PURE-01 study [ J ] . Eur Urol, 2020, 77 ( 5 ) : 636-643.

[ 35 ] NECCHI A, ANICHINI A, RAGGI D, et al. Pembrolizumab as neoadjuvant therapy before radical cystectomy inpatients with muscle-invasive urothelial bladder carcinoma ( PURE-01 ) : an open-label, single-arm, phase II study [ J ] . J Clin Oncol, 2018, 36 ( 34 ) : 3353-3360.

[ 36 ] BANDINI M, ROSS J S, RAGGI D, et al. Predicting the pathologic complete response after neoadjuvant pembrolizumab in muscle-invasive bladder cancer [ J ] . J Nati Cancer Inst, 2021, 113 ( 1 ) : 48-53.

[ 37 ] BANDINI M, GIBB E A, GALLINA A, et al. Does the administration of preoperative pembrolizumab lead to sustained remission post-cystectomy ? First survival outcomes from the PURE-01 study* [ J ] . Ann Oncol, 2020, 31 ( 12 ) : 1755-1763.

[ 38 ] POWLES T, KOCKX M, RODRIGUEZ-VIDA A, et al. Clinical efficacy and biomarker analysis of neoadjuvant atezolizumab inoperable urothelial carcinoma in the ABACUS trial [ J ] . Nat Med, 2019, 25 ( 11 ) : 1706-1714.

[ 39 ] NECCHI A, RAGGI D, GALLINA A, et al. Impact of molecular subtyping and immune infiltration on pathological response and outcome following neoadjuvant pembrolizumab in muscle-invasive bladder cancer [ J ] . Eur Urol, 2020, 77 ( 6 ) : 701-710.

[ 40 ] ROBERTSON A G, KIM J, AL-AHMADIE H, et al. Comprehensive molecular characterization of muscle-invasive bladder cancer [ J ] . Cell, 2017, 171 ( 3 ) : 540-556. e25.

# 第二章　新辅助免疫治疗与标准化疗的临床病例探讨

Marco Bandini，Giuseppe Basile，Andrea Gallina

## 一、引言

在根治性膀胱切除术前进行新辅助化疗是国际指南推荐治疗肌层浸润性膀胱癌的金标准[1-4]。新辅助化疗主要是通过作用于隐匿性微转移灶来控制肿瘤进展，并尽可能在术前降低肿瘤负荷。因此，随机研究数据显示，新辅助化疗可使 40% 的肌层浸润性膀胱癌患者达到病理完全缓解（ypT0N0），使约 50% 的患者肿瘤病理降期为非肌层浸润性膀胱癌（ypT1-is-a）。研究结果表明，新辅助化疗与单独的根治性膀胱切除术相比，虽然 5 年总生存期提高幅度较小，但是患者的总生存期仍然得到显著提高[5-6]。

尽管相关药物的副作用广为人知，但是基于Ⅲ期临床随机研究的阳性结果表明[1, 7-8]，甲氨蝶呤、长春新碱、阿霉素和顺铂的联合使用（即 MVAC）依然是符合根治性膀胱切除术[1]条件的肌层浸润性膀胱癌患者的标准治疗方案[1, 9]。随着时间的推移，为了更好地控制肿瘤和减少副作用，人们提出了其他基于顺铂的治疗方案。例如，多年来，剂量密集型 MVAC 和吉西他滨 - 顺铂（GC）[6, 10-12]得到了重点关注，已取代 MVAC 成为肌层浸润性膀胱癌患者的首选治疗方案。然而，近一半的肌层浸润性膀胱癌患者由于肾功能欠佳 [ GFR ＜（50 ～ 60）mL/min ]、东部肿瘤协作组（ECOG）体能状态（PS）不佳（ECOG PS ≥ 2）、严重神经病变（≥ 2 级）或心力衰竭（NYHA 分级为Ⅲ / Ⅳ）而无法耐受基于顺铂的新辅助化疗（剂量密集型 MVAC 或 GC）方案[13-14]。由于部分患者无法接受标准顺铂化疗，新辅助化疗在临床实践中未得到充分利用。因此，临床数据显示，只有 20% 的根治性膀胱切除术患者接受了新辅助化疗[15-17]。

对更可靠且易耐受的新辅助化疗替代方案的需求，促进了人们对免疫检查点抑制剂的研究。免疫疗法作为化疗替代方案的想法，源于在进展期和转移性肿瘤研究中所取得的令人振奋的结果。在这些研究中，免疫疗法显示出更低的副作用、更好的耐受性和更优越的肿瘤治疗效果。阿替利珠单抗是首批被美国食品药品监督管理局批准，用于在铂类化疗期间或治疗后进展的局部进展期或转移性尿路上皮癌的免疫检查点抑制剂[18]。同样地，在 KEYNOTE-045 研究揭示其为阳性后，帕博利珠单抗也获得了美国食品药品监督管理局的批准[19]。该研究显示，在系统性化疗后进展的转移性膀胱癌患者中，接受帕博利珠单抗治疗的患者的中位总生存期更长（10.3 个月 vs 7.4 个月）。后续研究也表明免疫疗法的作用主要受到肿瘤生物标志物表达的影响，特别是在表达综合阳性评分（即 PD-L1 的肿瘤细胞和肿瘤相关免疫细胞相对于肿瘤细胞总数的百分比）≥ 10% 的患者中，除了 3 级免疫相关不良事件较少（16.5% vs 50.2%），帕博利珠单抗在全人群中的疗效更好（8.0 个月 vs 5.2 个月）[19]。其他Ⅲ期随机对照研究表明，如果根据 PD-L1 表达用药，免疫检查点抑制剂具有不同的疗效，因此基于预测肿瘤疗效的生物标志物进行个体化用药在免疫疗法中至关重要。特别是 KEYNOTE-361[20]、IMvigor-130[21] 以及随后的 DANUBE[22] 研究均证明，PD-L1 低表达患者的总生存期没有显著改善，相反基于铂类的化疗获得了更好的生存结局。基于这些证据，美国食品药品监督管理局对不符合顺铂化疗条件、PD-L1 高表达（帕博利珠单抗中综合阳性评分 ≥ 10 分，以及阿替利珠单抗中 PD-L1 联合染色的肿瘤浸润性免疫细胞占肿瘤面积 ≥ 5%）或不符合任何铂类化疗条件（无论其 PD-L1 表达水平如何）的患者推荐使用帕博利珠单抗和阿替利珠单抗的治疗方案[23]。

基于局部进展期和转移性膀胱癌研究所获得的经验，人们在新辅助治疗研究中开展了一些Ⅱ期临床研究，旨在探索使用免疫检查点抑制剂或与化疗联合使用的可行性和有效性。这些研究的初步结果令人振奋，但仅限于对根治性膀胱切除术后局部肿瘤缓解的评估（即 ypT0N0 的实现率）。到目前为止，免疫疗法仅作为转移性肿瘤患者的二线治疗方案。然而，上述Ⅱ期临床研究的结果推翻了这一结论，需要重新评估免疫检查点抑制剂在新辅助治疗中的作用。在本章中，我们将讨论 3 个临床病例，这些病例可以解释新辅助免疫治疗为何可以有效替代新辅助化疗。这些病例将特别聚焦那些因显著毒性或疗效不佳而无法使用新辅助化疗的患者，但对于这类患者，新辅助免疫治疗可能仍需慎重考虑。

## 二、临床病例

### 病例 1：老年女性患者，肌层浸润性膀胱癌并发慢性肾病

一名在外院行经尿道膀胱肿瘤切除术（TURBT）后被诊断为肌层浸润性膀胱癌（pT2）的 73 岁女性患者，来到我院泌尿肿瘤门诊经病理会诊后确诊。根据评估，患者甲状腺功能减退控制良好，有轻度高血压，糖尿病控制不佳，伴有严重神经病变（≥2 级），体重指数为 32 kg/m²。作为术前评估的一部分，患者接受了全身 CT 扫描和实验室检查，结果显示存在膀胱肿瘤，左侧输尿管肾积水，并伴有血清肌酐水平升高，肌酐清除率为 43 mL/min。慢性肾病和患者的一般状况使患者无法接受基于铂类的新辅助化疗，因此直接接受根治性膀胱切除术治疗，病理报告证实为浸润膀胱周围脂肪组织的单纯尿路上皮癌（pT3），伴有一个盆腔淋巴结转移（pN1）。

### 病例 2：男性患者，具有下尿路症状，偶然确诊为伴有组织学变异的尿路上皮癌

一名 78 岁的男性患者，由于下尿路症状逐渐恶化和尿潴留而留置导尿管，伴有持续性血尿，超声影像和膀胱镜检查考虑其可能存在膀胱肿瘤。因此，该患者接受了经尿道膀胱肿瘤电切术，术后病理显示为肌层浸润性膀胱癌（pT2）混合尿路上皮癌，在超过 50% 的标本中还发现了鳞状细胞癌。除了高血压（不影响心脏功能），患者没有其他合并症，ECOG PS 评分小于 2。患者接受了 3 个周期的新辅助 GC 方案治疗，然后行根治性膀胱切除术，术后病理报告显示为局部进展的无应答肿瘤（pT3b），主要为鳞状上皮化生和区域淋巴结转移（pN2）。

### 病例 3：中年女性肌层浸润性膀胱癌患者，PD-L1 高表达和紧密连接蛋白（claudin）低表达的分子亚型

一名被诊断为单纯膀胱尿路上皮癌（cT2N0）的 54 岁女性患者被纳入一项评估新辅助免疫疗法的 Ⅱ 期临床研究（无论其是否满足使用顺铂的条件）。根据研究方案，研究人员对其经尿道膀胱肿瘤电切标本进行了全基因组测序（WGS）分析。根据共识分类和 TCGA 数据，分析报告了 PD-L1 高表达（90%）、肿瘤突变负荷为 21 mut/Mb 以及一个 claudin 低表达的分子亚群。患者接受了 3 个疗程的帕博利珠单抗 200 mg 的治疗，术前采用多参数磁共振成像（mpMRI）对肿瘤进行重新分期。mpMRI 未发现形态学异常

或活动性病灶。根治性膀胱切除术后病理报告显示肿瘤完全坏死，没有发现残余病灶（ypT0N0）。

以上 3 个病例总结了 3 种不同的临床情况，其中基于顺铂的标准化疗方案在病例 1 中因存在禁忌证而无法耐受，在病例 2 中不太可能获得有效的治疗反应，而在病例 3 中在有效控制肿瘤方面可能不如免疫疗法。根据 II 期临床研究的结果，当患者存在化疗禁忌证或肿瘤特征倾向于免疫治疗更有针对性时，单独或联合使用免疫检查点抑制剂治疗是化疗的可靠替代方案。

多个研究正在探索新辅助免疫疗法在治疗肌层浸润性膀胱癌中的作用[24-30]，其中有 5 项研究已报道了初步的研究结果[24-26, 28, 30]。

PURE-01 研究[24]是一项单臂临床研究，评估了帕博利珠单抗（3 个周期，每个周期为 3 周）在尿路上皮癌或以尿路上皮癌为主（T ≤ 3bN0）的患者新辅助治疗中的效果（无论这些患者是否符合顺铂治疗的使用条件）。来自 50 名患者的初步队列研究结果显示，42% 的患者达到病理完全缓解，而 54% 的患者肿瘤分期降至 pT < 2。基于这些令人振奋的发现，该研究对原方案进行了适当调整，将 cT4a 肿瘤患者和存在明显组织学变异的患者也纳入了研究。随后对这 114 名患者进行研究，进一步证实了帕博利珠单抗在新辅助治疗中的效果，约 37% 的患者达到了 ypT0N0，而约 41% 的患者实现了肿瘤病理降期[31]。后来，该研究的作者还公布了初步的生存数据，报告了 24 个月的无事件生存率和无复发生存率。其中 24 个月无事件生存率为 71.7%（95%CI：62.7% ~ 82%），无复发生存率为 78.3%（95%CI：68.9% ~ 89%）。除了 ypN+ 患者在 24 个月时无复发生存率最低，仅为 39.3%（95%CI：19.2% ~ 80.5%），其他所有不同的病理缓解亚组均表现出了良好的结果。同样重要的是帕博利珠单抗新辅助治疗后行根治性膀胱切除术的安全性，高级别并发症发生率为 34%，这与新辅助化疗后的并发症发生率没有差异[32]。PURE-01 研究的初步生存结果再次验证了另一项评估单药免疫检查点抑制剂治疗的临床研究结果。ABACUS 研究[25]是一项 II 期临床研究，评估了阿替利珠单抗在无法进行新辅助化疗的肌层浸润性膀胱癌患者中的效果[16]。该研究招募了 88 名不符合顺铂使用条件的患者，在行根治性膀胱切除术前接受了两个疗程的阿替利珠单抗治疗，结果显示总体病理完全缓解率为 31%（95%CI：21% ~ 41%），12 个月无复发生存率为 79%（95%CI：67% ~ 87%）。

使用免疫疗法后，根治性膀胱切除术围手术期的安全性也得到了证实。10% 的患者出现了 3/4 级 Clavien-Dindo 并发症，无围手术期死亡。这一鼓舞人心的结果也出现在局部进展期肿瘤新辅助免疫治疗中。NABUCCO 研究[26]对不符合顺铂使用条件或拒绝化疗的Ⅲ期尿路上皮癌患者进行了研究，评估了使用2剂伊匹木单抗和2剂纳武利尤单抗治疗后进行肿瘤切除的效果。有24名患者参与了这项研究，其中46%（95%CI：26%～67%）的患者达到了病理完全缓解，而约58%（95%CI：37%～77%）的患者在治疗后无浸润性肿瘤残留（病理完全缓解或pTisN0/pTaN0）。有趣的是，约40%（95%CI：12%～73%）存在临床淋巴结转移的（cT2-4aN1-3）患者达到了病理完全缓解。值得注意的是，与其他新辅助免疫疗法研究相比，该研究报道了更高比例（54%）的3/4级Clavien-Dindo免疫相关不良事件，这可能是联合使用两种免疫治疗药物的结果。DUTRENEO[27]和MDACC研究[28]是在术前联合使用免疫检查点抑制剂药物的基础上开展的两个研究。但是，前者采用肿瘤炎症指数评分前瞻性地纳入患者，在意向治疗（ITT）的人群中，34.8%的患者达到了病理完全缓解；而后者报道有37.5%的患者达到了病理完全缓解。在完成手术的患者中，有58%的患者肿瘤分期下降到pT1或更低，21%的患者出现3级及以上的免疫相关不良事件。HOG[29]和BLASST-1研究[30]也获得了类似的结果，这两个研究评估了在根治性膀胱癌切除术前联合使用GC与帕博利珠单抗（HOG研究）或纳武利尤单抗（BLASST-1研究）的效果，结果显示两种联合方案的病理完全缓解率分别为44%和34%。这些Ⅱ期临床研究结果都支持这样一种假说，即与标准新辅助化疗相比，单独使用新辅助免疫疗法或联合化疗都可达到类似的局部肿瘤控制效果。考虑到这一点，如果Ⅲ期临床研究结果不能推翻该假说，那么对于像病例1中的女性患者一样不符合化疗使用条件的患者，未来可能会被视为免疫疗法的候选者。

此外，还需强调的是，免疫疗法在化疗未能奏效的病例中也开始显示出有效的结果。然而，由于当前数据缺乏且部分结果不尽如人意，无论是单纯性还是混合性肿瘤，新辅助化疗对存在组织学变异的尿路上皮癌的作用仍未明确。现有的科学证据表明，除神经内分泌变异外[34]，以组织学变异为主的肿瘤患者在临床上通常表现出高侵袭性，且常规化疗的治疗效果较差[33]。特别是在接受新辅助化疗后行根治性膀胱切除术的患者中，与单纯的尿路上皮癌相比，单纯或混合的鳞状细胞癌在所有存在组织学变异肿瘤中的生存率最差[35]。这一点在最大规模的鳞状细胞癌队列研究中得到了进一步证实，与单独的根治性膀胱癌切除术相比，新辅助化疗并没有提高总生存期[36]。基于现有的研究和大多数回顾性研究，欧洲泌尿外科协会（EAU）报道称，目前尚不清楚存在鳞状细胞癌组织学变异的患者是否可以从新辅助化疗中获益，建议采用原发病灶的根治性治疗方法[4]。病例2准确地说明了这一情况，即一个以鳞状细胞癌组织学变异为主的肌层浸润性膀胱癌患者接受了新辅助化疗，但没有明显获益。与化疗研究相反，来自PURE-01研究的中期结果显示，鳞状细胞癌和淋巴上皮瘤样癌对免疫治疗具有显著的敏感性[31]。86% 的鳞状细胞癌患者达到 pT ≤ 1 的效果，67% 的淋巴上皮瘤样癌患者实现病理完全缓解。相反，PURE-01 研究的作者报道称，在非鳞状细胞癌或淋巴上皮瘤样癌的组织学变异患者中，帕博利珠单抗的疗效显著降低，病理完全缓解率仅为 16%（95%CI：3.4% ~ 40%），肿瘤降期率为 42%（95%CI：21% ~ 67%）。尽管这些初步发现很有前景，但是未来还需要进一步的研究来确认免疫疗法在存在组织学变异肿瘤患者中的治疗效果。

第 3 个临床病例报告了一名患者在接受免疫检查点抑制剂治疗后行根治性膀胱癌切除术，结果出现了出乎意料的根治效果。有趣的是，患者存在过表达的特异性生物标志物，这些生物标志物已知与免疫疗效相关，特别是患者肿瘤突变负荷表达升高、PD-L1 高表达和出现 claudin 低表达的分子亚型时。值得提醒的是，帕博利珠单抗已被美国食品药品监督管理局批准用于肿瘤突变负荷 ≥ 10 的成人和儿童患者[37]。尿路上皮肿瘤和非尿路上皮肿瘤的一些研究已经证明，肿瘤突变负荷可作为免疫疗法敏感性的可靠标志物，因此可推荐其作为肿瘤反应的预测因子。此外，肿瘤细胞过表达 PD-L1 也被认为是预测免疫疗法有效性的潜在标志物。自从引入靶向 PD-1 或 PD-L1 的免疫检查点抑制剂以来，人们对检查点蛋白表达是否可以用作肌层浸润性膀胱癌的预后和疗效预测标志物产生了极大的兴趣。早期研究显示，PD-L1 在尿路上皮癌中的表达与更高的肿瘤分级[38]、更差的临床结果和生存率降低有关[39]，但 PD-L1 水平与肿瘤疗效并不持续相关。事实上，在 IMvigor210 研究中，PD-L1 表达越高，应答率也越高[18]；而 CheckMate275 的研究结果显示，无论 PD-L1 表达如何，患者都会对纳武利尤单抗有反应[40]。PD-L1 与肿瘤疗效之间的相关性在新辅助治疗中也已得到评估。PURE-01 研究的亚组分析显示，PD-L1 与无事件生存率密切相关[41]，似乎是 ypT0N0 反应最可靠的预测因子[42]。该研究的作者还强调，预先存在的高水平免疫细胞浸润是对帕博利珠单抗新辅助治疗能否达到病理完全缓解的有效预测因子，但不能对基于铂类的新辅助化疗进行预测[43]。相反，在 ABACUS 研究中，肿瘤突变负荷和 PD-L1 的表达并不能预测使用阿替利珠单抗治疗患者的预后[25]，而且肿瘤在治疗后主要表达与组织修复相关的基因并出现 CD8+ 免疫细胞的高水平浸润。基质相关的基因如转化生长因子 -β（TGF-β）信号通路和成纤维细胞活化蛋白与阿替利珠单抗无反应有关[25]。NABUCCO 研究[26] 部分证实了 PURE-01 研究的结果，报道了在表达 PD-L1 综合阳性评分 > 10% 的肿瘤中，病理完全缓解率为 73%（95%CI：45% ~ 92%），而在 PD-L1 阴性肿瘤中，这一比率为 33%（95%CI：7% ~ 70%），这也突显了在实现病理完全缓解的肿瘤中肿瘤突变负荷更高。与 ABACUS 研究的结果一致，TGF-β 的表达似乎与阿替利珠单抗无反应有关。此外，该研究的作者使用定量多重免疫荧光观察到基线 CD8+ 细胞浸润与对联合免疫检查点抑制剂治疗的反应之间没有相关性。DUTRENEO 研究[27] 也报道了这一方面的发现。根据肿瘤炎症指数评分测量肿瘤内预先存在但被抑制的适应性免疫反应，将患者分为"热肿瘤"（高肿瘤炎症指数评分）和"冷肿瘤"（低肿瘤炎症指数评分）两种类型，其中肿瘤炎症指数评分较高的肿瘤对抗 PD-1 治疗显示出更好的临床疗效[44]。

这些 Ⅱ 期临床研究的结果在某种程度上是一致的，可能有以下 4 种解释。第一，在报道的研究中，使用免疫组织化学对 PD-L1 表达水平进行的评估是有差异的。第二，在上述研究中，用于定义高表达和低表达的临界值并不一致。第三，每个研究的样本量小且缺乏对照组，这就存在一种无法排除的可能性，即新辅助免疫疗法中高反应和低反应的患者之间所检查的肿瘤生物标志物是否存在区别。第四，根据基因组亚型分类，病例 3 属于具有 claudin 低表达的分子亚型的肿瘤患者。分子亚型表示一种特定的基因组特征，有助于根据尿路上皮癌患者的生物侵袭性和对治疗的反应进行分类[45]。有研究基于 microRNAs 的表达，从进展期肿瘤中再次获得了支持分子亚型对预后评估的新证据[46-48]。IMvigor210 研究在 316 名局部进展期或转移性肿瘤患者中评估了阿替利珠单抗的疗效，其中 luminal Ⅱ 亚型肿瘤对免疫疗法表现出更高的敏感性[18]。同样，CheckMate275 研究在 270 名转移性尿路上皮癌患者中对纳武利尤单抗进行了评估，发现 Basal Ⅰ 亚型肿瘤的客观缓解率（ORR）更高[40]。PURE-01 研究也探讨了分子亚型对预后的影响，其中 claudin 低表达亚型表现出最佳的缓解率和生存结局[41, 43]，这提示基于分子亚型的膀胱癌风险分层可能是决定治疗方案的有效策略。综上所述，分子分型、肿瘤突变负荷和生物标志物分析是选择有可能从新辅助免疫疗法中获益最多的患者的潜在有力工具。遗憾的是，如果要将生物标志物分析应用于根治性膀胱癌术前接受新辅助治疗的患者的日常临床实践中，还需要更强有力的证据。

## 三、研究现状与未来方向

本章介绍的临床病例让我们聚焦于未来免疫疗法在膀胱癌治疗中可能存在的问题，特别是在如何更好地选择患者方面。到目前为止，尽管一些临床研究在有效性和安全性方面报道了令人振奋的结果[25-31]，但是即使已有长期结果[41]，免疫疗法仍然是肌层浸润性膀胱癌患者的第二选择，并且仅在临床研究的背景下使用。目前，除了不符合新辅助化疗条件的患者，还有一些新的治疗情况可将免疫疗法视为主要的治疗手段。事实上，尽管我们所讨论的临床病例中患者（病例 2 和病例 3）符合使用新辅助化疗的条件，但是根据肿瘤特征，他们可能是可以从免疫检查点抑制剂治疗中获益最多的一类患者，特别是那些具有高 PD-L1 表达、高肿瘤突变负荷和属于特定分子亚型的患者，他们可达到最佳病理完全缓解和生存结局。仍在进行中的Ⅱ期临床研究，特别是评估免疫检查点抑制剂单独、联合或联合化疗的Ⅲ期临床研究，将使我们能够更好地了解免疫疗法在膀胱癌患者中的实际应用价值。从正在进行的阿替利珠单抗（NCT02451423）、"帕博利珠单抗 + 艾卡哚司他"（NCT03832673）、阿维鲁单抗（NCT03674424）、纳武利尤单抗（NCT03520491、NCT02845323）和"德瓦鲁单抗 + 奥拉帕利"（NCT03534492）的Ⅱ期临床研究中，我们将获得单独或联合免疫检查点抑制剂治疗的进一步结果。

此外，一些Ⅲ期临床随机研究目前正在进行或即将开展。许多研究针对不符合顺铂使用条件的患者评估围手术期使用"帕博利珠单抗 + 根治性膀胱切除术"与单独根治性膀胱切除术（NCT03924895）的效果，或在符合顺铂使用条件的患者中评估"帕博利珠单抗 + 化疗"（NCT03914856、NCT02365766、NCT02690558）的疗效。其他研究则将患者随机分为德瓦鲁单抗联合化疗和单独使用基于顺铂的化疗（NCT03732677）、德瓦鲁单抗 / 曲美木单抗联合剂量密集型 MVAC（NCT03549715）、纳武利尤单抗与化疗联合 / 不联合甲磺酸林罗司他或单独使用化疗（NCT03661320）。

除了肌层浸润性膀胱癌患者，免疫疗法在膀胱癌中的使用已经被研究了很多年，一些正在进行的研究也对免疫检查点抑制剂在非肌层浸润性膀胱癌中的作用进行了评估，然而其中使用的治疗方式已经过时，而且往往无效。虽然非肌层浸润性膀胱癌通常具有良好的预后，但是疾病复发和进展为肌层浸润性膀胱癌的风险很高，特别是伴有原位癌的 T1G3 患者[49]。非肌层浸润性膀胱癌的标准治疗方案是在经尿道膀胱肿瘤电切术后辅助膀胱灌注化疗或卡介苗灌注治疗，这可降低复发率和进展率[50]。然而，多达 19%的患者可能由于卡介苗引起的膀胱炎、发热或全身不适等不良反应而无法完成卡介苗维持灌注治疗。此外，由于卡介苗供应中断，全球卡介苗短缺是过去几年许多医疗系统面临的一个挑战[51-52]。不幸的是，有相当一部分高危非肌层浸润性膀胱癌患者对卡介苗无反应，疾病进展为肌层浸润性膀胱癌的可能性极大，随后出现生存结果恶化。具有这些特征的患者不太可能从额外的卡介苗治疗中获益，其他可用的保留膀胱的治疗方法也很有限，而且缺乏有效性的证据。因此，根治性膀胱切除术仍然是卡介苗治疗失败后患者的推荐治疗方法。然而，根治性膀胱切除术是一种有风险的治疗选择，具有较高的围手术期并发症发生率和死亡率，特别是在虚弱的患者中[53]。在此背景下，许多评估系统性免疫疗法的 I ～Ⅲ期临床研究正在招募非肌层浸润性膀胱癌患者[54]。非肌层浸润性膀胱癌系统性免疫疗法的关键研究是 KEYNOTE-057 研究[55]，这是一项使用帕博利珠单抗单药治疗拒绝或不适合行根治性膀胱切除术的高危非肌层浸润性膀胱癌患者的Ⅱ期临床研究。该研究的作者报道了治疗3个月的病理完全缓解率为41.2%，持续缓解时间长达16.2个月。这项研究结果让美国食品药品监督管理局批准帕博利珠单抗作为原位癌的非肌层浸润性膀胱癌患者的一种新的标准治疗选择。继KEYNOTE-057研究令人欣喜的发现之后，许多评估免疫疗法的研究正在招募非肌层浸润性膀胱癌患者。KEYNOTE-676研究（NCT03711032）在卡介苗诱导治疗后的高危非肌层浸润性膀胱癌患者中评估了帕博利珠单抗的作用。ALBAN（NCT03799835）是一项Ⅲ期临床研究，正在招募接受阿替利珠单抗治疗的患者。POTOMAC研究（NCT03528694）将患者随机分为3组：德瓦鲁单抗/卡介苗（诱导和维持）、德瓦鲁单抗/卡介苗（仅诱导）、单独使用卡介苗（诱导和维持）。采用类似的设计，NCT04165317研究将评估萨善利单抗（PF-06801591）在不同卡介苗治疗方案下的疗效。作为临床研究的一个新领域，这些研究也可能有助于明确免疫检查点抑制剂的启动时机，在卡介苗无应答的患者和具有高风险特征的未使用卡介苗的患者中评估免疫疗法的作用。在这种情况下，早期膀胱癌的定义被提出用以定义可受益于治疗的部分高危非肌层浸润性膀胱癌患者和少数的肌层浸润性膀胱癌患者[56]。

# 参考文献

[1] GROSSMAN H B, NATALE R B, TANGEN C M, et al. Neoadjuvant chemotherapy plus cystectomy compared with cystectomy alone for locally advanced bladder cancer [J]. N Engl J Med, 2003, 349 (9): 859-866.

[2] PLIMACK E R, HOFFMAN-CENSITS J H, VITERBO R, et al. Accelerated methotrexate, vinblastine, doxorubicin, and cisplatin is safe, effective, and efficient neoadjuvant treatment for muscle-invasive bladder cancer: results of a multicenter phase Ⅱ study with molecular correlates of response and toxicity [J]. J Clin Oncol, 2014, 32 (18): 1895-1901.

[3] GRIFFITHS G. International phase Ⅲ trial assessing neoadjuvantcisplatin, methotrexate, and vinblastine chemotherapy for muscle-invasive bladder cancer: long-term results of the BA06 30894 trial [J]. J Clin Oncol, 2011, 29 (16): 2171-2177.

[4] WITJES J A, LEBRET T, COMPÉRAT E M, et al. Updated 2016 EAU guidelines on muscle-invasive and metastatic bladder cancer [J]. Eur Urol, 2017, 71 (3): 462-475.

[5] VALE C L. Neoadjuvant chemotherapy in invasive bladder cancer: update of a systematic review and meta-analysis of individual patient data [J]. Eur Urol, 2005, 48 (2): 202-205.

[6] ZARGAR H, ESPIRITU P N, FAIREY A S, et al. Multicenter assessment of neoadjuvant chemotherapy for muscle-invasive bladder cancer [J]. Eur Urol, 2015, 67 (2): 241-249.

[7] KITAMURA H, TSUKAMOTO T, SHIBATA T, et al. Randomised phase Ⅲ study of neoadjuvant chemotherapy with methotrexate, doxorubicin, vinblastine and cisplatin followed by radical cystectomy compared with radical cystectomy alone for muscle invasive bladder cancer: Japan Clinical Oncology Group Study JCOG0209 [J]. Ann Oncol, 2014, 25 (6): 1192-1198.

[8] PFISTER C, GRAVIS G, FLÉCHON A, et al. Randomized phase Ⅲ trial of dose-dense

methotrexate, vinblastine, doxorubicin, and cisplatin, or gemcitabine and cisplatin as perioperative chemotherapy for patients with muscle-invasive bladder cancer. Analysis of the GETUG/AFU V05 VESPER trial secondary endpoints: chemotherapy toxicity and pathological responses [ J ]. Eur Urol, 2020, 79 ( 2 ): 214-221.

[ 9 ] SHERIF A, HOLMBERG L, RINTALA E, et al. Neoadjuvant cisplatinum based combination chemotherapy inpatients with invasive bladder cancer: a combined analysis of two Nordic studies [ J ]. Eur Urol, 2004, 45 ( 3 ): 297-303.

[ 10 ] STERNBERG C N, DE MULDER P H M, SCHORNAGEL J H, et al. Randomized phase Ⅲ trial of high-dose-intensity methotrexate, vinblastine, doxorubicin, and cisplatin ( MVAC ) chemotherapy and recombinant human granulocyte colony-stimulating factor versus classic MVAC in advanced urothelial tract tumors: European Organization for Research and Treatment of Cancer Protocol no. 30924 [ J ]. J Clin Oncol, 2001, 19 ( 10 ): 2638-2646.

[ 11 ] VON DER MAASE H, SENGELOV L, ROBERTS J T, et al. Long-term survival results of a randomized trial comparing gemcitabine plus cisplatin, with methotrexate, vinblastine, doxorubicin, plus cisplatin inpatients with bladder cancer [ J ]. J Clin Oncol, 2005, 23 ( 21 ): 4602-4608.

[ 12 ] YUH B E, RUEL N, WILSON T G, et al. Pooled analysis of clinical outcomes with neoadjuvant cisplatin and gemcitabine chemotherapy for muscle invasive bladder cancer [ J ]. J Urol, 2013, 189 ( 5 ): 1682-1686.

[ 13 ] GALSKY M D, HAHN N M, ROSENBERG J, et al. Treatment of patients with metastatic urothelial cancer "unfit" for cisplatin-based chemotherapy [ J ]. J Clin Oncol, 2011, 29 ( 17 ): 2432-2438.

[ 14 ] DE SANTIS M, BELLMUNT J, MEAD G, et al. Randomized phase Ⅱ / Ⅲ trial assessing gemcitabine/carboplatin and methotrexate/carboplatin/vinblastine inpatients with advanced urothelial cancer who are unfit for cisplatin-based chemotherapy: EORTC study 30986 [ J ]. J Clin Oncol, 2012, 30 ( 2 ): 191-199.

[ 15 ] BURGER M, MULDERS P, WITJES W. Use of neoadjuvant chemotherapy for muscle- invasive bladder cancer is low among major European centres: results of a feasibility questionnaire [ J ]. Eur Urol, 2012, 61 ( 5 ): 1070-1071.

[ 16 ] REARDON Z D, PATEL S G, ZAID H B, et al. Trends in the use of perioperative chemotherapy for localized and locally advanced muscle-invasive bladder cancer: a sign of changing tides [ J ]. Eur Urol, 2015, 67 ( 1 ): 165-170.

[ 17 ] HANNA N, TRINH Q D, SEISEN T, et al. Effectiveness of neoadjuvant chemotherapy for muscle-invasive bladder cancer in the current real world setting in the USA [ J ]. Eur Urol Oncol, 2018, 1 ( 1 ): 83-90.

[ 18 ] ROSENBERG J E, HOFFMAN-CENSITS J, POWLES T, et al. Atezolizumab in patients with locally advanced and metastatic urothelial carcinoma who have progressed following treatment with platinum-based chemotherapy: a single-arm, multicentre, phase 2 trial [ J ]. Lancet, 2016, 387 ( 10031 ): 1909-1920.

[ 19 ] BELLMUNT J, DE WIT R, VAUGHN D J, et al. Pembrolizumab as second-line therapy for advanced urothelial carcinoma [ J ]. N Engl J Med, 2017, 376 ( 11 ): 1015-1026.

[ 20 ] POWLES T, GSCHWEND J E, LORIOT Y, et al. Phase 3 KEYNOTE-361 trial: Pembrolizumab ( pembro ) with or without chemotherapy versus chemotherapy alone in advanced urothelial cancer [ J ]. J Clin Oncol, 2017, 35: TPS4590.

[ 21 ] GALSKY M D, ARIJA J A A, BAMIAS A, et al. Atezolizumab with or without chemotherapy in metastatic urothelial cancer ( IMvigor130 ): a multicentre randomised, placebo-controlled phase 3

trial［J］.Lancet, 2020, 395：1547-1557.

［22］POWLES T, VAN DER HEIJDEN M S, CASTELLANO D, et al. Durvalumab alone and durvalumab plus tremelimumab versus chemotherapy in previously untreated patients with unresectable, locally advanced or metastatic urothelial carcinoma（DANUBE）：a randomised, open-label, multicentre, phase 3 trial［J］.Lancet Oncol, 2020, 21（12）：1574-1588.

［23］U.S.Food and Drug Administration FDA Alerts Health Care Professionals and Oncology Clinical Investigators about an efficacy issue identified in clinical trials for some patients taking keytruda （pembrolizumab）or tecentriq（atezolizumab）as monotherapy to treat urothelial cancer with low expression of PD-L1［EB/OL］（2018-8-16）［2022-1-1］.https://www.fda.gov/drugs/drug-safety-and-availability/fda-alerts-health-care-professionals-and-oncology-clinical-investigators-about-efficacy-issue.

［24］NECCHI A, ANICHINI A, RAGGI D, et al. Pembrolizumab as neoadjuvant therapy before radical cystectomy inpatients with muscle-invasive urothelial bladder carcinoma （PURE-01）：an open-label, single-arm, phase Ⅱ study［J］.J Clin Oncol, 2018, 36（34）：3353-3360.

［25］POWLES T, KOCKX M, RODRIGUEZ-VIDA A, et al. Clinical efficacy and biomarker analysis of neoadjuvant atezolizumab inoperable urothelial carcinoma in the ABACUS trial［J］.Nat Med, 2019, 25：1706-1714.

［26］VAN DIJK N, GIL-JIMENEZ A, SILINA K, et al. Preoperative ipilimumab plus nivolumab in locoregionally advanced urothelial cancer：the NABUCCO trial［J］.Nat Med, 2020, 26（12）：1839-1844.

［27］GRANDE E, GUERRERO F, PUENTE J, et al. DUTRENEO trial：a randomized phase Ⅱ trial of DUrvalumab and TREmelimumab versus chemotherapy as a NEOadjuvant approach to muscle-invasive urothelial bladder cancer（MIBC）patients（pts）prospectively selected by an interferon （INF）-gamma immune signature［J］.Journal of clinical oncology, 2020, 38（15_Suppl）：5012.

［28］GAO J, NAVAI N, ALHALABI O, et al. Neoadjuvant PD-L1 plus CTLA-4 blockade in patients with cisplatin-ineligible operable high-risk urothelial carcinoma［J］.Nat Med, 2020, 26（12）：1845-1851.

［29］HOIMES C J, ALBANY C, HOFFMAN-CENSITS J, et al. A phase Ⅰ b/ Ⅱ study of neoadjuvant pembrolizumab（pembro）and chemotherapy for locally advanced urothelial cancer（UC）［J］.Ann Oncol, 2018, 29：viii726.

［30］GUPTA S, SONPAVDE G, WEIGHT C J, et al. Results from BLASST-1（bladder cancer signal seeking trial）of nivolumab, gemcitabine, and cisplatin in muscle invasive bladder cancer（MIBC）undergoing cystectomy［J］.J Clin Oncol, 2020, 38（6_Suppl）：439.

［31］NECCHI A, RAGGI D, GALLINA A, et al. Updated results of PURE-01 with preliminary activity of neoadjuvant pembrolizumab in patients with muscle invasive bladder carcinoma with variant histologies［J］.Eur Urol, 2020, 77（4）：439-446.

［32］BRIGANTI A, GANDAGLIA G, SCUDERI S, et al. Surgical safety of radical cystectomy and pelvic lymph node dissection following neoadjuvant pembrolizumab in patients with bladder cancer：prospective assessment of perioperative outcomes from the PURE-01 trial［J］.Eur Urol, 2020, 77 （5）：576-580.

［33］MOSCHINI M, SHARIAT S F, LUCIANÒ R, et al. Pure but not mixed histologic variants are associated with poor survival at radical cystectomy in bladder cancer patients［J］.Clin Genitourin Cancer, 2017, 15（5）：e603-e607.

［34］SIEFKER-RADTKE A O, KAMATA M, Grossman H B, et al. Phase Ⅱ clinical trial of neoadjuvant alternating doublet chemotherapy with ifosfamide/doxorubicin and etoposide/ cisplatin in small-cell urothelial cancer［J］. J Clin Oncol, 2009, 27（16）: 2592-2597.

［35］BANDINI M, PEDERZOLI F, MADISON R, et al. Unfavorable cancer-specific survival after neoadjuvant chemotherapy and radical cystectomy inpatients with bladder cancer and squamous cell variant: a multi-institutional study［J］. Clin Genitourin Cancer, 2020, 18（5）: e543-e556.

［36］VETTERLEIN M W, WANKOWICZ S A M, SEISEN T, et al. Neoadjuvant chemotherapy prior to radical cystectomy for muscle-invasive bladder cancer with variant histology［J］. Cancer, 2017, 123（22）: 4346-4355.

［37］SUBBIAH V, SOLIT D B, CHAN T A, et al. The FDA approval of pembrolizumab for adult and pediatric patients with tumor mutational burden（TMB）≥ 10: a decision centered on empowering patients and their physicians［J］. Ann Oncol, 2020, 31（9）: 1115-1118.

［38］NAKANISHI J, WADA Y, MATSUMOTO K, et al. Overexpression of B7-H1（PD-L1）significantly associates with tumor grade and postoperative prognosis in human urothelial cancers ［J］. Cancer Immunol Immunother, 2007, 56（8）: 1173-1182.

［39］BOORJIAN S A, SHEININ Y, CRISPEN P L, et al. T-Cell coregulatory molecule expression in urothelial cell carcinoma: clinicopathologic correlations and association with survival［J］. Clin Cancer Res, 2008, 14（15）: 4800-4808.

［40］SHARMA P, CALLAHAN M K, BONO P, et al. Nivolumab monotherapy in recurrent metastatic urothelial carcinoma（CheckMate 032）: a multicentre, open-label, two-stage, multi-arm, phase 1/2 trial［J］. Lancet Oncol, 2016, 17（11）: 1590-1598.

［41］BANDINI M, GIBB E A, GALLINA A, et al. Does the administration of preoperative pembrolizumab lead to sustained remission post-cystectomy? First survival outcomes from the PURE-01 study［J］. Ann Oncol, 2020, 31（12）: 1755-1763.

［42］BANDINI M, ROSS J S, RAGGI D, et al. Predicting the pathologic complete response after neoadjuvant pembrolizumab in muscle-invasive bladder cancer［J］. J Nat Cancer Inst, 2021, 113（1）: 48-53.

［43］NECCHI A, RAGGI D, GALLINA A, et al. Impact of molecular subtyping and immune infiltration on pathological response and outcome following neoadjuvant pembrolizumab in muscle-invasive bladder cancer［J］. Eur Urol, 2020, 77（6）: 701-710.

［44］DANAHER P, WARREN S, LU R, et al. Pan-cancer adaptive immune resistance as defined by the tumor inflammation signature（TIS）: results from The Cancer Genome Atlas（TCGA）［J］. J Immunother Cancer, 2018, 6（1）: 63.

［45］SEILER R, ASHAB H A D, ERHO N, et al. Impact of molecular subtypes in muscle-invasive bladder cancer on predicting response and survival after neoadjuvant chemotherapy［J］. Eur Urol, 2017, 72（4）: 544-554.

［46］ROBERTSON A G, KIM J, AL-AHMADIE H, et al. Comprehensive molecular characterization of muscle-invasive bladder cancer［J］. Cell, 2017, 171（3）: 540-556.e25.

［47］WEZEL F, VALLO S, ROGHMANN F. Do we have biomarkers to predict response to neoadjuvant and adjuvant chemotherapy and immunotherapy in bladder cancer?［J］. Transl Androl Urol, 2017, 6（6）: 1067-1080.

［48］SJÖDAHL G, LAUSS M, LÖVGREN K, et al. A molecular taxonomy for urothelial carcinoma［J］. Clin Cancer Res, 2012, 18（12）: 3377-3386.

［49］SYLVESTER R J, VAN DER MEIJDEN A P M, OOSTERLINCK W, et al. Predicting recurrence and progression in individual patients with stage Ta T1 bladder cancer using EORTC risk tables: a combined analysis of 2596 patients from seven EORTC trials［J］. Eur Urol, 2006, 49（3）: 466-477.

［50］SYLVESTER R J, BRAUSI M A, KIRKELS W J, et al. Long-term efficacy results of EORTC genito-urinary group randomized phase 3 study 30911 comparing intravesical instillations of epirubicin, bacillus Calmette-Guérin, and bacillus Calmette-Guérin plus isoniazid inpatients with intermediate- and high-risk stage Ta T1 urothelial carcinoma of the bladder [J]. Eur Urol, 2010, 57 (5): 766-773.

[51] VAN DER MEIJDEN A P M, SYLVESTER R J, OOSTERLINCK W, et al. Maintenance bacillus Calmette-Guérin for Ta T1 bladder tumors is not associated with increased toxicity: results from a European organisation for research and treatment of cancer genito-urinary group phase Ⅲ trial [J]. Eur Urol, 2003, 44 (4): 429-434.

[52] LENIS A T, DONIN N M, LITWIN M S, et al. Association between number of endoscopic resections and utilization of bacillus Calmette-Guérin therapy for patients with high-grade, non-muscle-invasive bladder cancer [J]. Clin Genitourin Cancer, 2017, 15 (1): e25-e31.

[53] VETTERLEIN M W, KLEMM J, GILD P, et al. Improving estimates of perioperative morbidity after radical cystectomy using the European Association of Urology Quality Criteria for standardized reporting and introducing the comprehensive complication index [J]. Eur Urol, 2020, 77 (1): 55-65.

[54] HAHN N M, NECCHI A, LORIOT Y, et al. Role of checkpoint inhibition in localized bladder cancer [J]. Eur Urol Oncol, 2018, 1 (3): 190-198.

[55] BALAR A V, KULKARNI G S, UCHIO E M, et al. KEYNOTE-057: phase Ⅱ trial of pembrolizumab (pembro) for patients (pbs) with high-risk (HR) nonmuscle invasive bladder cancer (NMIBC) unresponsive to bacillus Calmette-Guérin (BCG) [J]. J Clin Oncol, 2019, 37 (7_suppl): 350.

[56] NECCHI A, GALLINA A, DYRSKJØT L, et al. Converging roads to early bladder cancer [J]. Eur Urol, 2020, 78 (2): 127-130.

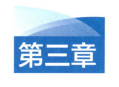

# 第三章 新辅助治疗肌层浸润性膀胱癌的病理特征

Filippo Pederzoli，Roberta Lucianò，Ewan A. Gibb，Jeffrey S. Ross，Andrea Necchi

## 一、引言

肿瘤微环境是一个复杂且异质的环境，其中肿瘤细胞会与许多不同的细胞成分（如成纤维细胞、免疫细胞、内皮细胞等）和非细胞成分（如细胞外基质、细胞因子、趋化因子等）发生相互作用。作为肿瘤微环境的支点，肿瘤细胞能够建立复杂的信号通路网络来适应其周围环境，促进自身存活和进展[1]。分析肿瘤微环境全貌及其各成分间的复杂相互作用，能够帮助我们更好地理解肿瘤生物学及当前和未来的抗癌治疗机制。

除了维持肿瘤的生长和进展，肿瘤微环境还在抗癌治疗的反应中发挥作用。例如，阿霉素等可通过损伤细胞 DNA 加速肿瘤微环境中的成纤维细胞的衰老和死亡[2]。在这种情况下，成纤维细胞开始产生一系列的细胞因子和生长因子，包括转化生长因子 beta（TGF-β）和血管内皮生长因子（VEGF），使肿瘤细胞在化疗后仍能存活[3]。成纤维细胞还可能影响机体对免疫检查点阻断（ICB）疗法的反应。例如，表达成纤维细胞活化蛋白-α 的成纤维细胞通过招募髓系细胞和抑制 T 细胞活性来促进免疫抑制环境的形成，导致免疫治疗的疗效降低[4]。在临床试验中引入分子和基因组学检测，可推动我们对肿瘤微环境中复杂信号传导机制的理解，若这些检测未来得以常规开展，将进一步推动个体化治疗成为标准治疗模式[5-7]。

除了分子和基因组检测[8-10]，肿瘤微环境的传统组织病理学评估仍然是判断新辅助治疗疗效的重要参考。美国食品药品监督管理局在关于病理完全缓解作为临床试验替代终点的立场声明中，也强调了新辅助治疗术后标本组织病理学评估的重要性。根据美国食品药品监督管理局新辅助乳腺癌（CTneoBC）协作试验工作组的结果，病理完全缓解被定义为在完成新辅助全身治疗（即当前 AJCC 分期系统中为 ypT0/Tis ypN0）后，对完全切除的标本及所有取样区域的淋巴结组织进行苏木素 - 伊红染色评估，没有发现残留的浸润性癌。更严格的定义为在完成新辅助全身治疗（即当前 AJCC 分期系统中为 ypT0 ypN0）后，对完全切除的标本及所有取样区域的淋巴结组织进行苏木素 - 伊红染色评估，未发现残留的浸润性癌和原位癌[11]。除病理完全缓解这一概念外，近年来多项组织病理学特征已作为治疗反应的潜在生物标志物受到学界关注。在本章中，我们旨在回顾性分析现有的肌层浸润性膀胱癌经新辅助化疗后的病理特征。此外，我们将结合来自 PURE-01 研究的肌层浸润性膀胱癌患者的信息，概述不同恶性肿瘤对新辅助免疫治疗反应相关的特定组织学改变[12]。

## 二、肌层浸润性膀胱癌患者新辅助化疗反应的形态学特征

已有几个病理学特征被认为是结直肠癌[13-14]和非小细胞肺癌[15-16]新辅助化疗术后病理完全缓解的潜在标志物。然而，很少有报道分析与膀胱癌新辅助化疗反应相关的组织病理学特征。2014 年，Fleischmann 等[17]首次在肌层浸润性膀胱癌中应用了肿瘤退缩分级（TRG）系统，用于在组织学上量化肿瘤对化疗的反应程度，并已在其他恶性肿瘤中将 TRG 作为预后生物标志物使用[18-19]。TRG 三级分类（见表 3.1）用于评估残留肿瘤区域与原始瘤床的比例，后者指膀胱壁深部的纤维化区域。除了纤维化反应，在膀胱标本中观察到的相关形态学特征还包括组织水肿（罕见）、巨噬细胞局部聚集（常见）、淋巴细胞和粒细胞的炎性浸润（常见）、大面积坏死（罕见，可能是化疗开始和根治性膀胱切除术之间间隔时间较长导致）以及残留在肿瘤细胞内的胞浆空泡化（罕见）。该研究小组还提议在转移淋巴结的退行变化中应用类似的分级系统。基于这些发现，研究人员还定义了"主导 TRG"的概念，即原发膀胱病变和转移淋巴结之间较高的 TRG。在 Fleischmann 等报道的 56 例局部进展期或淋巴结阳性新辅助铂敏感化疗患者的研究中，发现 TRG 系统与其他阴性结果的传统组织病理学特征（包括 ypT 和 ypN 分期以及残留原发肿瘤的最大直径）显著相关。此外，主导 TRG 在多变量生存分析中被确定为独立风险因素［风险比（HR）=4.0，95%CI：1.1 ～ 14.9，$P$=0.035］。另一个重要发现是，50% 的患者在膀胱和淋巴结中表现出不同的 TRG，表明新辅助化疗在不同肿瘤病变中的效果可能不一致。这一结果强调了在治疗后病理评分中对区域淋巴结进行评估的重要性，避免只对原发性膀胱病变的评估。此外，在大部分接受治疗的患者中，通过经尿

道膀胱肿瘤电切术评估新辅助化疗反应的可靠性不高，这提醒我们在保留膀胱治疗方案中应谨慎使用这种方法[20-21]。该研究还评估了术前新辅助化疗经尿道膀胱肿瘤电切标本和术后新辅助化疗膀胱切除标本，将治疗前、治疗后的肿瘤形态特征与治疗反应关联起来。在经尿道膀胱肿瘤电切治疗应答患者的标本中，高倍视野下核分裂象个数（主要为 TRG1 级，中位数为 4，$P<0.03$）高于部分应答或无应答患者（主要为 TRG2 级、TRG3 级，中位数为 2）。这一结果与 Grossman 等[22]报道的 SWOG- 8710 试验（该试验纳入 42 名接受新辅助化疗患者）结果一致。

表 3.1　肌层浸润性膀胱癌新辅助化疗后膀胱标本 TRG 的定义[17]

| 分级 | 定义 |
| --- | --- |
| TRG1 | 完全缓解：在组织学上无残留可识别的癌细胞，肿瘤床存在广泛的纤维化 |
| TRG2 | 部分缓解：肿瘤床显著纤维化，残留癌细胞在该区域占比少于 50% |
| TRG3 | 弱或无缓解：肿瘤床主要为残留癌细胞，且超过该区域的 50%（该区域至少 50% 为癌细胞）或无变化 |

该研究小组后来针对 389 名 cT2-4aN0-3M0 膀胱尿路上皮癌患者进行了多中心回顾性研究，以验证 TRG 系统的准确性[23]。各医疗机构的病理学家均能轻松掌握和使用 TRG 系统，并且他们得出的结果一致性很高（Cohen's kappa 系数 =0.82）。值得注意的是，更高的 TRG 分数与尿路上皮癌的腺样分化或鳞状分化有关，38 例病例中有 26 例具有这些不同的组织学特征，被分为 TRG3 级。通过结合 TNM 分期和 TRG 分级，将新辅助化疗的反应分为 3 类，即明显反应、部分反应和无反应（见表 3.2）。不同分类的患者具有不同的总体生存率，明显反应患者 2 年生存率大于 90%，部分反应患者为 80%，无反应患者低于 60%。此外，多变量分析证实了患者生存率与反应分类之间显著相关（部分反应的 HR=3.44，95%CI：1.74% ～ 6.81%，$P < 0.001$；无反应的 HR：5.75，95%CI：3.36% ～ 9.84%，$P < 0.001$）。

表 3.2　根据 TNM 分期和 TRG 系统在肌层浸润性膀胱癌新辅助化疗中的反应分类[23]

| 反应分类 | 定义 |
| --- | --- |
| 明显反应 | 无肌层浸润性病灶和淋巴结受累（≤ ypT1N0） |
| 部分反应 | 残留病灶≥ ypT2N0-3 伴 TRG2 |
| 无反应 | 残留病灶≥ ypT2N0-3 且 TRG3 |

注：TRG 为肿瘤退缩分级。

另一项研究并未证实 TRG 系统的预后价值。Brimo 等[24]报道在 165 名患者队列中，TRG 仅在单因素分析中与疾病进展［指存在转移性疾病和（或）复发］和生存显著相关。值得一提的是，Brimo 等纳入了具有变异组织学特征的患者（人数占总队列的

24％），但并没有对这些病例进行回顾性研究，也没有进行观察者间的一致性检验。

与直肠癌和食管癌等其他恶性肿瘤相比，评估膀胱尿路上皮癌的 TRG 具有明确的预测和预后价值，但如何区分新辅助化疗相关变化与先前经尿道膀胱肿瘤电切术引起的组织反应是一个挑战。Wang 等[25]比较了经尿道膀胱肿瘤电切术后标本和新辅助化疗治疗后标本的形态学变化，发现两组之间有相当大的重叠。然而，与经尿道膀胱肿瘤电切术后标本相比，新辅助化疗后标本出现了更多的膀胱壁玻璃样变，但炎症或异物反应较少。Brant 等[26]研究发现，经尿道膀胱肿瘤电切术对新辅助化疗后病理反应的贡献度为 40％，在一定程度上掩盖了新辅助化疗的疗效。因此，TRG 作为肌层浸润性膀胱癌中新辅助化疗反应的一种潜在预测指标，尚需进一步的多中心前瞻性研究予以验证。

## 三、新辅助免疫治疗反应的独特组织学特征

在肿瘤的临床试验中，评估新辅助免疫治疗的方案不断增加。由于患者的长期生存数据需要在未来 5 年甚至更长时间才能获得，因此，治疗成功的替代性指标（如病理完全缓解）已被广泛用于临床研究的设计中。越来越多的研究者对评估与新辅助免疫治疗反应相关的形态学变化产生了兴趣，目的是提高病理完全缓解预后评估的可靠性，并设计基于特定组织学的评分系统来预测免疫检查点抑制剂的疗效。一些用于评估新辅助化疗的评分系统也被用于评估免疫治疗后的标本。然而，将与化疗成功相关的组织学特征直接用于预测免疫治疗是否成功，尚缺乏可行性，因为化疗和免疫治疗背后的抗肿瘤机制不同[27-28]。因此，急需一套针对免疫治疗的病理学评分系统，该系统可应用于不同的恶性肿瘤，且评估结果的可重复性高。

为此，Cottrell 等[29]对 20 名接受纳武利尤单抗治疗的非小细胞肺癌患者的标本进行了全面分析。在肿瘤床（即残余肿瘤细胞或与治疗反应相关的消退变化所占区域）中，出现显著病理反应（即治疗后标本中残余活瘤不超过 10%）的患者（9/20）显示出一些独特特征：

（1）组织修复样反应，包括纤维化增生（即高成纤维细胞核 / 胶原比率；受局部促炎微环境刺激的成纤维细胞增生）和新生血管形成。

（2）免疫系统的局部激活，包括淋巴细胞的高浸润和三级淋巴结构（TLS）的存在[30]（即形成异位淋巴样结构，所涉及的不同细胞群具有特定排列方式），以及浆细胞聚集。

（3）细胞死亡，如胆固醇裂隙（即胆固醇的晶体样沉积）。

虽然其中一些形态学特征在新辅助化疗后也会出现，但是三级淋巴结构 / 浆细胞聚集和组织修复样反应似乎是免疫治疗特有的，提示肿瘤微环境对免疫治疗的反应与新辅

助化疗不同。基于成功评估免疫介导肿瘤清除的特定组织学特征，Cottrell 等还开发了一套称为免疫相关病理缓解标准（irPRC）的评分系统，用于标准化评估免疫治疗后的标本，并有望将其作为成功治疗和无复发生存的替代终点进行测试。定量的免疫相关病理缓解标准可通过以下公式来计算：免疫相关残余活瘤（%）= 总活瘤面积 / 总肿瘤床面积（包括退化区域）× 100%。此外，由于免疫介导消退的特异性，作者还建议将免疫相关病理缓解标准评分系统应用于淋巴结。其他评分系统仅对原发肿瘤病变进行评估，相比之下，这是一个重大的改进。此外，作者还评估了术前 / 术后配对标本（$n=17$），但未发现任何与治疗反应相关的术前形态学特征。

同样，Tetzlaff 等[31] 描述了免疫治疗后黑色素瘤标本中的组织病理学变化。在接受新辅助免疫检查点抑制剂治疗的患者中，治疗响应的病理学特征包括不同免疫细胞（淋巴细胞、浆细胞）对肿瘤床的浸润、淋巴聚集体，以及反应性、损伤愈合样基质的存在。此外，在新辅助 BRAF/MEK 抑制剂治疗的患者中，可观察到不同程度的肿瘤坏死和黑色素沉着。虽然他们的研究与 Cottrell 等的研究在定义治疗响应类别的截断点上略有分歧，但是 Tetzlaff 等发现了与成功免疫治疗相关的组织学特征，表明它们在不同肿瘤类型中具有潜在适用性。

基于这些研究，Stein 等[32] 报道了一套抗 PD-1/PD-L1 药物治疗后的泛肿瘤病理评分系统。他们回顾了 250 多名接受抗 PD-1/PD-L1 治疗、涵盖 11 种不同肿瘤类型的患者，以及 98 名接受包括抗 PD-1/PD-L1 药物在内的联合治疗方案的患者。正如 Cottrell 等[29] 之前报道的那样，他们观察到先前描述的免疫治疗反应的组织学特征（如损伤愈合样纤维化、免疫浸润 / 激活、细胞死亡等）在所有肿瘤类型中均存在，并且这些组织学特征不仅发生在原发肿瘤部位，还发生在淋巴结和远处转移部位。该评分系统在病理学中的应用显示出极高的评估结果可重复性（使用 10% 评分间隔的组内相关系数为 0.982）。此外，作者在接受包括抗 PD-1/PD-L1 抑制剂的联合方案治疗的患者标本中也观察到了上述免疫相关病理反应特征，意味着也可在这些患者中评估免疫特异性病理评分系统的预后价值。

尽管还有很多工作有待推进，但是上述病理评分系统仍有望很快进入临床实践，并广受欢迎[33]。这套病理评分系统是基于 H&E 图像开发和实施的，在不同观察者和不同肿瘤类型之间具有可重复性，这对评估越来越多使用抗 PD-1/PD-L1 抑制剂单药或联合用药的新辅助治疗临床试验结果至关重要。此外，新型分子分型（见图 3.1、图 3.2）的引入以及与传统组织学评估相关的基因检测技术，将推动该领域向个性化、多学科的分子病理学方向发展。

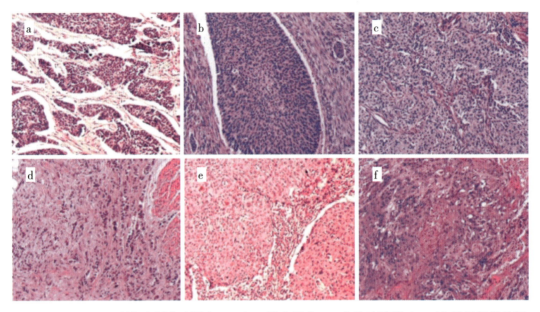

图 3.1　PURE-01 研究病例中腺样（a、d）、基底样（b、e）和瘢痕样（c、f）的组织学特征

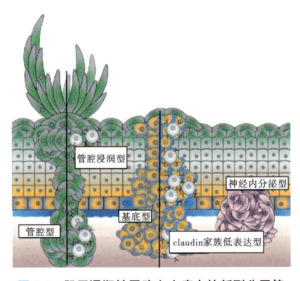

图 3.2　肌层浸润性尿路上皮癌中的新型分子簇

## 四、结语

我们正翘首以盼肿瘤学新时代的到来，届时所有可能危及生命的肿瘤，特别是肌层浸润性膀胱癌，其基因组图谱将可用于所有患者。在此背景下，完善预后标志物的验证和提高预测准确性尤为重要，因为这些预后标志物将在治疗开始前用于确定肌层浸润性膀胱癌患者的风险分层。未来几年，这些评分系统或预后标志物的开发将愈发重要，届时更多的单药和联合用药（即抗 PD-1/PD-L1 抑制剂、化疗、靶向治疗药物等）将成为所

有围手术期患者的标准选择。因此，我们热切期待通过大规模、多中心、前瞻性研究，对基于组织学的评分系统进行验证，以精准评估肌层浸润性膀胱癌患者新辅助治疗的效果。

# 参考文献

［1］BALKWILL F R, CAPASSO M, HAGEMANN T. The tumor microenvironment at a glance［J］. J Cell Sci, 2012, 125（Pt 23）: 5591-5596.

［2］KRTOLICA A, PARRINELLO S, LOCKETT S, et al. Senescent fibroblasts promote epithelial cell growth and tumorigenesis: a link between cancer and aging［J］. Proc Natl Acad Sci U S A, 2001, 98（21）: 12072-12077.

［3］ACOSTA J C, BANITO A, WUESTEFELD T, et al. A complex secretory program orchestrated by the inflammasome controls paracrine senescence［J］. Nat Cell Biol, 2013, 15（8）: 978-990.

［4］CHEN L L, QIU X T, WANG X H, et al. FAP positive fibroblasts induce immune checkpoint blockade resistance in colorectal cancer via promoting immunosuppression［J］. Biochem Biophys Res Commun, 2017, 487（1）: 8-14.

［5］SCHILSKY R L. Personalized medicine in oncology: the future is now［J］. Nat Rev Drug Discov, 2010, 9（5）: 363-366.

［6］PEDERZOLI F, BANDINI M, MARANDINO L, et al. Neoadjuvant chemotherapy or immunotherapy for clinical T2N0 muscle-invasive bladder cancer: time to change the paradigm?［J］. Eur Urol Oncol, 2021, 4（6）: 1006-1010.

［7］NECCHI A, RAGGI D, GALLINA A, et al. Impact of molecular subtyping and immune infiltration on pathological response and outcome following neoadjuvant pembrolizumab in muscle-invasive bladder cancer［J］. Eur Urol, 2020, 77（6）: 701-710.

［8］BANDINI M, ROSS J S, RAGGI D, et al. Predicting the pathologic complete response after neoadjuvant pembrolizumab in muscle-invasive bladder cancer［J］. J Natl Cancer Inst, 2021, 113（1）: 48-53.

［9］BRAUN D A, BURKE K P, VAN ALLEN E M. Genomic approaches to understanding response and resistance to immunotherapy［J］. Clin Cancer Res, 2016, 22（23）: 5642-5650.

［10］PEDERZOLI F, BANDINI M, MARANDINO L, et al. Targetable gene fusions and aberrations in genitourinary oncology［J］. Nat Rev Urol, 2020, 17（11）: 613-625.

［11］U.S.Food and Drug Administration.Pathologic complete response in neoadjuvant treatment of high-risk early-stage breast cancer: use as an endpoint to support accelerated approval［EB/OL］. （2020-07-29）［2022-01-01］.http://www.fda.gov/downloads/drugs/guidancecomplianceregulatoryinformation/guidances/ucm305501.pdf.

［12］BANDINI M, GIBB E A, GALLINA A, et al. Does the administration of preoperative pembrolizumab lead to sustained remission post-cystectomy? First survival outcomes from the PURE-01 study ☆［J］. Ann Oncol, 2020, 31（12）: 1755-1763.

［13］RUO L, TICKOO S, KLIMSTR D S, et al. Long-term prognostic significance of extent of rectal cancer response to preoperative radiation and chemotherapy［J］. Ann Surg, 2002, 236（1）: 75-81.

［14］RYAN R, GIBBONS D, HYLAND J M P, et al. Pathological response following long-course neoadjuvant chemoradiotherapy for locally advanced rectal cancer［J］. Histopathology, 2005, 47（2）: 141-146.

［15］JUNKER K, LANGNER K, KLINKE F, et al. Grading of tumor regression in nonsmall cell lung cancer: morphology and prognosis［J］. Chest, 2001, 120（5）: 1584-1591.

［16］PATAER A, KALHOR N, CORREA A M, et al. Histopathologic response criteria predict survival of patients with resected lung cancer after neoadjuvant chemotherapy［J］. J Oncol, 2012, 7（5）：825-832.

［17］FLEISCHMANN A, THALMANN G N, PERREN A, et al. Tumor regression grade of urothelial bladder cancer after neoadjuvant chemotherapy：a novel and successful strategy to predict survival［J］. Am J Surg Pathol, 2014, 38（3）：325- 332.

［18］BECKER K, LANGER R, REIM D, et al. Significance of histopathological tumor regression after neoadjuvant chemotherapy in gastric adenocarcinomas：a summary of 480 cases［J］. Ann Surg, 2011, 253（5）：934-939.

［19］VECCHIO F M, VALENTINI V, MINSKY B D, et al. The relationship of pathologic tumor regression grade（TRG）and outcomes after preoperative therapy in rectal cancer［J］. Int J Radiat Oncol Biol Phys, 2005, 62（3）：752-760.

［20］PERDONÀ S, AUTORINO R, DAMIANO R, et al. Bladder-sparing, combined- modality approach for muscle-invasive bladder cancer：a multi-institutional, long-term experience［J］. Cancer, 2008, 112（1）：75-83.

［21］STERNBERG C N, PANSADORO V, CALABRÒ F, et al. Can patient selection for bladder preservation be based on response to chemotherapy?［J］. Cancer, 2003, 97（7）：1644-1652.

［22］GROSSMAN H B, TANGEN C M, CORDON-CARDO C, et al. Evaluation of Ki67, p53 and angiogenesis in patients enrolled in a randomized study of neoadjuvant chemotherapy with or without cystectomy：a Southwest Oncology Group Study［J］. Oncol Rep, 2006, 16（4）：807-810.

［23］VOSKUILEN C S, OO H Z, GENITSCH V, et al. Multicenter validation of histopathologic tumor regression grade after neoadjuvant chemotherapy in muscle-invasive bladder carcinoma［J］. Am J Surg Pathol, 2019, 43（12）：1600-1610.

［24］BRIMO F, DOWNES M R, JAMASPISHVILI T, et al. Prognostic pathological factors in radical cystectomy after neoadjuvant chemotherapy［J］. Histopathology, 2018, 73（5）：732-740.

［25］WANG H J, SOLANKI S, TRABOULSI S, et al. Neoadjuvant chemotherapy-related histologic changes in radical cystectomy：assessment accuracy and prediction of response［J］. Hum Pathol, 2016（53）：35-40.

［26］BRANT A, KATES M, CHAPPIDI M R, et al. Pathologic response inpatients receiving neoadjuvant chemotherapy for muscle-invasive bladder cancer：is therapeutic effect owing to chemotherapy or TURBT?［J］. Urol Oncol, 2017, 35（1）：34.e17-25.

［27］APETOH L, LADOIRE S, COUKOS G, et al. Combining immunotherapy and anticancer agents：the right path to achieve cancer cure?［J］. Ann Oncol, 2015, 26（9）：1813-1823.

［28］EMENS L A, MIDDLETON G. The interplay of immunotherapy and chemotherapy：harnessing potential synergies［J］. Cancer Immunol Res, 2015, 3（5）：436- 443.

［29］COTTRELL T R, THOMPSON E D, FORDE P M, et al. Pathologic features of response to neoadjuvant anti-PD-1 in resected non-small-cell lung carcinoma：a proposal for quantitative immune-related pathologic response criteria（irPRC）［J］. Ann Oncol, 2018, 29（8）：1853-1860.

［30］SAUTèS-FRIDMAN C, PETITPREZ F, CALDERARO J, et al. Tertiary lymphoid structures in the era of cancer immunotherapy［J］. Nat Rev Cancer, 2019, 19（6）：307-325.

［31］TETZLAFF M T, MESSINA J L, STEIN J E, et al. Pathological assessment of resection specimens after neoadjuvant therapy for metastatic melanoma［J］. Ann Oncol, 2018, 29（8）：1861-1868.

［32］STEIN J E, LIPSON E J, COTTRELL T R, et al. Pan-tumor pathologic scoring of response to PD-（L）1 blockade［J］. Clin Cancer Res, 2020, 26（3）：545- 551.

［33］PROVENZANO E, BOSSUYT V, VIALE G, et al. Standardization of pathologic evaluation and reporting of postneoadjuvant specimens in clinical trials of breast cancer：recommendations from an international working group［J］. Mod Pathol, 2015, 28（9）：1185-1201.

## 第四章　肌层浸润性膀胱癌新辅助免疫治疗的生物标志物预测价值

Joep J. de Jong，Ewan A. Gibb

## 一、引言

肌层浸润性膀胱癌是一种治疗选择较少的侵袭性肿瘤，25% ～ 30% 的肌层浸润性膀胱癌患者被推荐在根治性膀胱切除术和盆腔淋巴结清扫术前进行基于顺铂的新辅助化疗[1-2]。尽管采用了上述积极的治疗方案，但是患者术后 5 年总生存率仅为 55%，因此，寻找更好的患者分层方法并改善治疗模式是目前临床的迫切需求[3]。不适合接受新辅助化疗的患者，均被建议立即进行根治性膀胱切除术[4]，但这些患者的预后会较差[1, 5]。因此，无论患者是否适合基于顺铂的新辅助化疗，都迫切需要改进分层方法和增加额外的治疗选择。

免疫检查点阻断已经成为转移性尿路上皮癌非常有前景的治疗手段，一些免疫检查点抑制剂已在经顺铂治疗后进展的患者中获批成为二线治疗药物[6-10]。目前，人们已经在早期疾病阶段开展应用免疫检查点阻断的研究，其中，阿替利珠单抗和帕博利珠单抗已获批成为顺铂无效且 PD-L1 阳性患者的一线治疗药物[11]。原发性膀胱癌具有较高的基因突变率[12-13]和显著的免疫细胞浸润[14-15]，使得免疫检查点抑制剂成为有效且极具吸引力的新辅助治疗方式。

目前，许多临床研究正在评估免疫检查点抑制剂在新辅助治疗中的作用（见表 4.1）。临床研究表明，免疫检查点抑制剂与以铂类为基础的化疗在疗效上相当，其病理完全缓解率为 31% ～ 46%[16-23]，然而大多数患者并未能从新辅助免疫检查点阻断治疗中获益，这提示我们需要进一步加深对治疗反应机制的理解。此外，随着新型免疫和靶向疗法的开发和批准，越来越多治疗决策的出现为当前的标准治疗（如化疗、放疗和根治性膀胱切除术等）提供了更好的替代方案。在面对这些挑战时，生物标志物的开发和应

表 4.1 新辅助治疗中涉及免疫检查点抑制剂的临床研究

| | PURE-01研究 | ABACUS研究 | NABUCCO研究 | HOG GU14-188研究 | | BLASST-1研究 | DUTRENEO研究 | MDACC研究 |
|---|---|---|---|---|---|---|---|---|
| 治疗 | 帕博利珠单抗 | 阿替利珠单抗 | 伊匹木单抗>伊匹木单抗/纳武利尤单抗>纳武利尤单抗 | 帕博利珠单抗-GEM/CIS | 帕博利珠单抗-GEM | 纳武利尤单抗-GEM/CIS | 度伐利尤单抗/曲美木单抗 | 度伐利尤单抗/曲美木单抗 |
| 参考文献 | [18] | [22] | [20] | [21] | [16] | [19] | [23] | [17] |
| 样本量 | 114 | 88 | 24 | 43 | 37 | 41 | 23 | 28 |
| cT2期 | 54% (CT+mpMRI) | 73% | 0 | 47% | 43.2% | 90% | 78.2% | 43% |
| cN+期 | 0 (但是 6% PET+) | 0 | 42% | 0 | 0 | 3% | 8.7% | 0 |
| pT0N0比例 | 37% | 31% | 46% | 44.4% | 45.2% | 34% | 34.8% | 37.5% |
| pT≤N0比例 | 55% | | 58% | 61.1% | 51.6% | 66% | 56.5% | 58% |
| 1年无复发发生率 | 91%（85～98）[EFS: 87%][x] | 79%（95%CI: 67%～87%） | 92% | 2年: 66% | 67% | 无报告 | 无报告 | 82.8% |
| 标志物 | PD-L1+TMB 免疫基因特征分子亚型 | PD-L1+TMB 免疫基因特征分子亚型 | PD-L1+DDR GA TLS特征 | 无 | 无 | 免疫基因背景分子亚型 | 预先选择18基因IFN-g特征 | TLS特征 |
| 根治性膀胱切除组织 | 是 | 是 | 是 | 否 | 否 | 否 | 否 | 是 |

注：EFS 为无事件生存期；TMB 为肿瘤突变负荷；mpMRI 为多参数磁共振成像；TLS 为三级淋巴结构。

用将对优化患者治疗选择至关重要，最终将免疫疗法推向标准治疗的行列。

迄今为止，与生物标志物相关的临床研究数据较为有限，或者因为数据来源于不同的平台而难以进行直接比较。关于根治性膀胱切除术后标本的生物标志物数据也很有限，导致对免疫治疗肿瘤生物学和耐药机制影响的研究存在较大空白。新辅助治疗的一大优势是可通过获取未经治疗的原发肿瘤组织发现预测关键终点（包括病理缓解和患者预后）的生物标志物[24]。此外，获取匹配患者治疗后的肿瘤组织可为研究耐药机制提供关键数据，并为辅助治疗决策提供依据。尽管比较治疗前后肿瘤组织的研究有限，但是现有数据依然令人振奋，并可为新辅助免疫治疗提供重要依据。

在本章中，我们将讨论使用系统免疫检查点抑制剂治疗的肌层浸润性膀胱癌肿瘤的分子特征，重点关注治疗前后肿瘤组织的生物标志物变化。我们将重点讨论 4 项主要临床研究，包括 ABACUS 研究（阿替利珠单抗）、PURE-01 研究（帕博利珠单抗）、NABUCCO 研究（伊匹木单抗）和 MDACC 研究（新辅助"度伐利尤单抗 + 曲美木单抗"）[16-19]，并阐明生物标志物在肌层浸润性膀胱癌中相似的预测价值。

## 二、ABACUS 研究：阿替利珠单抗新辅助治疗

ABACUS 研究（单臂、Ⅱ期）探讨了可手术切除的肌层浸润性膀胱癌（cT2-4aN0M0）患者（包括不耐受顺铂化疗的患者）使用两个周期的阿替利珠单抗（抗 PD-L1 治疗）新辅助治疗的疗效[19]。该研究共招募 95 名患者，在可评估的 88 名患者中，31%（27/88）的患者达到病理完全缓解，中位随访时间为 13.1 个月，1 年无复发生存率为 79%。该研究对未经治疗的经尿道膀胱肿瘤电切样本和匹配的阿替利珠单抗治疗后的根治性膀胱切除样本进行了肿瘤病理组织学分析（ClinicalTrials.gov 标识符：NCT02662309）。

### （一）免疫组织化学

该研究通过免疫组织化学分析，使用 SP142 检测法评估基线 PD-L1 阳性率，其阈值为免疫细胞染色阳性率不小于 5%。对于治疗前的肿瘤组织，PD-L1 染色强度（免疫细胞或肿瘤）与治疗效果没有显著相关，表明原发肿瘤组织的初始免疫浸润并不能预测长期治疗效果。然而，PanCK-CD8 免疫组织化学分析显示，在基线时具有较高的上皮内 CD8+ 细胞浸润水平与 40% 的病理完全缓解率显著相关。高水平的免疫浸润似乎促进了原发部位肿瘤的消退，实现了有效局部控制（通过病理反应衡量），但这些相关性对预测转移潜力和患者最终预后的影响可能较小。

该研究通过 PanCK-CD8 评分方法对治疗前肿瘤组织中的免疫浸润进行了细致评估，将 ABACUS 肿瘤分为 3 种不同的 CD8+ 免疫表型：荒漠型、排斥型和炎症型[25]。荒漠型表型显示几乎没有阳性免疫染色，并且对阿替利珠单抗具有抵抗性；排斥型表型的特征是间质浸润，免疫细胞聚集在肿瘤外围但未能浸润到肿瘤组织中；炎症型表型显示肿瘤组织内有较高水平的免疫浸润。在转移性肌层浸润性膀胱癌中，早期研究报道称炎症型表型与对阿替利珠单抗的反应有关[25]。尽管 ABACUS 研究中炎症型肿瘤的发生率很高，但是该表型的治疗反应未有改善。然而，CD8 和颗粒酶 B（GZMB）的双重染色与反应呈正相关，表明在炎症型表型的治疗效果与免疫浸润的类型（不仅是 CD8 的表达量）相关。对于排斥型表型和荒漠型表型，没有观察到与治疗反应的相关性。

比较经尿道膀胱肿瘤电切组织和治疗后的根治性膀胱切除组织，观察到 CD8、PD-L1 和 FAP 的水平显著提高，表明治疗后肿瘤组织中的免疫活性增强。此外，患者在治疗过程中的免疫表型发生了动态变化，5 名患者从排斥型变为炎症型，4 名患者从炎症型变为排斥型。

## （二）基于 RNA 的分子生物标志物

ABACUS 研究还进行了 RNA 测序基因表达分析，旨在探索几种反应类别。针对疾病稳定的患者，ABACUS 研究比较了这些患者治疗前后全基因表达模式，发现治疗后的组织具有更高的免疫特征评分和免疫基因表达。这些发现与免疫组织化学分析结果一致，后者显示治疗后免疫标志物染色增加。在预定义的 8 个基因（IFNG、CXCL9、CD8A、GZMA、GZMB、CXCL10、PRF1 和 TBX21）细胞毒性 T 细胞转录特征（tGE8）的背景下分析 RNA-seq 表达数据，结果显示反应者的免疫特征评分显著增高，相比之下，疾病稳定和（或）复发患者的免疫特征评分较低。与免疫组织学数据一样，基于 RNA 的免疫基因特征量化的治疗前组织中较高的免疫浸润水平与阿替利珠单抗的反应相关。

关于基于 RNA 的分子分型，ABACUS 研究使用 2012 年 Lund 分类法将治疗前和治疗后的肿瘤分为 5 个分子亚型：UroA、GU、Inf、UroB 和 SCCL[26]。尽管在转移性疾病中，Lund 亚型已被发现与阿替利珠单抗治疗的效果相关，但是在新辅助治疗中并非如此[19]。大多数免疫应答肿瘤（14/15，93%）被分类为浸润分子亚型，且这类亚型的肿瘤在治疗后具有较高水平的血管生成、间质浸润和免疫浸润及细胞增殖减少[19]。在免疫应答肿瘤中也发现了与细胞外基质和胶原形成相关的 RNA 上调，这些表达模式可能反映了肿瘤微环境的重组。此类特征可能反映了肿瘤的瘢痕化或伤口愈合，这一观点将在 PURE-01 研究中详细探讨。重要的是，更高的血管生成特征评分表明抗血管生成药物（VEGFR 抑制剂）可能是继阿替利珠单抗后辅助治疗更有应用前景的药物。

## （三）基于 DNA 的分子生物标志物

据报道，包括肿瘤突变负荷和 DNA 损伤修复（DDR）基因改变在内的 DNA 生物标志物与转移性膀胱癌的预后有关[27]。然而，在 ABACUS 研究中并未观察到阿替利珠单抗新辅助治疗与病理学缓解有关[19]。探索性分析发现，治疗后缓解的肿瘤在 11q13.3 位点上表现出 DNA 扩增水平增加，包括 FGFR3、FGF19 和 CCND1。最近，成纤维细胞生长因子（FGF）靶向治疗在膀胱癌治疗中的获批，可能意味着未来的研究将阿替利珠单抗与靶向治疗联合使用[28]。然而，正如下文所述，FGF 通路活性并非始终与免疫检查点抑制剂的反应率提高有关。

在比较阿替利珠单抗治疗前后的肿瘤突变负荷和 DNA 突变时，并未出现一致的 DNA 改变，这表明在阿替利珠单抗新辅助治疗的相对短时间内未发生克隆演化。这与新辅助化疗中铂类治疗诱导了快速的克隆演化形成了对比[29]。综合考虑这些结果，ABACUS 研究的数据表明，整个肿瘤亚克隆群在免疫治疗后被消除，而化疗则会诱导额外的突变，促进肿瘤的快速演化和新优势亚克隆的出现。然而，每次治疗之间的时间跨度差异很大，阿替利珠单抗和手术间隔为 5 ~ 6 周，而完成化疗需要 12 周，前者的时间跨度可能不足以解释除最具侵袭性的肿瘤再生外的其他情况。

## （四）整合生物标志物以优化分子诊断

在转移性肌层浸润性膀胱癌中，生物标志物如肿瘤突变负荷、DDR 基因变异和 PD-L1 染色等在预测阿替利珠单抗的疗效方面展现出良好的应用前景[27]。然而在 ABACUS 研究中，这些生物标志物与阿替利珠单抗新辅助治疗反应无相关性[19]。尽管如此，初步的生物标志物数据却表明使用 RNA 基因或免疫组织学染色来量化现有的免疫浸润，有望预测使用新辅助免疫检查点抑制剂阿替利珠单抗后的病理缓解。然而，单纯量化免疫浸润水平可能并不够，特别是炎症型表型免疫浸润的类型可能进一步提高反应预测的准确性。比较阿替利珠单抗治疗前后的肿瘤组织，发现治疗后缓解的肿瘤的血管生成和间质基因表达上调，表明在相当比例的病例中出现了瘢痕或伤口愈合表型，这对靶向辅助治疗具有重要意义。综上所述，为了验证这些有前景的生物标志物在新辅助抗 PD-L1 治疗中的反应预测价值，未来有必要对这些生物标志物的应用制定标准。

## 三、PURE-01 研究：帕博利珠单抗新辅助治疗

PURE-01 研究（单臂、Ⅱ期）纳入了 143 名可耐受顺铂治疗的肌层浸润性膀胱癌患者（cT2-T4aN0M0），这些患者接受了 3 个周期的帕博利珠单抗（抗 PD-1）新辅助治疗[30-31]。结果表明，约 38.5%（55/143）的患者在根治性膀胱切除术后表现出病理完全缓解（ypT0N0），中位随访时间为 23 个月，12 个月和 24 个月的无事件生存率分别为 84.5% 和 71.7%[30]（ClinicalTrials.gov 标识符：NCT02736266）。

### （一）免疫组织化学

PD-L1 阳性通过免疫组织化学分析，使用 22C3 检测法和综合阳性评分［PD-L1 表达的肿瘤和浸润免疫细胞相对于肿瘤细胞总数的百分比（≥ 10%）］确定。在 PURE-01 队列中，PD-L1 阳性与根治性膀胱切除术的病理完全缓解显著相关[31]，这与 ABACUS 研究的结果直接相反。然而，尽管这两项研究都研究了新辅助免疫检查点抑制剂，但是两者间还存在许多差异，这些差异使得直接比较变得复杂，包括检测方法（SP142 vs 22C3）、治疗方式（抗 PD-L1 vs 抗 PD-1）或患者纳入标准（顺铂不适用 vs 顺铂适用）。值得注意的是，在 PURE-01 研究中对帕博利珠单抗治疗前后的样本进行 CD8 免疫组织化学分析，发现肿瘤间质中浸润的 CD8+ 细胞增加，这与 ABACUS 研究中观察到的上皮内 CD8 表达中位值增加 78% 的情况一致。然而，与 ABACUS 研究不同的是，PURE-01 研究没有报道治疗前 CD8 免疫组织化学阳性与病理缓解之间的关联。

### （二）基于 RNA 的生物标志物

在 PURE-01 研究中，使用全转录组微阵列对 84 个治疗前收集的经尿道膀胱肿瘤电切样本进行基因表达数据分析[18]。基于共识、TCGA 和基因组亚型分类器（GSC）模型，使用分子分型对 PURE-01 队列进行分类，包括管腔上皮型、管腔浸润型、基底型、claudin 低表达型和神经内分泌型[32-33]。结果表明，帕博利珠单抗的病理缓解与分子亚型无显著相关性，这与之前关于阿替利珠单抗和新辅助化疗的研究结果一致，后者也表明分子亚型无法预测病理缓解程度[19, 33]。基底型肿瘤的平均缓解率为 65%，每种亚型分类模型略有不同。TCGA 和共识的基底鳞状亚型有约 65.4%（17/26）出现肿瘤降期，GSC 的 claudin 低表达亚型中有 63.3%（7/11）出现肿瘤降期[18]。基底鳞状细胞亚型和 claudin 低表达亚型的区别在于基底鳞状细胞亚型涵盖了所有基底型肿瘤，无论免疫或间质浸润如何，而 claudin 低表达亚型则更具限制性，仅包括具有较高免疫浸润和活动的基底型肿瘤。

将免疫相关的免疫组织学数据与分子亚型整合后发现，基底型肿瘤的 PD-L1 综合阳性评分在免疫组织学上较其他亚型更高。这些数据与免疫基因特征的结果一致，包括广义的 immune190 特征评分，后者也显示基底型肿瘤的评分较高。此外，基底型肿瘤组织中某些免疫相关基因（包括 CD274、PDCD1 和 CD8A）表达水平也更高。immune190 特征及另外 3 个免疫标志特征（IFN γ、IFN α 和炎症反应）均与帕博利珠单抗治疗后的病理完全缓解显著相关。这些数据与 ABACUS 研究的观察结果一致，后者发现现存的免疫浸润对预测治疗反应至关重要。

在 PURE-01 研究中，分子亚型和免疫基因特征与患者预后之间有若干显著关联。在 PURE-01 研究的首个基因表达谱研究中，GSC 的 claudin 低表达亚型表现出极高的无复发生存率，在 24 个月内无肿瘤复发（0/11）[18]。相较之下，使用新辅助化疗时，claudin 低表达型患者的疾病进展率较高，表明对于这些患者来说帕博利珠单抗新辅助治疗是一个有效的治疗选择。当获得更多的预后数据时，无事件生存期仍然获益明显，在 24 个月内 14 名患者中仅有 1 例事件发生[30]。在初步或扩展研究中，TCGA 和共识模型中的基底型肿瘤在无复发生存期（RFS）或无事件生存期方面均无显著差异。然而，当根据 immune190 得分中位数进行分类时，基底型肿瘤与无复发生存期显著相关[18]。这些数据表明，免疫浸润和内在亚型可能都在预测帕博利珠单抗的长期获益中发挥作用。

PURE-01 研究还分析了 26 例接受帕博利珠单抗治疗后的根治性膀胱切除术样本[34]。这些样本与化疗后根治性膀胱切除术样本（n=133）及未接受系统治疗的根治性膀胱切除术样本（n=94）的队列进行了比较。这些样本的基因表达谱在某些方面相互一致，也与 ABACUS 研究相一致。首先，在 3 种队列中，无论是否接受系统治疗，都有许多样本被分类为共识模型中的富含基质亚型[15]。由于该亚型的定义是基质和免疫细胞浸润度高，这些数据与 ABACUS 研究中阿替利珠单抗治疗后根治性膀胱切除术样本中富含浸润亚型的现象相似。PURE-01 的根治性膀胱切除术研究将这些肿瘤定义为"瘢痕样"，表现为高基质标志物表达、更高的血管生成活动和较低的增殖水平，这与 ABACUS 研究的报道相一致。在接受新辅助化疗或仅手术后，基底型肿瘤和管腔上皮型肿瘤出现较少，这与帕博利珠单抗治疗后的亚型形成对比。在 PURE-01 研究中，基底型肿瘤出现较少（4/26），而管腔上皮型肿瘤出现较多（9/26）。此外，帕博利珠单抗治疗后的瘢痕样肿瘤也显示出许多管腔上皮型肿瘤的表达，这与其他两组队列不同。鉴于管腔上皮型肿瘤倾向于免疫荒漠表型，可推测经帕博利珠单抗治疗后收集到的免疫抵抗肿瘤代表了管腔上皮型肿瘤的内在抗性机制，即经帕博利珠单抗治疗后，管腔上皮型肿瘤出现的比例较高。然而，PURE-01 研究的样本量较小，因此这些观察结果还需进一步的数据证实。

## （三）基于 DNA 的分子生物标志物

PURE-01 研究的中期研究结果显示，肿瘤突变负荷较高的患者使用帕博利珠单抗治疗后的病理缓解率显著升高（JCOref）。然而，随着更多研究数据的公布，后续报告发现肿瘤突变负荷与病理完全缓解并无显著相关性（$P=0.06$）[18]，且在多变量分析中，肿瘤突变负荷似乎也未能显著预测无事件生存期（$P=0.2$）[30]。

PURE-01 研究还分析了 395 个与肿瘤相关的基因外显子和 31 个内含子的突变状态。在这些基因中，只有 PBRM1 基因突变与病理完全缓解具有显著关联，但在多重假设检验后，这一关联不再显著。此外，在对肿瘤突变负荷进行多变量校正后，DDR 和 RB1 基因改变之间的关联有所减弱。这些数据表明，无论是单个基因水平还是全基因组水平上的突变状态，都不是预测帕博利珠单抗疗效的有效指标。

ABACUS 研究发现，FGF 通路基因发生扩增的患者治疗后肿瘤缓解率较高[19]。然而，FGF 通路激活往往与对免疫治疗效果不佳的管腔上皮型肿瘤有关[10, 13, 15, 33]。为了解释这种矛盾，PURE-01 研究分析了多种 FGFR3 的基因组改变作为预测帕博利珠单抗疗效的候选指标[35]。该研究分析了 FGFR3 的突变、基因表达和相关通路活性。此外，该研究基于长链非编码 RNA 表达的分子特征，识别并评估了一组具有良好预后和 FGFR3 活性扩增的管腔上皮型肿瘤亚群，发现 FGFR3 基因高表达与较低的病理完全缓解率显著相关，但该结果也可能受到多种临床和生物学因素的影响。因此需要进一步研究，在此之前，不建议将具有 FGFR3 改变的肿瘤患者排除在新辅助免疫检查点治疗范围外。

## （四）整合生物标志物以优化分子诊断

PURE-01 研究是一项帕博利珠单抗应用于顺铂耐受的新辅助肌层浸润性膀胱癌患者的临床研究。与 ABACUS 研究的结果一致，免疫浸润是预测阿替利珠单抗或帕博利珠单抗疗效的关键因素。通过 immune190 特征评分将基底型肿瘤进行划分，发现其应答效果类似，表明具有高免疫浸润的基底特征可能对帕博利珠单抗的反应最为有利。相比之下，用于预测免疫治疗反应的传统生物标志物，如肿瘤突变负荷和 PD-L1，与病理缓解显著相关，但与结局无关。数据表明，这些标志物有助于预测原发肿瘤的局部控制，但基于 RNA 特征的检测更适合预测患者的长期获益。此外，在接受根治性膀胱切除术的表达管腔上皮标志物的管腔上皮型肿瘤和瘢痕样肿瘤的患者中，管腔上皮型肿瘤可能对帕博利珠单抗具有天然抗性，或在治疗过程中可能诱导出管腔上皮亚型克隆。

# 四、NABUCCO 研究：伊匹木单抗联合纳武利尤单抗新辅助治疗

NABUCCO 研究评估了两种新辅助免疫检查点抑制剂——伊匹木单抗（抗 CTLA-4）和纳武利尤单抗（抗 PD-1）的联合应用[16]。研究终点是治疗后 12 周内接受手术切除的可行性。该研究是一项单臂、Ⅰ期可行性研究，纳入了 24 名局部进展（cT2-4aN0-3M0）尿路上皮癌患者。在 NABUCCO 研究中，所有患者均接受了手术治疗，其中 23 名患者在 12 周内接受了手术，达到了研究的主要终点。在纳入的 24 名患者中，11 名（约 46%）达到了病理完全缓解，14 名（约 58%）无侵袭性病灶残留（pT0N0 或 pTisN0/pTaN0）。术后中位随访时间为 8.3 个月（ClinicalTrials.gov 标识符：NCT03387761）。

## （一）免疫组织化学

与 PURE-01 研究相似，基线 PD-L1 免疫组织化学使用 22C3 检测法和综合阳性评分进行。PD-L1 阳性患者的病理完全缓解率（73%）高于 PD-L1 阴性患者（33%），但这一差异并不显著（$P$=0.15）。与 ABACUS 研究一致，该研究分析了基线 CD8+T 细胞密度与疗效之间的相关性。结果显示，联合抗 PD-1 和抗 CTLA-4 免疫治疗与基线 CD8+T 细胞水平无相关性，表明这一方案有可能诱导病理缓解，而不受基线 CD8 水平的影响。多重免疫荧光还用于确定 CD20+B 细胞计数。结果显示，在未缓解肿瘤中，基质中 B 细胞计数显著增加，而在治疗后缓解的肿瘤中则较低。值得注意的是，在无缓解患者中增加的 B 细胞与基线 CD8+T 细胞免疫无关。此外，多重免疫荧光还用于量化三级淋巴结构的动态变化。尽管基线三级淋巴结构与疗效无关，但是对比治疗前后的组织样本发现，治疗后缓解的肿瘤中三级淋巴结构有所增加。对三级淋巴结构动态变化的进一步分析表明，治疗后三级淋巴结构中的调节性 T 细胞（Treg）数量减少。由于三级淋巴结构一般是在炎症状态、感染或肿瘤组织中发现的异位淋巴结构，因此这些发现可能与 PURE-01 和 ABACUS 研究中观察到的治疗后瘢痕表型一致[36]。

## （二）基于 RNA 的分子生物标志物

该研究通过转录组特征评估了患者基线免疫能力，这些特征在 PURE-01 和 ABACUS 研究中也显示出潜在的实用性。然而，基线的 IFN-γ、肿瘤炎症和 CD8+T 细胞效应（tGE8）特征均与病理完全缓解无关，这与 ABACUS 研究的观察结果相反。

值得注意的是，不同的免疫治疗药物、患者群体的差异以及缺乏标准化的生物标志物检测平台可能是造成这些差异的原因。特别是 TGF-β 基因表达特征与伊匹木单抗 / 纳武利尤单抗的耐药相关，这与 ABACUS 研究中提出的理论一致，即 TGF-β 介导的 T 细胞抑制驱动了对阿替利珠单抗耐药的免疫排斥表型[19]。此外，对有缓解和无缓解之间差异表达基因的聚类分析显示，在病理无缓解的肿瘤患者中，B 细胞相关基因表达上调。值得注意的是，这些 B 细胞基因的表达与免疫荧光中的 B 细胞计数呈正相关，这一结果证实了差异基因表达分析的结果。

## （三）基于 DNA 的分子生物标志物

尽管 NABUCCO 研究的样本量较小，结果显示，达到病理完全缓解的肿瘤在治疗前的组织样本中肿瘤突变负荷水平较高，但是差异不显著（$P$=0.056）。进一步的 DDR 基因突变分析表明，这些基因的改变在治疗后缓解的肿瘤中更为常见。这些初步报告与 PURE-01 研究结果一致，提示肿瘤突变负荷和 DDR 基因变异是有潜在应用前景的生物标志物。然而，对于"高"肿瘤突变负荷和 DDR 的阈值目前尚未建立统一标准。这些初步发现仍需进一步评估，以确认其临床实用性。

## （四）整合生物标志物以优化分子诊断

NAMBUCCO 研究探讨了 CTLA-4 联合 PD-1 抑制剂作为新辅助治疗手段对局部进展期肌层浸润性膀胱癌的疗效。与 ABACUS 和 PURE-01 研究不同的是，该研究发现基线免疫浸润与疗效无关。然而，为了探讨这种联合治疗发挥作用的生物学机制，仍有必要进一步扩大研究样本量以进行更深入的探讨。

## 五、MDACC：度伐利尤单抗联合曲美木单抗新辅助治疗

德克萨斯大学 MD 安德森癌症中心启动了首个度伐利尤单抗（抗 PD-L1）联合曲美木单抗（抗 CTLA-4）新辅助治疗的研究。该研究招募了 28 名高危、顺铂不耐受、可接受手术的肌层浸润性膀胱癌患者[17]。值得注意的是，"高危"的定义包括肿瘤体积大、组织学变异、淋巴血管侵犯、肾盂积水和（或）高级别上尿路癌。MDACC 的主要研究终点是安全性。在招募的 28 名患者中，最终有 24 名患者按照研究方案接受了膀胱切除术。在这 24 名患者中，有 9 名（约 37.5%）达到了病理完全缓解，1 年无复发生存率为 82.8%（ClinicalTrials.gov 标识符：NCT02812420）。

## （一）免疫组织化学

MDACC 研究中的 PD-L1 表达使用了 E1L3N 检测法。与 NABUCCO 研究的结果一致，该研究结果提示 PD-L1 表达与疗效无关，且多重免疫荧光染色用于识别三级淋巴结构。虽然在 NABUCCO 研究中基线三级淋巴结构数量与治疗反应无关，但是 MDACC 研究结果显示，疗效好的患者治疗前组织中三级淋巴结构密度较高，说明高密度三级淋巴结构与预后良好相关。对免疫细胞亚群的进一步分析表明，治疗后缓解的肿瘤在治疗前 B 细胞、CD4+T 细胞和 CD8+T 细胞的密度显著更高，这再次证实基线免疫浸润与免疫治疗效果相关。此外，对比免疫治疗前后的样本发现，治疗后缓解的肿瘤组织中诱导共刺激分子（ICOS）和 CD4+T 细胞增加。在之前的 3 项研究中发现的瘢痕成分与治疗后缓解的肿瘤中免疫浸润上调一致，进一步印证了肿瘤瘢痕形成至少部分参与了免疫细胞的募集[37]。

## （二）基于 RNA 的分子生物标志物

MDACC 研究发现在治疗后病理缓解的肿瘤中 TLS 4 基因指数（POU2AF1、LAMP3、CD79A 和 MS4A1）更高。然而，将病理缓解与病理无缓解的患者进行比较时，tGE8 特征评分无显著差异。但是，这一指数仅在预测阿替利珠单抗单药疗效（ABACUS 研究）时显示出显著性，在 NABUCCO 和 MDACC 研究中缺乏明确的实用性，表明在联合免疫治疗背景下这一指数的实用性极低。

## （三）基于 DNA 的分子生物标志物

MDACC 研究的全外显子组测序发现，无论是肿瘤突变负荷还是 DDR 基因组改变，均与治疗反应无关。该研究还预设了 KRAS、PIK3CA、PBRM1、EGFR、NRAS、APC2 和 FGFR 突变作为研究目标，但这项初步研究未发现这些突变与治疗反应相关。同样，ABACUS 研究探讨了 FGF 通路，但 PURE-01 和 MDACC 研究均未发现该通路对免疫检查点阻断反应具有预测能力。

## （四）整合生物标志物以优化分子诊断

MDACC 研究与 NABUCCO 研究类似，联合使用了 CTLA-4 抑制剂（曲美木单抗）和 PD-L1 抑制剂（度伐利尤单抗），研究还纳入了病情更为严重的患者和组织学变异患者。MDACC 研究中，治疗效果似乎与基线免疫浸润相关。然而，这些结果与使用类似联合免疫检查点抑制剂的 NABUCCO 研究相矛盾，需要进一步研究以了解这些差异，并确定可能有助于识别和预测联合使用抗 CTLA 和抗 PD-L1 治疗效果的临床和生物学特征。

## 六、结论与未来方向

新辅助免疫治疗在进展期肌层浸润性膀胱尿路上皮癌中的应用仍存在诸多挑战，部分挑战也许能够在生物标志物的指导下得到克服[38]。首先，免疫检查点抑制剂的病理缓解率与新辅助化疗相当，平均为 40%[39]，这些患者是从化疗还是从单纯根治性膀胱切除术中获益更大？如 PURE-01 研究所讨论的，claudin 低表达亚型的患者在使用帕博利珠单抗时获得了极好的效果，但在使用新辅助化疗时疗效相对较差[18]，这为根据分子亚型将患者分层以便获得最大获益提供了有力数据支持。值得注意的是，claudin 低表达亚型与肿瘤病理缓解显著相关，这可能与新辅助化疗研究的结果相矛盾。因为在新辅助化疗中，完全缓解与生存改善相关[2]。

上述矛盾可能与肿瘤放射学评估方式的差异有关。尽管多参数磁共振成像展现出良好的应用前景[40]，但是新辅助免疫治疗研究评估方法仍未标准化[38]。目前，我们对免疫治疗如何影响患者的肿瘤生物学和表型（即体积）的信息了解有限，这可能导致我们无法将病理缓解与治疗结局进行联系。在最近的分子研究中，我们还考虑这可能与经尿道膀胱肿瘤电切术的额外作用有关。

在 PURE-01 研究中，帕博利珠单抗治疗后确定了 3 种分子亚型，包括管腔上皮型、基底型和瘢痕样亚型[34]。后者主要由更高的基质标志物表达决定，占 PURE-01 研究中根治性膀胱切除样本的一半。值得注意的是，在 ABACUS 研究中，治疗后缓解的肿瘤主要为浸润亚型（Lund2012 模型）。与瘢痕样亚型类似，浸润亚型以高水平的基质和免疫浸润为特征，此特征为这两种分类的共性。有人提出，瘢痕样亚型是经尿道膀胱肿瘤电切术影响的结果，导致肿瘤部位的创伤愈合[34, 41]。鉴于 ABACUS 和 PURE-01 研究中浸润亚型和瘢痕样亚型的高发生率，推测经尿道膀胱肿瘤电切术比全身免疫治疗对局部肿瘤控制影响更大，而系统性治疗主要在于控制转移并改善预后，这可以解释为什么某些分子特征（即 claudin 低表达亚型）与病理缓解无显著相关性，但与患者预后显著相关。事实可能介于两者之间，即病理缓解方面的局部肿瘤控制是通过手术（经尿道膀胱肿瘤电切术）和系统性治疗联合实现的。

近期的化疗后研究确定了 4 种分子亚型，包括瘢痕样亚型和未在 PURE-01 研究中确定的高度免疫富集亚型[34, 41]。在 ABACUS 研究中，管腔浸润亚型被认为是免疫富集的，但也富含基质类型细胞（即成肌纤维细胞）[26]，而新辅助化疗后的免疫亚型未发现基质浸润[41]。这两项研究发现的治疗后组织中的免疫原性放大或增强，表明无论是新辅助化疗还是免疫治疗，都能实现广义的免疫反应[18-19]。在 ABACUS 研究中，浸润亚型在帕博利珠单抗治疗后得到了富集，而管腔上皮型肿瘤（UroA、GU、UroB）和基底型（SCCL）肿瘤则均衡分布[19]。相比之下，帕博利珠单抗治疗后的肿瘤富含瘢痕样和管腔上皮型亚型，基底型肿瘤出现较少[34]。值得注意的是，与 ABACUS 研究中发现的分子亚型细胞相比，大多数分子亚型模型研究针对的是未经治疗的肿瘤组织［经尿道膀胱肿瘤电切术和（或）根治性膀胱切除术］，这意味着对治疗后组织的亚型研究不足，准确性尚不明确。PURE-01 研究的亚型是使用共识别聚类生成的，这意味着它们不是"真实"的亚型，而是具有代表性亚型分子特征的肿瘤群体。

　　总体而言，基线免疫力可能是预测免疫检查点抑制剂疗效的合理指标。在 ABACUS、PURE-01 和 MDACC 研究中，各种检测方法均显示，免疫浸润水平较高的患者与免疫浸润水平较低的患者相比，疗效更好[16-19]。然而，NABUCCO 研究未发现基线免疫浸润与疗效之间的关联[16]。该研究纳入了病情更晚期的患者，但由于样本数量较少，无法确定治疗与反应之间的关联。其中一个限制使用"高免疫浸润"作为患者分层治疗方法的原因是缺乏标准化的阈值来定义"高"浸润水平，另一个限制是本书描述的各项研究中使用的多种检测方法存在较大差异。为了最可行地比较各项研究结果，未来的研究在理想情况下应包括几个标准化指标（即中位数、四分位数等）和检测平台。另一种潜在的选择是使用标准化基因表达分析研究中的分子亚型。分子亚型的一个优点是模型往往是分类的，将患者分为几种不同的亚型。几种分子亚型的特征是具有较高的免疫浸润（即基底型或 claudin 低表达亚型）或缺乏免疫浸润（即管腔上皮型）。正如 PURE-01 研究所示，其在预测治疗结局方面具有良好的实用性[18]。

　　总体来说，ABACUS、PURE-01、NAMBUCCO 和 MDACC 研究尽管在某些方面有所不同，但是都提供了关键的生物标志物结果，有助于进一步理解哪些肿瘤特征可能驱动新辅助治疗中的疗效预测。除了 NABUCCO 研究，其他研究的共同点是基线免疫水平可能是疗效的预测因子。然而，作为独立的生物标志物，免疫浸润评分无法用于对患者进行免疫治疗或化疗（仍然是标准治疗方法）分层。在本书中，分子亚型可能具有更大的实用性，因为不同的亚型现已被报道在化疗和免疫治疗方面具有不同的反应。经过新辅助免疫治疗后，无论是定义为浸润亚型[26]、瘢痕样亚型，还是增加的三级结构，似乎都存在基质浸润的富集。遗憾的是，没有明确的模式揭示哪些肿瘤可能呈现这种特征，这进一步强调了在治疗后对肿瘤组织进行特征分析的必要性。这种方法的另一个优点是，治疗后肿瘤的特征也可能有助于指导辅助治疗决策。

针对新辅助免疫检查点治疗的生物标志物正在开发中，临床研究也在进行中。截至目前，收集的结果令人振奋，表明使用生物标志物筛选患者是高度可行的，最终可能促使新辅助免疫治疗成为新的标准治疗方法。

# 参考文献

［1］ International Collaboration of Trialists，Medical Research Council Advanced Bladder Cancer Working Party，European Organisation for Research and Treatment of Cancer Genito-urinary Tract Cancer Group，et al. International phase Ⅲ trial assessing neoadjuvantcisplatin，methotrexate，and vinblastine chemotherapy for muscle-invasive bladder cancer：long-term results of the BA06 30894 trial［J］. J Clin Oncol，2011，29（16）：2171-2177.

［2］ GROSSMAN H B，NATALE R B，TANGEN C M，et al. Neoadjuvant chemotherapy plus cystectomy compared with cystectomy alone for locally advanced bladder cancer［J］. N Engl J Med，2003，349（9）：859-866.

［3］ Advanced Bladder Cancer Overview Collaborative group. Neoadjuvant chemotherapy for invasive bladder cancer［J］. Cochrane database of Syst Rev，2005（2）：CD005246.

［4］ REARDON Z D，PATEL S G，ZAID H B，et al. Trends in the use of perioperative chemotherapy for localized and locally advanced muscle-invasive bladder cancer：a sign of changing tides［J］. Eur Urol，2015，67（1）：165-170.

［5］ KIM H S，JEONG C W，KWAK C，et al. Pathological T0 following cisplatin-based neoadjuvant chemotherapy for muscle-invasive bladder cancer：a network meta-analysis［J］. Clin Cancer Res，2016，22（5）：1086-1094.

［6］ PATEL M R，ELLERTON J，INFANTE J R，et al. Avelumab in metastatic urothelial carcinoma after platinum failure（javelin solid tumor）：pooled results from two expansion cohorts of an open-label，phase 1 trial［J］. Lancet Oncol，2018，19（1）：51-64.

［7］ POWLES T，O'DONNELL P H，MASSARD C，et al. Efficacy and safety of durvalumab in locally advanced or metastatic urothelial carcinoma：updated results from a phase 1/2 open-label study［J］. JAMA Oncol，2017，3（9）：e172411.

［8］ BELLMUNT J，DE WIT R，VAUGHN D J，et al. Pembrolizumab as second-line therapy for advanced urothelial carcinoma［J］. N Engl J Med，2017，376（11）：1015-1026.

［9］ SHARMA P，CALLAHAN M K，BONO P，et al. Nivolumab monotherapy in recurrent metastatic urothelial carcinoma（CheckMate 032）：a multicentre，open-label，two-stage，multi-arm，phase 1/2 trial［J］. Lancet Oncol，2016，17（11）：1590-1598.

［10］ ROSENBERG J E，HOFFMAN-CENSITS J，POWLES T，et al. Atezolizumab in patients with locally advanced and metastatic urothelial carcinoma who have progressed following treatment with platinum-based chemotherapy：a single-arm，multicentre，phase 2 trial［J］. Lancet，2016，387（10031）：1909-1920.

［11］ WITJES J A，BRUINS H M，CATHOMAS R，et al. European association of urology guidelines on muscle-invasive and metastatic bladder cancer：summary of the 2020 guidelines［J］. Eur Urol，2021，79（1）：82-104.

［12］ LV J，ZHU Y Z，JI A，et al. Mining TCGA database for tumor mutation burden and their clinical significance in bladder cancer［J］. Biosci Rep，2020，40（4）：BSR20194337.

［13］ ROBERTSON A G，KIM J，AL-AHMADIE H，et al. Comprehensive molecular characterization of muscle-invasive bladder cancer [J]. Cell, 2017, 171 (3): 540-556. e25.

[14] WU Z L, ZHU K J, LIU Q G, et al. Profiles of immune infiltration in bladder cancer and its clinical significance: an integrative genomic analysis [J]. Int J Med Sci, 2020, 17 (6): 762-772.

[15] KAMOUN A, DE REYNIES A, ALLORY Y, et al. A consensus molecular classification of muscle-invasive bladder cancer [J]. Eur Urol, 2020, 77 (4): 420-433.

[16] VAN DIJK N, GIL-JIMENEZ A, SILINA K, et al. Preoperative ipilimumab plus nivolumab in locoregionally advanced urothelial cancer: the NABUCCO trial [J]. Nat Med, 2020, 26 (12): 1839-1844.

[17] GAO J J, NAVAI N, ALHALABI O, et al. Neoadjuvant PD-L1 plus CTLA-4 blockade in patients with cisplatin-ineligible operable high-risk urothelial carcinoma [J]. Nat Med, 2020, 26 (12): 1845-1851.

[18] NECCHI A, RAGGI D, GALLINA A, et al. Impact of molecular subtyping and immune infiltration on pathological response and outcome following neoadjuvant pembrolizumab in muscle-invasive bladder cancer [J]. Eur Urol, 2020, 77 (6): 701-710.

[19] POWLES T, KOCKX M, RODRIGUEZ-VIDA A, et al. Clinical efficacy and biomarker analysis of neoadjuvant atezolizumab inoperable urothelial carcinoma in the ABACUS trial [J]. Nat Med, 2019, 25 (11): 1706-1714.

[20] HOIMES C J, ADRA N, FLEMING M T, et al. Phase Ⅰb/Ⅱ neoadjuvant (N-) pem-brolizumab (P) and chemotherapy for locally advanced urothelial cancer (laUC): final results from the cisplatin (C)-eligible cohort of HCRN GU14-188 [J]. J Clin Oncol, 2020, 38 (15_Suppl): 5047.

[21] KAIMAKLIOTIS H Z, ADRA N, KELLY W K, et al. Phase Ⅱ neoadjuvant (N-) gemcitabine (G) and pembrolizumab (P) for locally advanced urothelial cancer (laUC): interim results from the cisplatin (C)-ineligible cohort of GU14-188 [J]. J Clin Oncol, 2020, 38 (15_Suppl): 5019.

[22] GUPTA S, SONPAVDE G, WEIGHT C J, et al. Results from BLASST-1 (bladder cancer signal seeking trial) of nivolumab, gemcitabine, and cisplatin in muscle invasive bladder cancer (MIBC) undergoing cystectomy [J]. J Clin Oncol, 2020, 38 (6_Suppl): 439.

[23] GRANDE E, GUERRERO F, PUENTE J, et al. DUTRENEO trial: a randomized phase Ⅱ trial of DUrvalumab and TREmelimumab versus chemotherapy as a NEOadjuvant approach to muscle-invasive urothelial bladder cancer (MIBC) patients (pts) prospectively selected by an interferon (INF)-gamma immune signature [J]. J Clin Oncol, 2020, 38 (15_Suppl): 5012.

[24] ROUANNE M, BAJORIN D F, HANNAN R, et al. Rationale and outcomes for neoadjuvant immunotherapy in urothelial carcinoma of the bladder [J]. Eur Urol Oncol, 2020, 3 (6): 728-738.

[25] MARIATHASAN S, TURLEY S J, NICKLES D, et al. TGFβ attenuates tumour response to PD-L1 blockade by contributing to exclusion of T cells [J]. Nature, 2018, 554 (7693): 544-548.

[26] SJÖDAHL G, LAUSS M, LÖVGREN K, et al. A molecular taxonomy for urothelial carcinoma [J]. Clin Cancer Res, 2012, 18 (12): 3377-3386.

[27] POWLES T, LORIOT Y, RAVAUD A, et al. Atezoli zumab (atezo) vs. chemotherapy (chemo) in platinum-treated locally advanced or metastatic urothelial carcinoma (mUC): immune biomarkers, tumor mutational burden (TMB), and clinical outcomes from the phase Ⅲ IMvigor211 study [J]. J Clin Oncol, 2018, 36 (6_Suppl): 409.

[28] LORIOT Y, NECCHI A, PARK S H, et al. Erdafitinib in locally advanced or metastatic urothelial carcinoma [J]. N Engl J Med, 2019, 381 (4): 338-348.

[29] FALTAS B M, PRANDI D, TAGAWA S T, et al. Clonal evolution of chemotherapy- resistant urothelial carcinoma [J]. Nat Genet, 2016, 48 (12): 1490-1499.

[30] BANDINI M, GIBB E A, GALLINA A, et al. Does the administration of preoperative

pembrolizumab lead to sustained remission post-cystectomy? First survival outcomes from the PURE-01 study ☆ [J] . Ann Oncol, 2020, 31（12）：1755-1763.

[31] NECCHI A, ANICHINI A, RAGGI D, et al. Pembrolizumab as neoadjuvant therapy before radical cystectomy inpatients with muscle-invasive urothelial bladder carcinoma （PURE-01）：an open-label, single-arm, phase Ⅱ study [J] . J Clin Oncol, 2018, 36（34）：3353-3360.

[32] BATISTA DA COSTA J, GIBB E A, BIVALACQUA T J, et al. Molecular characterization of neuroendocrine-like bladder cancer [J] . Clin Cancer Res, 2019, 25（13）：3908-3920.

[33] SEILER R, ASHAB H A D, ERHO N, et al. Impact of molecular subtypes in muscle-invasive bladder cancer on predicting response and survival after neoadjuvant chemotherapy [J] . Eur Urol, 2017, 72（4）：544-554.

[34] NECCHI A, DE JONG J J, RAGGI D, et al. Molecular characterization of residual bladder cancer after neoadjuvant pembrolizumab [J] . Eur Urol, 2021, 80（2）：149-159.

[35] NECCHI A, RAGGI D, GIANNATEMPO P, et al. Can patients with muscle-invasive bladder cancer and fibroblast growth factor receptor-3 alterations still be considered for neoadjuvant pembrolizumab? A comprehensive assessment from the updated results of the PURE-01 study [J] . Eur Urol Oncol, 2021, 4（6）：1001-1005.

[36] DIEU-NOSJEAN M-C, GOC J, GIRALDO N A, et al. Tertiary lymphoid structures in cancer and beyond [J] . Trends Immunol, 2014, 35（11）：571-580.

[37] DVORAK H F. Tumors：wounds that do not heal-redux [J] . Cancer Immunol Res, 2015, 3（1）：1-11.

[38] ZUCALI P A, CORDUA N, D'ANTONIO F, et al. Current perspectives on immunotherapy in the peri-operative setting of muscle-infiltrating bladder cancer [J] . Front Oncol, 2020（10）：568279.

[39] ZARGAR H, ESPIRITU P N, FAIREY A S, et al. Multicenter assessment of neoadjuvant chemotherapy for muscle-invasive bladder cancer [J] . Eur Urol, 2015, 67（2）：241-249.

[40] BANDINI M, CALARESO G, RAGGI D, et al. The value of multiparametric magnetic resonance imaging sequences to assist in the decision making of muscle-invasive bladder cancer [J] . Eur Urol Oncol, 2021, 4（5）：829-833.

[41] SEILER R, GIBB E A, WANG N Q, et al. Divergent biological response to neoadjuvant chemotherapy in muscle-invasive bladder cancer [J] . Clin Cancer Res, 2019, 25（16）：5082-5093.

# 第五章　循环肿瘤 DNA 分析

Emil Christensen，Karin Birkenkamp-Demtröder，Lars Dyrskjøt

## 一、循环游离 DNA

人体所有细胞都经过凋亡、坏死或活性释放等各种途径将 DNA 释放到循环系统中，从而形成循环游离 DNA(cfDNA)[1-2]。部分 cfDNA 可能是循环肿瘤 DNA(ctDNA)，代表从癌细胞释放的 DNA，可能与癌细胞更新有关[3]。进入血液的 DNA 会被降解，只有受到核小体或染色质重塑蛋白等保护的 DNA 片段才能在血液循环中停留足够长的时间而被检测。因此，当循环 DNA 片段与肿瘤基因组一致时，它们才能反映起源组织染色质的状态[4]。ctDNA 通常以微量的形式存在于血液循环中，与正常细胞释放的 DNA 片段混合在一起。ctDNA 临床应用前需要克服的重要技术挑战是如何进行可靠检测。ctDNA 的半衰期约为 2 小时[5]，它提供了一个直接观察肿瘤的窗口，并能提供癌症存在的依据和潜在的治疗靶点。ctDNA 的检测已被证实与肿瘤分期、肿瘤大小[7]和转移状态[8]等临床参数高度相关[6]。此外，由于 ctDNA 是从血液样本中提取的，因此在治疗过程中很容易进行连续采样。

## 二、ctDNA 在进展期膀胱癌早期诊断中的应用

膀胱癌是一种高度异质性的疾病。研究表明，膀胱癌在不同患者之间和同一患者不同病灶之间均存在异质性，单一肿瘤组织活检方法在分析基因组特征方面存在缺陷[9-12]。ctDNA 可代表所有肿瘤病灶的基因组特征，更有效地反映整个突变谱，尤其对于转移性病灶而言[7, 13]。现已证明，早在放射影像学检测到转移性病灶之前，肿瘤患者的 ctDNA 即可检测到阳性。而对肌层浸润性膀胱癌患者的研究发现，基于 ctDNA 的复发检测可较影像学检查提前约 100 天[8, 14]。类似的检测阳性时间提前的情况也在肺癌和结直肠癌中得到了证实[7, 15-16]。因此，基于 ctDNA 的复发检测可帮助临床医生更早开

始治疗，这对延长患者生存期至关重要。基于 ctDNA 检测在早期治疗中的临床价值的 TOMBOLA 研究（NCT04138628）正在开展中。

已有研究证实，在膀胱切除术之前使用尿液和血液监测 ctDNA，有利于在疾病早期检测到侵袭性表型[17-18]。

## 三、ctDNA 在监测治疗反应中的应用

ctDNA 因其易于获取且支持多次纵向取样的特性，已成为评估治疗效果的重要生物标志物。最近一项对 27 名接受度伐利尤单抗治疗患者的研究，分析了治疗前和治疗 6 周后的 ctDNA 状态。结果显示，对治疗应答良好的患者治疗 6 周后 ctDNA 水平显著降低，而对治疗无反应甚至出现疾病进展的患者 ctDNA 水平没有显著变化。度伐利尤单抗治疗 6 周后 ctDNA 水平升高的患者，其中位无进展生存期为 1.63 个月，而 ctDNA 水平降低患者的中位无进展生存期为 13.8 个月[19]。此外，在另一项纳入帕博利珠单抗联合放射治疗转移性尿路上皮癌患者的研究中，ctDNA 片段减少也与更好的治疗反应有关[20]。

在 ctDNA 的肌层浸润性膀胱癌相关研究中，化疗期间血液[14]和尿液样本[21]中的 ctDNA 水平均下降。Christensen 等[8]的一项研究发现，ctDNA 清除与化疗疗效有关，而 ctDNA 持续存在与较差的化疗疗效有关。有趣的是，治疗期间 ctDNA 动态变化与疾病复发之间的关联明显强于膀胱切除术时肿瘤病理降期状态与疾病复发的关联，因此 ctDNA 分析可能更准确地反映疗效。

有研究表明，免疫检查点抑制剂治疗开始前的 ctDNA 水平与非小细胞肺癌的预后相关，仅输注一次免疫检查点抑制剂后的相对 ctDNA 水平也与预后相关[22]。此外，免疫检查点抑制剂治疗期间，ctDNA 水平的下降与非小细胞肺癌和胃癌的预后改善和提高缓解率相关[23-24]。一项研究分析了非小细胞肺癌患者放化疗后的 ctDNA 水平变化，发现 ctDNA 水平的下降与低进展率相关。值得关注的是，一部分患者随后接受了免疫治疗，ctDNA 转阴与免疫检查点抑制剂治疗期间的良好预后相关[25]。免疫治疗在一些患者中显示出良好的长期疗效，Hellmann 等的一项研究分析了对 PD-L1 治疗长期有效的患者的 ctDNA 状态，发现 ctDNA 阴性患者的疾病缓解率为 93%（$n=25$），ctDNA 阳性患者的疾病缓解率为 0（$n=4$）。

在膀胱癌等多种肿瘤免疫治疗中，肿瘤突变负荷已被广泛认为是一种很有潜力的预测疗效的生物标志物[26]，但肿瘤异质性可能使肿瘤突变负荷的精准评估变得复杂。

由于 DNA 容易降解，我们在使用 ctDNA 评估肿瘤突变负荷时可能面临技术局限性。如果能克服这一局限性并开发标准的实验室和生物信息学检测方法，基于 ctDNA 的肿瘤突变负荷检测将有助于未来筛选对免疫疗法应答更好的患者。Wang 等的一项研究也发现，基于 ctDNA 的肿瘤突变负荷检测结果，与接受免疫检查点抑制剂治疗的非小细胞肺癌患者的无进展生存期和缓解率相关[27]。

上述研究结果明确了 ctDNA 与肿瘤突变负荷之间的关联，且 ctDNA 可能具有与肿瘤突变负荷测量相关的预测价值。因此，ctDNA 可作为患者治疗期间评估预后的监测指标。此外，上述结果表明，ctDNA 可作为筛选治疗患者和评估治疗后复发风险的生物标志物。如果可以在进一步的研究中得到验证，ctDNA 分析可用于选择治疗方案并提高疗效，这将使得免疫检查点抑制剂在肌层浸润性膀胱癌患者治疗中的应用变得更加精准和个体化。

## 四、技术考量

血液循环中 cfDNA 的量取决于肾脏的清除率、降解动力学以及其他生理过程[2]。cfDNA 水平升高使 ctDNA 检测复杂化，因此在采血后减少细胞裂解很重要，应将血液样本抽取到专用 cfDNA 保存管中，或在 1.5 ～ 2 小时内分离血浆并在 -80℃下快速冷冻。有研究在膀胱癌和结直肠癌患者中观察到手术后患者 cfDNA 水平立即升高，这可能是手术创伤引起的，使得识别突变频率极低的 DNA 片段可能需要大量的血液样本。

目前，已有一系列技术平台可提高 ctDNA 检测的准确率。迄今为止，敏感性和特异性最高的方法包括肿瘤导向分析，原发肿瘤的体细胞突变引导了特定 ctDNA 的突变[7, 28]。这种方式避免了克隆性造血和其他癌前病变等因素而引发的 ctDNA 假阳性。微滴式数字 PCR 是一种高敏感性和特异性的方法，敏感性可达 1/10000，但缺点是难以进行高通量检测，因此每个 DNA 样本只能评估很少的突变[29]。对患者特异性突变的深度靶向测序也显示出高敏感性，其优点是每个 DNA 样本可评估更多的 DNA 突变。据报道，对非特定癌症患者的检测也具有很高的敏感性，使用这种方法可能无法检测到患者个体的突变[30-31]。高通量深度测序可以检测到频繁突变的基因，但会造成高额的检测费用。此外，全外显子组测序和全基因组测序可用于转移性疾病治疗期间 ctDNA 高表达的病例。高通量测序（如外显子组或更小的）或全基因组方法可能为监测与治疗耐药性相关的新基因组变异铺平道路，因此可以基于此应用新的治疗方法[32]。

## 五、未来展望

迄今为止，大多数基于 ctDNA 的研究都采用肿瘤先验分析法，这种方法需要在 ctDNA 分析之前进行肿瘤分析。其目的是仅研究特定患者肿瘤特异性的分子标志物，并有助于更容易地检测循环中的临床相关突变。然而，使用这种方法无法检测到可能出现的新突变。此外，许多样本中 ctDNA 的稀有性导致了采样困难，因为随机抽取的血液可能并不总是包含所研究基因组位点具有突变的 DNA 片段。为了规避采样问题并避免大量抽取血液，最近的研究采用了基于全基因组测序的方法来检测 ctDNA。Zviran 等的一项研究展示了一种整合全基因组突变信号和拷贝数信号的方法，以准确检测黑色素瘤和结直肠癌患者的 ctDNA[33]。重要的是，在大多数情况下，少数特定基因组位点鉴定肿瘤来源的突变信号需要深度测序，这使得全基因组测序成本过高。然而，整个基因组的信号整合使得信号的检测只需要一个适度的测序深度。基于全基因组测序的分析，发现来自肿瘤细胞的 DNA 片段较小[34]。Cristiano 等将片段大小数据与突变数据相结合，在肿瘤信息未知的情况下，可以在 91% 的癌症患者中检测到 ctDNA[35]。

除了研究 cfDNA，未来的研究还可以从整合其他分子层面的生物信息中获益，如未成熟和记忆 CD8+T 细胞的 T 细胞受体 α 库。T 细胞受体库为细胞适应性免疫反应提供了一个窗口。在癌症的研究中，确定肿瘤内受体的受体库可深入了解 T 细胞抗癌反应的演变，并有可能识别出特定的个性化生物标志物，以追踪癌症治疗（包括免疫疗法）期间的宿主免疫反应。该方法已应用于早期乳腺癌，其中连续收集的外周血样本和肿瘤组织的 T 细胞受体 DNA 测序被用作 T 细胞对治疗反应的生物标志物，冷冻消融联合伊匹木单抗治疗后的 T 细胞受体 DNA 序列增加[36]。

ctDNA 分析在指导治疗决策方面的应用需要在临床试验中进行验证，目前多项关于膀胱癌和其他癌症的研究正在开展，试图解决这个问题。

## 参考文献

[1] STROUN M，LYAUTEY J，LEDERREY C，et al. About the possible origin and mechanism of circulating DNA apoptosis and active DNA release [J]. Clin Chim Acta，2001，313（1-2）：139-142.

[2] SCHWARZENBACH H，HOON D S B，PANTEL K. Cell-free nucleic acids as biomarkers in cancer patients [J]. Nat Rev Cancer，2011，11（6）：426-437.

[3] WAN J C M，MASSIE C，GARCIA-CORBACHO J，et al. Liquid biopsies come of age：towards implementation of circulating tumour DNA [J]. Nat Rev Cancer，2017，17（4）：223-238.

[4] MOSS J，MAGENHEIM J，NEIMAN D，et al. Comprehensive human cell-type methylation atlas

reveals origins of circulating cell-free DNA in health and disease [ J ]. Nat Commun, 2018, 9 ( 1 ): 5068.

[ 5 ] DIEHL F, SCHMIDT K, CHOTI M A, et al. Circulating mutant DNA to assess tumor dynamics [ J ]. Nat Med, 2008, 14 ( 9 ): 985-990.

[ 6 ] BETTEGOWDA C, SAUSEN M, LEARY R J, et al. Detection of circulating tumor DNA in early- and late-stage human malignancies [ J ]. Sci Transl Med, 2014, 6 ( 224 ): 224ra24.

[ 7 ] ABBOSH C, BIRKBAK N J, WILSON G A, et al. Phylogenetic ctDNA analysis depicts early-stage lung cancer evolution [ J ]. Nature, 2017, 545 ( 7655 ): 446-451.

[ 8 ] CHRISTENSEN E, BIRKENKAMP-DEMTRÖDER K, SETHI H, et al. Early detection of metastatic relapse and monitoring of therapeutic efficacy by ultra-deep sequencing of plasma cell-free DNA inpatients with urothelial bladder carcinoma [ J ]. J Clin Oncol, 2019, 37 ( 18 ): 1547-1557.

[ 9 ] FALTAS B M, PRANDI D, TAGAWA S T, et al. Clonal evolution of chemotherapy- resistant urothelial carcinoma [ J ]. Nat Genet, 2016, 48 ( 12 ): 1490-1499.

[ 10 ] THOMSEN M B H, NORDENTOFT I, LAMY P, et al. Comprehensive multiregional analysis of molecular heterogeneity in bladder cancer [ J ]. Sci Rep, 2017, 7 ( 1 ): 11702.

[ 11 ] LAMY P, NORDENTOFT I, BIRKENKAMP-DEMTRÖDER K, et al. Paired exome analysis reveals clonal evolution and potential therapeutic targets in urothelial carcinoma [ J ]. Cancer Res, 2016, 76 ( 19 ): 5894-5906.

[ 12 ] THOMSEN M B H, NORDENTOFT I, LAMY P, et al. Spatial and temporal clonal evolution during development of metastatic urothelial carcinoma [ J ]. Mol Oncol, 2016, 10 ( 9 ): 1450-1460.

[ 13 ] CRESSWELL G D, NICHOL D, SPITERI I, et al. Mapping the breast cancer metastatic cascade onto ctDNA using genetic and epigenetic clonal tracking [ J ]. Nat Commun, 2020, 11 ( 1 ): 1446.

[ 14 ] BIRKENKAMP-DEMTRÖDER K, CHRISTENSEN E, NORDENTOFT I, et al. Monitoring treatment response and metastatic relapse in advanced bladder cancer by liquid biopsy analysis [ J ]. Eur Urol, 2018, 73 ( 4 ): 535-540.

[ 15 ] TIE J, WANG Y X, TOMASETTI C, et al. Circulating tumor DNA analysis detects minimal residual disease and predicts recurrence inpatients with stage II colon cancer [ J ]. Sci Transl Med, 2016, 8 ( 346 ): 346ra92.

[ 16 ] REINERT T, HENRIKSEN T V, CHRISTENSEN E, et al. Analysis of plasma cell-free DNA by ultradeep sequencing inpatients with stages I to III colorectal cancer [ J ]. JAMA Oncol, 2019, 5 ( 8 ): 1124-1131.

[ 17 ] CHRISTENSEN E, BIRKENKAMP-DEMTRÖDER K, NORDENTOFT I, et al. Liquid biopsy analysis of FGFR3 and PIK3CA hotspot mutations for disease surveillance in bladder cancer [ J ]. Eur Urol, 2017, 71 ( 6 ): 961-969.

[ 18 ] BIRKENKAMP-DEMTRÖDER K, NORDENTOFT I, CHRISTENSEN E, et al. Genomic alterations in liquid biopsies from patients with bladder cancer [ J ]. Eur Urol, 2016, 70 ( 1 ): 75-82.

[ 19 ] RAJA R, KUZIORA M, BROHAWN P Z, et al. Early reduction in ctDNA predicts survival in patients with lung and bladder cancer treated with durvalumab[ J ]. Clin Cancer Res, 2018, 24( 24 ): 6212-6222.

[ 20 ] SUNDAHL N, VANDEKERKHOVE G, DECAESTECKER K, et al. Randomized phase 1 trial of pembrolizumab with sequential versus concomitant stereotactic body radiotherapy in metastatic urothelial carcinoma [ J ]. Eur Urol, 2019, 75 ( 5 ): 707-711.

[ 21 ] PATEL K M, VAN DER VOS K E, SMITH C G, et al. Association of plasma and urinary mutant

DNA with clinical outcomes in muscle invasive bladder cancer [J]. Sci Rep, 2017, 7 (1): 5554.

[22] NABET B Y, ESFAHANI M S, MODING E J, et al. Noninvasive early identification of therapeutic benefit from immune checkpoint inhibition [J]. Cell, 2020, 183 (2): 363-376 e.B.

[23] ANAGNOSTOU V, FORDE P M, WHITE J R, et al. Dynamics of tumor and immune responses during immune checkpoint blockade in non-small cell lung cancer [J]. Cancer Res, 2019, 79 (6): 1214-1225.

[24] JIN Y, CHEN D-L, WANG F, et al. The predicting role of circulating tumor DNA landscape in gastric cancer patients treated with immune checkpoint inhibitors [J]. Mol Cancer, 2020, 19 (1): 154.

[25] MODING E J, LIU Y F, NABET B Y, et al. Circulating tumor DNA dynamics predict benefit from consolidation immunotherapy in locally advanced non-small-cell lung cancer [J]. Nat Cancer, 2020, 1 (2): 176-183.

[26] MARIATHASAN S, TURLEY S J, NICKLES D, et al. TGFβ attenuates tumour response to PD-L1 blockade by contributing to exclusion of T cells [J]. Nature, 2018, 554 (7693): 544-548.

[27] WANG Z, DUAN J, CAI S, et al. Assessment of blood tumor mutational burden as a potential biomarker for immunotherapy in patients with non-small cell lung cancer with use of a next-generation sequencing cancer gene panel [J]. JAMA oncology, 2019, 5 (5): 696-702.

[28] WAN J C M, HEIDER K, GALE D, et al. ctDNA monitoring using patient-specific sequencing and integration of variant reads [J]. Sci Transl Med, 2020, 12 (548): eaaz8084.

[29] CORCORAN R B, CHABNER B A. Application of cell-free DNA analysis to cancer treatment [J]. N Engl J Med, 2018, 379 (18): 1754-1765.

[30] NEWMAN A M, BRATMAN S V, TO J, et al. An ultrasensitive method for quantitating circulating tumor DNA with broad patient coverage [J]. Nat Med, 2014, 20 (5): 548-554.

[31] PHALLEN J, SAUSEN M, ADLEFF V, et al. Direct detection of early-stage cancers using circulating tumor DNA [J]. Sci Transl Med, 2017, 9 (403): eaan2415.

[32] VANDEKERKHOVE G, TODENHÖFER T, ANNALA M, et al. Circulating tumor DNA reveals clinically actionable somatic genome of metastatic bladder cancer [J]. Clin Cancer Res, 2017, 23 (21): 6487-6497.

[33] ZVIRAN A, SCHULMAN R C, SHAH M, et al. Genome-wide cell-free DNA mutational integration enables ultra-sensitive cancer monitoring [J]. Nat Med, 2020, 26 (7): 1114-1124.

[34] MOULIERE F, CHANDRANANDA D, PISKORZ A M, et al. Enhanced detection of circulating tumor DNA by fragment size analysis [J]. Sci Transl Med, 2018, 10 (466): eaat4921.

[35] CRISTIANO S, LEAL A, PHALLEN J, et al. Genome-wide cell-free DNA fragmentation inpatients with cancer [J]. Nature, 2019, 570 (7761): 385-390.

[36] PAGE D B, YUAN J, REDMOND D, et al. Deep sequencing of T-cell receptor DNA as a biomarker of clonally expanded TILs in breast cancer after immunotherapy [J]. Cancer Immunol Res, 2016, 4 (10): 835-844.

# 第六章 免疫治疗前后肿瘤生物标志物的变化

Lauren Folgosa Cooley，A. Gordon Robertson，Joshua J. Meeks

## 一、引言

多项随机临床研究结果显示，在根治性膀胱切除术前使用以顺铂为基础的化疗可改善肌层浸润性膀胱癌患者的癌症特异性生存率和总生存率[1-5]。然而，约 50% 的肌层浸润性膀胱癌患者无法耐受顺铂治疗，导致接受新辅助化疗的肌层浸润性膀胱癌患者不足一半，因此许多患者选择术后辅助化疗[6-7]。近年来，免疫检查点抑制剂正在改变尿路上皮癌的新辅助治疗决策，并显示出更好的长期疗效和耐受性。PD-1/PD-L1 检查点抑制剂目前已获批成为不耐受含铂化疗或含铂化疗失败的转移性尿路上皮癌患者的一线或二线用药。在本章中，我们将分析三项关于基因组学和免疫学生物标志物的新辅助免疫治疗研究：PURE-01（NCT02736266）、ABACUS（NCT02662309）和 NABUCCO（NCT03387761）研究[8-14]。新辅助治疗模式的优势在于它可以对治疗前后的组织进行生物标志物分析。本章将讨论生物标志物在预测非转移性肌层浸润性膀胱癌患者对新辅助免疫治疗的反应及生存预后的作用。

## 二、PURE-01、ABACUS 和 NABUCCO 研究

目前，有 3 项临床研究评估了膀胱癌新辅助免疫治疗的疗效，包括 2 项单臂 II 期临床研究（PURE-01 和 ABACUS 研究）和 1 项单臂探索性临床研究（NABUCCO 研究）。这三项临床研究使用的药物及其剂量、纳入标准和研究结果均有所不同，但每项研究都提供了治疗前后的肿瘤组织样本，以便进行 RNA 分析和 DNA 分析（见表 6.1）。

表 6.1　肌层浸润性膀胱癌的新辅助免疫治疗研究

| | 帕博利珠单抗 | 阿替利珠单抗 | 纳武利尤单抗 + 伊匹木单抗 |
|---|---|---|---|
| 研究名称 | PURE-01 | ABACUS | NABUCCO |
| 研究阶段 | Ⅱ 期 | Ⅱ 期 | Ⅰ 期 |
| 患者数量 | 114 | 95 | 24 |
| 顺铂耐受 | 92% 耐受 | 100% 不耐受或拒绝 | 54% 不耐受，46% 拒绝 |
| 整个队列中 PD-L1 阳性 | 67/114（约 59%） | 39/95（约 41%） | 15/24（约 63%） |
| PD-L1 阳性临界值 | PD-L1 CPS ≥ 10% | PD-L1 CPS > 10% | ≥ 5% 免疫细胞染色 |
| PD-L1 检测抗体及平台 | Dako 22C3 | Ventana SP142 | Dako 22C3 |
| 生物标志物 | PD-L1 表达、DNA 分析 | PD-L1 表达、DNA 分析、RNA 分析、免疫组织化学 | PD-L1 表达、DNA 分析、RNA 分析、免疫组织化学、多重免疫荧光 |

注：CPS 为综合阳性评分（PD-L1 阳性肿瘤细胞数和 PD-L1 阳性肿瘤相关免疫细胞数）。

## （一）PURE-01 研究

PURE-01 是一项使用帕博利珠单抗新辅助治疗既往未接受过化疗或免疫治疗、初诊分期为 cT2-T3bN1M0 的肌层浸润性膀胱癌的 Ⅱ 期临床研究[11-12]。

2017—2019 年，意大利米兰的两个医学研究中心共招募了 114 名患者，其中 92% 的患者可以耐受顺铂治疗[11-12]。纳入标准包括 ECOG PS 评分为 0 ～ 2 分、主要组织学类型为尿路上皮癌以及肾小球滤过率 ≥ 20 mL/min。该队列患者的中位年龄为 66 岁（四分位间距为 60 ～ 71 岁），主要特征为男性（87%）和有吸烟史（72%）。82% 的患者为初诊肌层浸润性膀胱癌，88% 的患者未接受过卡介苗治疗。约 44% 的患者（50/114）术前临床分期为 T3 期，且所有患者在接受新辅助免疫治疗前均存在残留的肿瘤病灶。诊断性经尿道膀胱电切术后的患者每 3 周接受 1 次帕博利珠单抗（200 mg）静脉注射治疗，共 3 个周期。研究的目标是在完成新辅助免疫治疗后 3 周内进行根治性膀胱切除术（最初入组的 50 名患者新辅助治疗结束至根治性膀胱切除术的中位时间为 22 天，四分位间距为 15 ～ 30 天）。主要研究终点是病理完全缓解（pT0），次要研究终点包括病理降期、安全性和生物标志物分析（PD-L1）。其中 7 名（6.1%）新辅助免疫治疗后无明显缓解的患者接受了新辅助化疗。该研究对患者免疫治疗前后的肿瘤标本进行了生物标志物分析[11-12]。

## （二）ABACUS 研究

ABACUS 是一项开放性、多中心、单臂Ⅱ期临床研究，旨在评估阿替利珠单抗在 95 名 T2-T4aN0M0 尿路上皮癌患者中新辅助治疗的疗效。这些患者不耐受或拒绝接受含铂新辅助化疗，并计划接受根治性膀胱切除术[13]。其他入组标准包括 ECOG PS 评分为 0～1 分、经尿道膀胱肿瘤电切术后有残留肿瘤病灶、适合接受根治性膀胱切除术、影像学检查未见淋巴结转移或远处转移，以及在首次治疗 4 周内血液学和重要器官功能正常。患者接受 2 个周期的阿替利珠单抗治疗（每 3 周 1200 mg）。阿替利珠单抗开始治疗与根治性膀胱切除术之间的中位间隔时间为 5.6 周。ABACUS 研究纳入患者的中位年龄为 72 岁，主要特征为男性（85%）、有吸烟史（78%）、无非肌层浸润性膀胱癌病史（85%）和无卡介苗灌注治疗史（88%）。主要研究终点是病理完全缓解率，次要终点包括 PD-L1 表达阳性患者的病理缓解率、安全性分析、肿瘤客观缓解率和无复发生存率。

## （三）NABUCCO 研究

NABUCCO 研究是一项纳入 24 名Ⅲ期尿路上皮癌患者的单臂、可行性临床研究。入组患者主要为男性（75%），中位年龄为 65 岁，不耐受或拒绝接受新辅助化疗。这些患者在接受根治性膀胱切除术前接受了 CTLA-4 和 PD-1 双重靶点阻断治疗，包括伊匹木单抗 3 mg/kg（第 1 天和第 22 天）、纳武利尤单抗 1 mg/kg（第 22 天和第 43 天）[14]。研究主要终点为免疫治疗的安全性，所有患者均耐受免疫治疗，且在 12 周内接受根治性膀胱切除术。次要终点是病理完全缓解（ypT0N0）。该研究对免疫治疗反应的预测因子进行了探索性研究，结果显示 55% 的患者出现 3～4 级免疫相关不良事件，其中有 1 名患者的根治性膀胱切除术时间推迟了 4 周。

# 三、肿瘤因子

## （一）肿瘤的 PD-L1 表达

CD8+T 细胞在抗原暴露时会上调 PD-1 的表达[15-16]。CD8+T 细胞上的 PD-1 与肿瘤细胞或其他免疫细胞上的 PD-L1 相互作用，导致 T 细胞失活和增殖能力丧失，从而对 T 细胞介导的抗肿瘤反应产生负性调节作用[15-16]。因此，抑制 PD-1/PD-L1 通路可增强 T 细胞介导的抗肿瘤免疫，且 PD-L1 表达较高的肿瘤可能对 PD-1/PD-L1 通路阻断治疗更敏感。然而，事实证明 PD-L1 的表达并不能准确预测 PD-1/PD-L1 抑制剂的治疗反应。这是因为 PD-1/PD-L1 抑制剂的治疗反应还与所使用的药物、患者治疗前的全身状况、肿瘤分期以及其他生物标志物有关。

帕博利珠单抗的疗效可以通过 Dako 22C3 免疫组织化学检测 PD-L1 阳性的肿瘤浸润免疫细胞和肿瘤细胞的比率来预测[17]。以综合阳性评分 =10% 作为区分 PD-L1 表达阳性和阴性的临界值。Keynote-361 是一项纳入初治的转移性尿路上皮癌患者的Ⅲ期临床研究，研究结果表明，与单纯化疗相比，帕博利珠单抗单药治疗不能明显改善 PD-L1 表达阳性患者的总生存期（HR=1.01）[9, 18]。然而，在 PURE-01 研究中，PD-L1 表达阳性与根治性膀胱切除术后的 pT0 状态相关：PD-L1 综合阳性评分 ≥ 10% 的患者中有 19 名（19/35，约 54.3%）患者达到病理完全缓解，而 PD-L1 综合阳性评分 < 10% 的患者中仅有2 名（2/15，约 13.3%）达到病理完全缓解（$P$=0.011）[11]。值得注意的是，PURE-01 研究分析了根治性膀胱切除术前后肿瘤标本的 PD-L1 表达水平，结果显示帕博利珠单抗不能显著诱导 PD-L1 的表达增加[11]。

阿替利珠单抗的疗效可以通过 PD-L1 免疫组织化学检测试剂盒 Ventana SP142 来预测，评价指标：染色阳性的免疫细胞（IC）所占肿瘤区域面积的百分比[17]。根据 IC 的数值大小，肿瘤细胞的 PD-L1 表达状态可分为四级：IC < 1% 为 IC0、1% ≤ IC < 5% 为 IC1、5% ≤ IC < 10% 为 IC2、IC ≥ 10% 为 IC3，其中 IC ≥ 5% 被认为是 PD-L1 表达阳性[13]。在一线治疗转移性尿路上皮癌的（IMvigor130）研究中，阿替利珠单抗单药治疗组（B 组）中 IC2/IC3 患者的比例（88/362，约 24%）与安慰剂联合新辅助化疗组（C 组）患者的比例（91/400，约 23%）相近[10]。此外，B 组和 C 组中 IC2/IC3 亚组的客观缓解率无差异（39%、37%）[10]。在阿替利珠单抗新辅助治疗尿路上皮癌的 ABACUS 研究中，40% 的患者 PD-L1 表达阳性，病理完全缓解率为 37.1%（95%CI：21.5% ～ 55.1%），而 PD-L1 表达阴性患者的病理完全缓解率为 24.5%（95%CI：13.3% ～ 38.9%）（$P$=0.21）[13]。与经尿道膀胱肿瘤电切样本相比，2 个周期的新辅助阿替利珠单抗治疗可提高根治性膀胱切除样本的 PD-L1 表达（$P$ < 0.001）。然而，经尿道膀胱肿瘤电切样本中 PD-L1 表达的增加未能将应答者（达到病理完全缓解或主要病理缓解）与非应答者区分开[13]。此外，PD-L1 表达阳性与 1 年无复发生存率之间无相关性。PD-L1 表达阳性的患者 1 年无复发生存率为 75%（95%CI：53% ～ 87%），而整个队列的患者 1 年无复发生存率为 79%（95%CI：67% ～ 87%）。综上所述，阿替利珠单抗治疗后 PD-L1 表达增加与病理缓解或无病生存期无关。

有研究者认为，与单独化疗相比，PD1/PD-L1 单抗联合 CTLA-4 单抗治疗可能会提高 PD-L1 低表达的转移性尿路上皮癌的疗效。在 DANUBE 的Ⅲ期研究中，度伐利尤单抗（抗 PD-L1）与曲美木单抗（抗 CTLA-4）联合用于局部进展期和转移性尿路上皮癌患者的治疗。结果显示，PD-L1 阳性的患者疗效良好，其客观缓解率为 29%，中位总生存期为 18.9 个月，而整体队列的客观缓解率为 22%，中位总生存期为 9.5 个月[19]。在 NABUCCO 研究（纳武利尤单抗联合伊匹木单抗）中，使用 PD-L1 IHC 22C3 pharmDx 检测 PD-L1 的表达水平。肿瘤 PD-L1 表达阳性（PD-L1 综合阳性评分 > 10%）的患者占比为 63%（n=15）[14]。PD-L1 表达阳性和阴性患者的病理完全缓解率分别为 73%（95%CI：42% ～ 99%）和 33%（95%CI：7% ～ 70%）（P=0.15）[14]。尽管 PD-L1 表达阳性患者的疗效更好，但是还需要进一步的研究来证实。此外，作为免疫治疗的生物标志物，PD-L1 在新辅助治疗（NCT03387761）和进展期尿路上皮癌（NCT03682068 和 NCT03036098）的作用仍在探索中。

在分析 PD-L1 表达与患者生存的关系时，上述研究面临着两个主要问题。首先，纳入的膀胱肿瘤患者既往接受过经尿道膀胱肿瘤电切术或卡介苗治疗，这可能会改变 PD-L1 的表达状态[8, 11, 20-21]。其次，PD-L1 染色的标准、主观定量和可重复性因检测试剂盒的不同而不同。研究表明，PD-L1 阳性率波动范围在 25% ～ 55% 之间[21-23]。这些混杂因素导致 PD-L1 作为新辅助免疫治疗的预测生物标志物具有较大争议。通过 RNA（RNA-seq 或 RT-PCR）检测 PD-L1 基因表达可能是一种更客观地比较不同研究结果的方法，虽然这种方法尚未在尿路上皮癌的相关研究中使用[24-25]。

## （二）肌层浸润性膀胱癌的分子亚型

类似于乳腺癌的分子分型，肌层浸润性膀胱癌可以根据 RNA 表达模式分为不同亚型[26]。目前，肌层浸润性膀胱癌的分型系统已经从 2 个亚型（基底型和腔内浸润型）演变为 3 个亚型（MDA）、4 个亚型（TCGA2014）、5 个亚型（TCGA2017）以及更多亚型[26-31]。肌层浸润性膀胱癌分子亚型对于初治患者具有预后价值，却不能预测免疫治疗的疗效。在 IMvigor210 研究中，Lund 基因组不稳定亚型对阿替利珠单抗的反应最佳，超过 60% 的患者病情稳定或有所改善[32]。使用 TCGA 2017 分类对同一队列的独立评估发现，11 名神经内分泌亚型患者中 8 名达到临床缓解[32]。对早期膀胱癌（如肌层浸润性膀胱癌）的评估表明，不同亚型的治疗反应不同。在 PURE-01 研究中，基底型患者的病理缓解有所改善，但不具有显著性差异[12]。在 ABACUS 研究中，各亚型在治疗反应上无显著差异，但在使用阿替利珠单抗治疗后，腔内浸润型肿瘤的病理完全缓解率增加（14/15 完全缓解）[13]。此外，在免疫治疗后，16 名耐药的患者中有 7 名是基底型肿瘤患者，这表明 ABACUS 研究中的基底型肿瘤可能对免疫治疗更容易耐药[13]。综上所述，免疫治疗会导致治疗前后肿瘤的主要亚型发生转换，表现为免疫治疗后几乎没有单纯腔内型肿瘤残留。因此，确定新辅助治疗后的分子亚型非常重要，这与患者的无病生存期或肿瘤转移时治疗的疗效相关。

## 四、肿瘤微环境

### （一）肿瘤免疫微环境

在实体瘤中，免疫治疗的疗效会受到肿瘤微环境的影响。在黑色素瘤的早期研究中，肿瘤微环境可分为 3 种类型：免疫炎症型、免疫豁免型和免疫荒漠型[33]。免疫炎症型肿瘤具有以下特征：CD8+T 细胞浸润、IFN γ 释放、PD-L1 表达和促炎免疫细胞亚群数量的增加。免疫豁免型肿瘤在肿瘤和免疫细胞之间存在由间质细胞构成的物理屏障。虽然免疫豁免型肿瘤存在 CD8+T 细胞，但是这些 T 细胞与肿瘤细胞分隔，并处于活性抑制或耗竭状态。免疫豁免型肿瘤中的免疫细胞群主要由调节性细胞［如调节性 T 细胞、髓源性抑制细胞（MDSC）和 M2 型巨噬细胞］组成。免疫荒漠型肿瘤的间质成分更为突出，肿瘤附近没有免疫细胞或 CD8+T 细胞浸润[33]。基于 IMvigor210研究中肿瘤微环境的分型，ABACUS 研究对病理学缓解状态进行了分层[13]。在免疫荒漠型（$n=6$）中没有发现病理缓解，其中 4 名患者病情稳定，2 名患者病情复发。免疫治疗后病理缓解者（$n=24$）可分为免疫豁免型（8/24）和免疫炎症型（16/24），而免疫炎症型进一步细分为 CD8+GranzymeB 低表达型（2/16）和 CD8+GranzymeB 高表达型（14/16）。在复发患者（$n=14$）中，能观察到免疫炎症型肿瘤，具体表现为CD8+GranzymeB 低表达型（7/14）和 CD8+GranzymeB 高表达型（3/14）。此外，与复发相关的基因表达主要涉及细胞周期和增殖相关通路（$P=0.02$）[13]。然而，PURE-01 和NABUCCO 研究均未评估肿瘤免疫微环境在免疫治疗过程中的动态变化，这一领域仍需进一步深入研究。

### （二）CD8+T 细胞浸润

适应性免疫系统的效应免疫细胞是具有细胞毒性的 CD8+T 细胞。ABACUS 研究中的病理缓解与治疗前 CD8+T 细胞浸润相关。与 CD8+T 细胞浸润低的肿瘤（8/41，约19.5%，$P=0.04$）相比，CD8+T 细胞浸润高的肿瘤病理缓解率更高（17/42，约 40.5%）[13]。接受阿替利珠单抗治疗后，中位 CD8+T 细胞数量增加了 78%（$P=0.004$）。病理缓解者的 CD8+T 细胞数量的增加多于非缓解者（$P=0.001$）[13]。PURE-01 研究也发现治疗后

CD8+T 细胞存在增加的现象，但是这与病理缓解无关[11]。NABUCCO 研究通过多重免疫荧光检测到的基线状态下瘤内 CD8+T 细胞水平与病理缓解（完全缓解与非完全缓解，$P=0.65$）无相关性[14]。ABUCCO 研究推断，在 PD-1 抑制剂的基础上增加 CTLA-4 抑制剂可诱导病理完全缓解，而这与基线状态下 CD8+T 细胞浸润的数量无关。这三项研究表明，新辅助免疫治疗可改变肿瘤免疫微环境。NABUCCO 研究还发现，CD8+T 细胞浸润可能与 PD-1/PD-L1 单抗治疗反应相关，而联合抗 CTLA-4 治疗有可能改善免疫治疗的疗效[14]。

## （三）免疫特征

复合免疫 RNA 特征是 CD8+T 细胞浸润的一个替代指标，它描述了多种固有免疫和适应性免疫细胞群体。例如，Immune190 是一种膀胱特异性免疫评分标准，包括 IFNγ、IFNα 和炎症反应状态[34]。PURE-01 研究构建了 4 种免疫分型，它们都与病理缓解显著相关：Immune190 型（HR=1.51,95%CI：1.09 ～ 2.17,$P=0.02$）、炎症型（HR=1.23, 95%CI：1.05 ～ 1.46，$P=0.01$）、IFNγ 型（HR=1.11，95%CI：1.04 ～ 1.19，$P=0.004$）和 IFNα 型（HR=1.07，95%CI：1.02 ～ 1.13，$P=0.006$）[34]。与评分较低的患者相比，Immune190 评分较高的患者 2 年无进展生存率更高，但无显著性差异（2 年无进展生存率 93% vs 79%，$P=0.15$）[34]。NABUCCO 研究使用了其他 18 种与肿瘤炎症相关的免疫因子，包括 TIGIT、CD27、CD8A、PD-L2、LAD3、PD-L1、CXCR6、CMKLR1、NKG7、CCL5、PSMB10、IDO1、CXCL9、HLA-DQA1、CD276、STAT1、HLA-DRB1 和 HLA-E，以及 CD8+ 效应细胞功能[32, 35]。总体而言，病理完全缓解者与非完全缓解者之间的 IFNγ 基线水平（$P=0.67$）、肿瘤炎症反应状态（$P=0.87$）和 CD8+T 效应细胞功能（$P=0.21$）没有显著差异[14]。因为该研究为单臂设计，所以无法评估 CTLA-4 表达是否与病理缓解相关。结合 CD8+T 细胞浸润状态和免疫特征可能有助于预测新辅助免疫治疗的疗效。该研究尚未对治疗后肿瘤进行评估，故无法确定免疫治疗后的免疫特征是否与复发或生存有关。

## （四）间质相关因子：TGF-β 和 EMT

在肿瘤微环境中，间质在调节免疫细胞功能和肿瘤生长方面起着积极的作用[36]。成纤维细胞或与肿瘤相关的成纤维细胞是间质的主要细胞类型，其他细胞类型包括内皮细胞等[36]。研究发现，TGF-β 是尿路上皮癌间质中的一个关键调节因子，且是一种多功能细胞因子，可抑制适应性免疫功能，诱导 CD4+T 细胞的调节功能，并诱导间质中的成纤维细胞增殖[37]。在转移性尿路上皮癌中，TGF-β 表达与 CD8+T 细胞的主动排斥、免疫豁免表型和阿替利珠单抗的疗效欠佳相关[32]。与病理完全缓解或部分缓解者（n=68）相比，疾病稳定和疾病进展患者（n=230）的 $TGF-\beta_1$ 平均表达更高（P=0.00011），而 $TGF-\beta_1$ 表达较低者有更长的总生存期［TGF-β 表达水平四分位数 Q（quartile）中 Q1 的总生存期为 14 个月，Q2 的总生存期为 11 个月，Q3 的总生存期为 6 个月，Q4 的总生存期为 8 个月；似然比检验 P=0.0096］[32]。此外，在免疫豁免型乳腺癌的 EMT6 小鼠模型中，Mariathasan 等发现联合阻断 PD-L1 和 TGF-β 能显著减轻肿瘤负荷并增加肿瘤浸润性 CD8+T 细胞的数量，但单独阻断 PD-L1 或 TGF-β 都无此效果[32]。在 ABACUS 研究中，完全缓解、部分缓解和疾病稳定患者之间的治疗前 TGF-β 基因表达没有差异。在复发的肿瘤中（n=15），2/15 为免疫豁免型且 TGF-β 的 z-scores 评分较高，而 13/15 为炎症型且 TGF-β 的 z-scores 评分较低（无统计学差异）[13]。在转移性肿瘤中，免疫豁免型与 TGF-β 表达增加相关[13, 32]。然而，由于样本量小，研究难以获得更稳健的结果。克服 TGF-β 的免疫抑制作用是治疗尿路上皮癌的主要挑战，且治疗前对 TGF-β 高表达的识别有助于指导治疗决策。

上皮 – 间质转化（EMT）是肿瘤细胞从上皮表型向间质表型转化的过程，这增强了肿瘤细胞的侵袭和转移能力[38]。EMT 可能受间质成分调控，且已在进展期尿路上皮癌中进行了评估。基于 CheckMate 275 研究中的肿瘤样本，研究发现 CD8+T 细胞浸润与 EMT 或间质相关基因特征（包含 FLNA、EMP3、CALD1、FN1、FOXC2、LOX、FBN1 和 TNC 在内的 200 个基因集）之间存在正相关（Spearman's ρ =0.32，$P < 1 \times 10^{-4}$）[38]。虽然 EMT 或间质特征本身并不能预测患者的临床结局，但是纳入 CD8+T 细胞特征可识别出总生存期、无进展生存期或客观缓解得到改善的患者。具体而言，CD8+T 细胞浸润增加以及 EMT 或间质相关基因特征减少的患者无进展生存期和总生存期均有所改善[38]。进一步研究 EMT 相关基因特征，可能有助于在间质丰富的肿瘤中确定联合治疗的潜在靶点。

## 五、结语

随着有关化疗和免疫治疗的 Ⅱ 期和 Ⅲ 期临床研究数据的发布，肌层浸润性膀胱癌的治疗决策正在迅速发展。进一步探索新辅助治疗前后的肿瘤微环境变化，可能有助于开发新的辅助治疗方案和指导转移性肿瘤的治疗决策。

# 参考文献

［1］ GROSSMAN H B, NATALE R B, TANGEN C M, et al. Neoadjuvant chemotherapy plus cystectomy compared with cystectomy alone for locally advanced bladder cancer［J］. N Engl J Med, 2003, 349（9）: 859-866.

［2］ CHANG S S, BOCHNER B H, CHOU R, et al. Treatment of non-metastatic muscle- invasive bladder cancer: AUA/ASCO/ASTRO/SUO guideline［J］. J Urol, 2017, 198（3）: 552-559.

［3］ WITJES J A, LEBRET T, COMPÉRAT E M, et al. Updated 2016 EAU guidelines on muscle-invasive and metastatic bladder cancer［J］. Eur Urol, 2017, 71（3）: 462-475.

［4］ CHISM D D, WOODS M E, MILOWSKY M I. Neoadjuvant paradigm for accelerated drug development: an ideal model in bladder cancer［J］. Oncologist, 2013, 18（8）: 933-940.

［5］ SONPAVDE G, GOLDMAN B H, SPEIGHTS V O, et al. Quality of pathologic response and surgery correlate with survival for patients with completely resected bladder cancer after neoadjuvant chemotherapy［J］. Cancer, 2009, 115（18）: 4104-4109.

［6］ BURGER M, MULDERS P, WITJES W. Use of neoadjuvant chemotherapy for muscle- invasive bladder cancer is low among major European centres: results of a feasibility questionnaire［J］. Eur Urol, 2012, 61（5）: 1070-1071.

［7］ DUPLISEA J J, MASON R J, REICHARD C A, et al. Trends and disparities in the use of neoadjuvant chemotherapy for muscle-invasive urothelial carcinoma［J］. Can Urol Assoc J, 2019, 13（2）: 24-28.

［8］ BALAR A V, CASTELLANO D, O'DONNELL P H, et al. First-line pembrolizumab in cisplatin-ineligible patients with locally advanced and unresectable or metastatic urothelial cancer（KEYNOTE-052）: a multicentre, single-arm, phase 2 study［J］. Lancet Oncol, 2017, 18（11）: 1483-1492.

［9］ ALVA A, CSŐSZI T, ÖZGUROGLU M, et al. LBA23 Pembrolizumab（P）combined with chemotherapy（C）vs C alone as first-line（1L）therapy for advanced urothelial carcinoma（UC）: KEYNOTE-361［J］. Ann Oncol, 2020, 31（Suppl_4）: S1155.

［10］ GALSKY M D, ARIJA J Á A, BAMIAS A, et al. Atezolizumab with or without chemotherapy in metastatic urothelial cancer（IMvigor130）: a multicentre, randomised, placebo-controlled phase 3 trial［J］. Lancet, 2020, 395（10236）: 1547-1557.

［11］ NECCHI A, ANICHINI A, RAGGI D, et al. Pembrolizumab as neoadjuvant therapy before radical cystectomy inpatients with muscle-invasive urothelial bladder carcinoma（PURE-01）: an open-label, single-arm, phase II study［J］. J Clin Oncol, 2018, 36（34）: 3353-3360.

［12］ NECCHI A, RAGGI D, GALLINA A, et al. Updated results of PURE-01 with preliminary activity of neoadjuvantpembrolizumab in patients with muscle-invasive bladder carcinoma with variant histologies［J］. Eur Urol, 2020, 77（4）: 439- 446.

［13］ POWLES T, KOCKX M, RODRIGUEZ-VIDA A, et al. Clinical efficacy and biomarker analysis of neoadjuvantatezolizumab inoperable urothelial carcinoma in the ABACUS trial［J］. Nat Med, 2019, 25（11）: 1706-1714.

［14］ VAN DIJK N, GIL-JIMENEZ A, SILINA K, et al. Preoperative ipilimumab plus nivolumab in locoregionally advanced urothelial cancer: the NABUCCO trial［J］. Nat Med, 2020, 26（12）: 1839-1844.

［15］ JUBEL J M, BARBATI Z R, BURGER C, et al. The role of PD-1 in acute and chronic infection［J］. Front Immunol, 2020（11）: 487.

［16］ NOWICKI T S, HU-LIESKOVAN S, RIBAS A. Mechanisms of resistance to PD-1 and PD-L1 blockade［J］. Cancer J, 2018, 24（1）：47-53.

［17］ TORLAKOVIC E, LIM H J, ADAM J, et al. "Interchangeability" of PD-L1 immunohistochemistry assays：a meta-analysis of diagnostic accuracy［J］. Mod Pathol, 2020, 33（1）：4-17.

［18］ GOLDBERG H. ESMO Virtual Congress 2020：invited discussant：optimizing first-line treatment in metastatic urothelial carcinoma：is the fog clearing？［EB/OL］.（2022-9-21）［2020-10-27］. https://www.urotoday.com/conference-highlights/esmo-2020/bladder-cancer/124558-esmo-virtual-congress-2020-invited-discussant-optimizing-first-line-treatment-in-metastatic-urothelial-carcinoma-is-the-fog-clearing.html.

［19］ BALAR A V, MAHIPAL A, GRANDE E, et al. Abstract CT112：durvalumab + tremelimumabin patients with metastatic urothelial cancer［J］. Cancer research, 2018, 78（13_Suppl）：CT112.

［20］ ROSENBERG J E, HOFFMAN-CENSITS J, POWLES T, et al. Atezolizumab in patients with locally advanced and metastatic urothelial carcinoma who have progressed following treatment with platinum-based chemotherapy：a single-arm, multicentre, phase 2 trial［J］. Lancet, 2016, 387（10031）：1909-1920.

［21］ BALAR A V, GALSKY M D, ROSENBERG J E, et al. Atezolizumab as first-line treatment in cisplatin-ineligible patients with locally advanced and metastatic urothelial carcinoma：a single-arm, multicentre, phase 2 trial［J］. Lancet, 2017, 389（10064）：67-76.

［22］ BELLMUNT J, DE WIT R, VAUGHN D J, et al. Pembrolizumab as second-line therapy for advanced urothelial carcinoma［J］. N Engl J Med, 2017, 376（11）：1015-1026.

［23］ PATEL M R, ELLERTON J, INFANTE J R, et al. Avelumab in metastatic urothelial carcinoma after platinum failure（Javelin solid tumor）：pooled results from two expansion cohorts of an open-label, phase 1 trial［J］. Lancet Oncol, 2018, 19（1）：51-64.

［24］ TSIMAFEYEU I, IMYANITOV E, ZAVALISHINA L, et al. Agreement between PD-L1 immunohistochemistry assays and polymerase chain reaction in non-small cell lung cancer：CLOVER comparison study［J］. Sci Rep, 2020, 10（1）：3928.

［25］ ERBER R, STÖHR R, HERLEIN S, et al. Comparison of PD-L1 mRNA expression measured with the CheckPoint Typer® assay with PD-L1 protein expression assessed with immunohistochemistry in non-small cell lung cancer［J］. Anticancer res, 2017, 37（12）：6771-6778.

［26］ Cancer Genome Atlas Research Network. Comprehensive molecular characterization of urothelial bladder carcinoma［J］. Nature, 2014, 507（7492）：315-322.

［27］ SEILER R, ASHAB H A D, ERHO N, et al. Impact of molecular subtypes in muscle-invasive bladder cancer on predicting response and survival after neoadjuvant chemotherapy［J］. Eur Urol, 2017, 72（4）：544-554.

［28］ CHOI W, CZERNIAK B, OCHOA A, et al. Intrinsic basal and luminal subtypes of muscle-invasive bladder cancer［J］. Nat Rev Urol, 2014, 11（7）：400-410.

［29］ KAMOUN A, DE REYNIÈS A, ALLORYY, et al. A consensus molecular classification of muscle-invasive bladder cancer［J］. Eur Urol, 2020, 77（4）：420-433.

［30］ KARDOS J, CHAI S J, MOSE L E, et al. Claudin-low bladder tumors are immune infiltrated and actively immune suppressed［J］. JCI Insight, 2016, 1（3）：e85902.

［31］ SJÖDAHL G, LAUSS M, LÖVGREN K, et al. A molecular taxonomy for urothelial carcinoma［J］. Clin Cancer Res, 2012, 18（12）：3377-3386.

［32］ MARIATHASAN S, TURLEY S J, NICKLES D, et al. TGFβ attenuates tumour response to PD-L1 blockade by contributing to exclusion of T cells［J］. Nature, 2018, 554（7693）：544-548.

［33］ HEGDE P S, CHEN D S. Top 10 challenges in cancer immunotherapy［J］. Immunity, 2020, 52（1）：17-35.

［34］ NECCHI A, RAGGI D, GALLINA A, et al. Impact of molecular subtyping and immune infiltration on pathological response and outcome following neoadjuvant pembrolizumab in muscle-invasive bladder cancer［J］. Eur Urol, 2020, 77（6）: 701-710.

［35］AYERS M, LUNCEFORD J, NEBOZHYN M, et al. IFN-γ-related mRNA profile predicts clinical response to PD-1 blockade［J］. J Clin Invest, 2017, 127（8）: 2930-2940.

［36］MEZHEYEUSKI A, SEGERSTEN U, LEISS L W, et al. Fibroblasts in urothelial bladder cancer define stroma phenotypes that are associated with clinical outcome［J］. Sci Rep, 2020, 10（1）: 281.

［37］MASSAGUÉ J. TGFβ in cancer［J］. Cell, 2008, 134（2）: 215-230.

［38］WANG L, SACI A, SZABO P M, et al. EMT- and stroma-related gene expression and resistance to PD-1 blockade in urothelial cancer［J］. Nat Commun, 2018, 9（1）: 3503.

# 第七章 肌层浸润性膀胱癌新辅助免疫疗法病理反应终点替代指标探讨

Praful Ravi，Guru P. Sonpavde

## 一、引言

膀胱癌是全球十大最常见的癌症之一，2018 年新发病例约 550000 例[1]。大约 30% 的患者为肌层浸润性膀胱癌，与此同时，10% ～ 20% 的非肌层浸润性膀胱癌患者也可能进展为肌层浸润性膀胱癌[2]。肌层浸润性膀胱癌传统的治疗方法是根治性膀胱切除术，5 年复发风险为 20% ～ 50%，这提示相当大比例的患者存在微小转移病灶[3]。因此，人们致力于研究在根治性膀胱切除术之前使用基于顺铂的新辅助化疗[4-5]。2005 年一项具有里程碑意义的荟萃分析的结果表明，与单独的根治性膀胱切除术相比，新辅助化疗患者的总生存期显著改善，5 年的绝对获益率为 5%[6]。因此，对于耐受顺铂治疗的肌层浸润性膀胱癌患者，目前的标准治疗方案是新辅助化疗后进行根治性膀胱切除术，而对于不耐受顺铂治疗的患者，则建议直接进行根治性膀胱切除术[7]。虽然目前在适合的患者中缺乏三联疗法（TMT）与新辅助化疗联合根治性膀胱切除术进行直接比较的研究数据，但是对于不适合进行根治性膀胱切除术或希望保留膀胱的患者，首选 TMT，它包括经尿道膀胱肿瘤电切术后进行同步放化疗，这种方法可以带来良好的长期疗效[8]。

在过去几年里，进展期尿路上皮癌的系统性治疗取得了重大进展，值得一提的是，多种免疫检查点抑制剂（抗 PD-1 和抗 PD-L1，如阿维鲁单抗[9]、度伐利尤单抗[10]、纳武利尤单抗[11]、阿替利珠单抗[12]和帕博利珠单抗[13]等）均被批准用于铂类化疗失败后的进展期尿路上皮癌患者。这些药物具有持久应答的显著特点——虽然帕博利珠单抗与化疗相比中位总生存期获益有限 [ 10.1 个月 vs 7.3 个月（HR=0.70，$P < 0.001$）] 且仅约 20% 的患者出现应答，但是中位应答持续时间超过 2 年[14]。近期，在接受以铂类为基础的化疗后，使用阿维鲁单抗维持治疗的患者取得了总生存期获益，这一疗法

将被广泛用于临床实践[15]。鉴于免疫治疗在进展期肌层浸润性膀胱癌中的良好疗效，研究的焦点自然转向这些药物在新辅助治疗中的应用。本章的重点是概述新辅助免疫疗法在肌层浸润性膀胱癌中的应用情况，并探讨在试验中使用恰当的研究终点以及该领域潜在的发展方向。

## 二、肌层浸润性膀胱癌的病理学结局

新辅助治疗的优势在于可以使用治疗前和治疗后的组织（即分别来自活检和根治性膀胱切除术的组织）来评估其有效性。研究者通常根据病理缓解的程度来评价治疗的有效性，完全没有肿瘤残留被称为病理完全缓解。在肌层浸润性膀胱癌中，病理完全缓解被定义为ypT0N0，而"病理缓解"通常指降级为非肌层浸润性膀胱癌（分期低于ypT2N0）。

SWOG 8710为MVAC新辅助治疗研究，首次揭示了病理完全缓解和预后具有相关性。在MVAC组的154名患者中，有46名（约30%）达到了病理完全缓解。达到病理完全缓解的患者（中位总生存期为13.6年）与达到病理反应（但不是病理完全缓解，中位总生存期为10.6年）或缺乏病理反应（即持续的肌层浸润性或更严重疾病，中位总生存期为3.7年）的患者相比，具有更好的预后[16]。此外，存在淋巴结转移患者的中位总生存期仅为2.4年。对13项前瞻性或回顾性临床研究进行了荟萃分析（纳入以顺铂为基础的多种新辅助治疗方案的886名患者）。在该分析中，根治性膀胱切除术的病理完全缓解率为29%，病理完全缓解的患者复发风险（相对危险度=0.19）和死亡风险（相对危险度=0.45）分别降低51%和26%[17]。该荟萃分析证实了病理完全缓解对预后的重要性，但考虑到多变量模型中的其他预后因素，病理完全缓解仍无法作为预后的独立影响因子。此外，因为无法获得患者的具体数据，所以无法评估病理完全缓解是否可以替代总生存期成为研究终点，且病理完全缓解率对于延长总生存期的作用尚不明确。

近期，一些回顾性研究探索了病理反应程度（如ypT0、ypTis、ypTa、ypT1等）对预后的影响，以及是否可根据病理反应程度进行分层分析。在一项包括来自19个医疗中心的464名接受新辅助化疗患者（分期低于ypT2N0）的研究中，ypT0N0组（257名）与ypTa/Tis/T1N0组（207名）在总生存期上没有显著差异[18]。一项对来自10个医疗中心的625名接受新辅助化疗后患者（分期低于ypT2N0）的研究表明，病理反应程度与预后显著相关。在根治性膀胱切除术后，ypT0N0和ypTisN0的患者复发风险较低（5年内大约为10%），而那些ypTa或ypT1（伴或不伴Tis）的患者则有更高的复发率（5年内为25%～30%）。上述结果显示了两组患者在总生存期上存在显著差异（ypT0/Tis与ypTa/T1）[19]。

## 三、肌层浸润性膀胱癌的新辅助免疫治疗

自从免疫疗法用于治疗进展期尿路上皮癌以来，多项研究已将相关药物引入新辅助治疗。这些免疫治疗药物既可以单独使用，也可以与化疗联合使用。目前最常用的两种新辅助化疗方案（剂量密集型 MVAC 和 GC）的病理完全缓解率均为 25% ~ 40%[16, 20-23]，这些研究旨在提高其病理完全缓解率。此外，考虑到这些患者的数量占所有肌层浸润性膀胱癌患者数量的 50%，这些药物也被用于治疗不耐受顺铂的患者[24]。

### （一）单药免疫疗法

#### 1. 伊匹木单抗

2010 年左右在 MD 安德森癌症中心进行的两项小样本研究提供了膀胱癌新辅助免疫疗法的首批数据。第一项研究招募了 6 名患者，在根治性膀胱切除术前 3 周接受了两次剂量为 3 mg/kg 的伊匹木单抗（抗 CTLA-4）治疗[25]，该研究的主要目的是检测治疗前后血液和组织中的免疫生物标志物。研究发现，新辅助伊匹木单抗可增加血液和组织中的 CD4 T 细胞 ICOS 的表达，其产生 IFN-γ 并且能够识别 NY-ESO-1 肿瘤抗原。同一研究小组的后续研究增加了 6 名患者，他们在进行根治性膀胱切除术之前接受了更大剂量的伊匹木单抗治疗（10 mg/kg，每 3 周 1 次，共 2 次）[26]。所有患者分期均为局限期（T1-2N0），其中两名患者因免疫相关不良事件（腹泻）而推迟了根治性膀胱切除术，无围手术期并发症发生。最终接受根治性膀胱切除术的 11 名患者中，有 8 名在接受新辅助伊匹木单抗治疗后出现病理学降期，尽管这可能是经尿道膀胱肿瘤电切术的结果。虽然这两项研究都没有报告病理完全缓解，但是也证实了新辅助免疫治疗安全、可行且有效，并且不会影响手术。

#### 2. 帕博利珠单抗

在 PURE-01 研究中，抗 PD-1 药物帕博利珠单抗用于新辅助治疗分期为 cT2-T4aN0 且无论是否耐受顺铂的肌层浸润性膀胱癌患者，也用于存在主要组织学变异的患者[27-28]。在最新的报道中，研究纳入了 143 名患者，其中约 71% 的病理类型为尿路上皮癌，其余为存在组织学变异的患者[29]。135 名患者（约 94%）在 3 个周期的帕博利珠单抗治疗后接受了根治性膀胱切除术，无患者因药物相关不良反应而推迟根治性膀胱切除术。在接受新辅助帕博利珠单抗治疗后，有 13 名患者还接受了系统治疗，其中 9 名患者接受了根治性膀胱切除术。有 55 名患者（约 39%）达到了病理完全缓解，总

体病理反应率（降期为 ypT2N0 以下）为 56%。存在组织学变异患者的病理完全缓解率较低（约 32%），特别是存在主要组织学变异的患者（3/19，约 16%）。新辅助帕博利珠单抗治疗总体不良事件的发生率较低（约 5% 为 3 级），安全性高且不增加围手术期并发症[28]。PURE-01 研究的最新进展也提供了根治性膀胱切除术后预后的早期数据[29]，2 年无事件生存率为 72%，并且发现病理反应深度对无事件生存率有显著影响：病理完全缓解、ypTa/T1/TisN0、ypT2-4N0 和 ypN+ 患者的 2 年无事件生存率分别为 96%、75%、79% 和 39%。尽管该研究的中位随访时间仅为 2 年，但是其结果与传统新辅助化疗相似，提示病理完全缓解对根治性膀胱切除术预后的影响较大。

PURE-01 研究分析的生物标志物可以预测新辅助帕博利珠单抗的疗效。较高的肿瘤突变负荷与病理完全缓解相关，肿瘤突变负荷 ≥ 15 提供了最佳的预测价值[27]。然而，肿瘤突变负荷与无事件生存率无关。尽管影响程度较低（HR=0.98，$P$=0.02），但是较高的综合阳性评分是无事件生存率的独立预测因子。使用 Decipher 分类器进行的转录组分析也表明，claudin 低表达亚型肿瘤在接受新辅助治疗和根治性膀胱切除术后似乎预后最佳，"神经内分泌样"肿瘤的预后最差[29]。

### 3. 阿替利珠单抗

在 ABACUS 研究中，阿替利珠单抗用于拒绝使用或不耐受顺铂化疗的 cT2-T4aN0M0 肌层浸润性膀胱癌患者的新辅助治疗[30]。研究共纳入 95 名患者，在根治性膀胱切除术术前接受 2 个周期的阿替利珠单抗治疗；87 名患者（约 92%）最终接受了根治性膀胱切除术，其中 3 名患者由于治疗相关不良事件（肺炎、心肌梗死和体能下降）而无法接受根治性膀胱切除术。阿替利珠单抗治疗相对安全，其最常见的副作用是疲劳，最常见的 3 级不良事件（约 4%）是转氨酶升高。约 62% 的患者出现了手术并发症，其中最常见的是伤口愈合不良，约 17% 的患者出现 Clavien-Dindo 3 ～ 4 级并发症。有 1 名患者因术后并发症死亡。

总人群的病理完全缓解率为 31%，但 T3 或 T4 患者的病理完全缓解率较低（17%）。探索性分析表明，在 PD-L1 阳性（37%）、上皮内 CD8 T 高浸润（40%）或肿瘤突变负荷 ≥ 10（31%）的患者中，病理完全缓解率无显著差异。该研究的长期数据表明，接受根治性膀胱切除术的患者 2 年无复发生存率为 77%，2 年总生存率为 82%[31]。尚未完整报道按病理反应深度分层的结果，但在至少 2 年的随访中，只有 1 名病理完全缓解的患者复发，这与 PURE-01 研究的长期数据一致[29]。

### 4. 度伐利尤单抗

度伐利尤单抗是一种 PD-L1 抑制剂，在 BLASST-2 试验中评估了其在不耐受顺铂治疗的患者中新辅助治疗的可行性。研究纳入 10 名患者，并在根治性膀胱切除术前接受度伐利尤单抗治疗（750 mg，每 2 周 1 次，共 3 次），所有患者都接受了根治性膀胱切除术。在随访的 8 名患者中，1 名患者出现了 3 级不良事件（贫血），2 名患者（25%）出现病理反应，1 名患者（12.5%）达到了病理完全缓解[32]。

## （二）联合免疫疗法

最近报道了两项评估抗 PD-L1 治疗与 CTLA-4 阻断联合治疗的研究，这些单臂研究旨在观察药物的安全性。NABUCCO 试验评估了 24 名 cT2-T4aN0-1 患者（不耐受或拒绝顺铂治疗）在根治性膀胱切除术之前给予伊匹木单抗（抗 CTLA-4，第 1 天和第 22 天）和纳武利尤单抗（抗 PD-1，第 22 天和第 43 天）[33] 治疗的情况。约 40% 的患者存在局部淋巴结转移，约 88% 的患者 ECOG PS 评分为 0 分。24 名患者都进行了手术治疗，其中 23 名在开始治疗后的 12 周内进行了根治性膀胱切除术（这是研究的主要终点），1 名由于免疫相关性溶血延迟 4 周才进行根治性膀胱切除术。总的来说，联合抗 CTLA-4 药物似乎增加了治疗相关的毒性，约 55% 的患者至少出现一个 3 级或 4 级不良事件（最常见的是脂肪酶升高）。由于免疫相关不良事件，25% 的患者只能完成计划的 3 个治疗周期中的 2 个，病理完全缓解率为 46%，而另外约 13% 的患者没有残留的侵袭性疾病（ypTis 或 ypTa），病理完全缓解率在 PD-L1 阳性肿瘤患者中似乎更高。尽管病理反应与免疫浸润程度没有相关性，但是在反应良好的患者中三级淋巴结构更为常见，这与免疫治疗反应相关[34-35]。

一项类似的研究评估了联合使用度伐利尤单抗（抗 PD-L1）与曲美木单抗（抗 CTLA-4），在 28 名不耐受顺铂治疗的高风险（包括存在 T3 或 T4 疾病、组织学变异情况、淋巴血管侵犯、肾盂积水或高级别上尿路上皮癌等）尿路上皮癌患者中的作用[36]。27 名患者（约 96%）有 T2 或更高的肿瘤分期，2 名患者（约 7%）合并上呼吸道疾病，25% 的患者存在组织学变异。该研究中患者在手术前接受 2 次（每 4 周 1 次）度伐利尤单抗（1500 mg）和曲美木单抗（75 mg）治疗，而另一个尚未公开完整数据的队列中的患者接受了 300 mg 的曲美木单抗治疗。总体而言，约 21% 的患者出现了 3 级或更高级的不良事件（最常见的是脂肪酶升高）。有 4 名患者没有按照方案完成根治性膀胱切除术，其中 2 名患者是因免疫相关不良事件导致手术延迟。在按照方案完成手术的 24 名患者中，病理完全缓解率为 38%，而整体病理反应率（降期为 ypT2N0 以下）为 58%。

在 7 名组织学变异的患者中有 4 名（约 57%）达到了病理完全缓解。在 24 名接受根治性膀胱切除术的患者中，1 年总生存率为 89%，1 年无复发生存率为 83%，其中 3 名复发，2 名因非癌症相关原因死亡。尽管三级淋巴结构的基线密度与病理学反应相关，但是探索性分析还是未能确定免疫浸润能否作为病理学反应的预测因子。

## （三）免疫治疗与化疗或其他药物的联合

尿路上皮癌通常对化疗敏感，在铂类药物基础治疗中联合其他药物是否可以改善治疗效果？这个问题已在转移性尿路上皮癌的一线治疗中进行了探索，其中在基于铂类的化疗中联合阿替利珠单抗[37]或帕博利珠单抗[38]在 Ⅲ 期随机对照研究中没有显示出生存获益。类似的治疗模式也在新辅助治疗中使用 GC 作为基础治疗方案进行评估。

HCRN 研究公布了帕博利珠单抗（200 mg，每 3 周 1 次，共 5 次）联合 4 个周期的 GC 治疗的结果[39-40]。该研究共纳入 43 名患者，大多数患者都完成了新辅助治疗。其中，36 名患者接受了根治性膀胱切除术，从最后一次治疗到根治性膀胱切除术的中位时间为 5 周，1 名患者因术后出现肠系膜缺血而死亡，1 名患者因不良事件（4 级血小板减少性紫癜）无法进行根治性膀胱切除术。约 44% 的患者实现了病理完全缓解，而约 61% 的患者在根治性膀胱切除术时分期低于 ypT2N0。2 年无复发生存率为 66%，4 年总生存率为 82%。

HCRN 研究还将 37 名顺铂不耐受患者纳入了研究，这些患者接受了 5 次帕博利珠单抗和 3 个周期的吉西他滨治疗[41]。大多数患者完成了全程治疗，3 名患者（约 8%）在根治性膀胱切除术前出现了肿瘤进展，中期结果表明这种联合治疗方案是可行的。尽管约 36% 的患者出现了非血液学 3 级或 4 级不良事件，但是绝大多数（约 86%）患者进行了根治性膀胱切除术。4 名患者出现了免疫相关不良事件（2 名肺炎，1 名结肠炎，1 名肝功能异常）。该组患者病理完全缓解率（45%）与顺铂组相似，总体病理反应率为 52%。尽管该组患者随访时间相对较短（中位时间为 11 个月），但是 12 个月的无复发生存率为 67%。

BLASST-1 研究对 41 名患者联合使用纳武利尤单抗（360 mg，每 3 周 1 次，共 4 次）和 GC 方案治疗[42]。结果显示，20% 的患者出现 3 ～ 4 级不良事件（大多数来自 GC），3 名患者出现免疫相关不良事件，因此，这种联合疗法相对安全且不需推迟根治性膀胱切除术。患者的病理反应率为 66%，其中约 34% 的患者达到了病理完全缓解。同样，SAKK 06/17 研究在根治性膀胱切除术前，进行了 4 个周期的新辅助度伐利尤单抗和 GC 治疗，术后进行了 1 年的辅助度伐利尤单抗治疗[43]。在一项对外科手术结局的研究中，预先分析了前 34 名（共 61 名）患者的手术效果，所有患者都完成了新辅助治疗。约 24% 的患者出现了与度伐利尤单抗相关的 3 级或 4 级不良事件，约 88% 的患者按计划进行了根治性膀胱切除术。约 33% 的患者达到了病理完全缓解，总体病理反应率为 60%。

临床前研究表明，免疫检查点阻断和 PARP 之间可能存在协同作用，因此度伐利尤单抗联合奥拉帕利（一种聚腺苷二磷酸核糖聚合酶 -1 抑制剂）也在新辅助治疗中进行了研究[44]。29 名 cT2-T4a 期肌层浸润性膀胱癌患者接受了 2 个周期的度伐利尤单抗（1500 mg/4 周）和 8 周的奥拉帕利（300 mg，每日 2 次）治疗[45]。26 名完成根治性膀胱切除术患者的病理完全缓解率为 50%。然而，约 21% 的患者在根治性膀胱切除术时病理分期上升，约 10% 的患者在治疗期间及进行根治性膀胱切除术前出现疾病进展[46]。

DUTRENEO 试验是唯一评估新辅助免疫治疗的随机 II 期临床研究，该研究纳入了符合顺铂治疗条件的 cT2-T4aN0-1 肌层浸润性膀胱癌患者，并根据肿瘤免疫 RNA 特征将其分为"热肿瘤"和"冷肿瘤"[47]。"热肿瘤"患者被随机分为两组，一组接受度伐利尤单抗（1500 mg，每 4 周 1 次）和曲美木单抗（75 mg，每 4 周 1 次）治疗，共 3 个周期，另一组接受标准剂量密集型的 MVAC 或 GC 化疗；"冷肿瘤"患者接受常规化疗。在 61 名患者中，有 45 名为"热肿瘤"，16 名为"冷肿瘤"。在接受双免联合治疗（8/23，约 35%）或新辅助化疗（8/22，约 36%）的患者中，病理完全缓解率相似，而约 69% 的"冷肿瘤"患者在接受新辅助化疗后达到了病理完全缓解。因此，肿瘤免疫特征无法预测哪些患者可以从新辅助免疫疗法中获益，这与其他新辅助免疫疗法研究结果一致[27, 30, 33, 36]。

## 四、未来展望

表 7.1 总结了单药或联合免疫疗法作为肌层浸润性膀胱癌新辅助治疗临床研究的结果。可以看出，抗 PD-L1 单药新辅助治疗病理完全缓解率为 30% ～ 40%[28, 30]，与基于顺铂的新辅助化疗的结果相似，并且似乎不会减少有治愈机会的患者进行根治性膀胱切除术的可能性。初步研究结果表明，新辅助化疗中病理完全缓解的预后价值在新辅助免疫治疗中也有体现[29, 31]。值得注意的是，CheckMate 274 是一项关键的 III 期临床研究，评估了在根治性膀胱切除术后对高危肌层浸润性膀胱癌患者辅助使用纳武利尤单抗的效果。该研究结果显示，在肿瘤细胞表达 PD-L1 ≥ 1% 的患者中，与安慰剂相比，纳武利尤单抗改善了无病生存期，预示着新辅助免疫检查点抑制剂治疗的潜力[48]。

需要注意的是，在其他研究中双重检查点阻断（CTLA-4 和 PD-L1）似乎与更高的病理完全缓解率相关，但不足之处是存在更大的药物毒性[33, 36]。将抗 PD-L1 疗法与传统的 GC 化疗联合似乎是可行的，并可能提高病理完全缓解率，但仍需要随机对照研究来提供更明确的证据[39, 42-43]。

表 7.1　肌层浸润性膀胱癌新辅助免疫治疗试验总结

| 治疗药物 | 患者人数（n） | 人群描述 | 接受RC的百分比 | 治疗前进展的百分比 | 3级及以上不良事件的百分比 | pCR百分比 | 生存结局 |
|---|---|---|---|---|---|---|---|
| 伊匹木单抗[26] | 12 | cT1-T2N0 | 92% | 8% | 33% | 36% | 中位随访 20 个月时，83% 的患者无病生存 |
| 帕博利珠单抗[27-29] | 143 | cT2-T4aN0，VH 允许 | 94% | 8% | 7% | 39% | 2 年无事件生存率为 72%；pCR 患者 2 年无复发生存率为 96% |
| 阿替利珠单抗[30-31] | 95 | cT2-T4aN0，顺铂不适用 | 92% | 16% | 11% | 31% | 2 年无复发生存率为 77%；pCR 患者 2 年无复发生存率为 96% |
| 度伐利尤单抗[32] | 10 | cT2-T4aN0，顺铂不适用 | 100% | 0% | 12.5% | 12.5% | 未报告 |
| 伊匹木单抗联合纳武利尤单抗[33] | 24 | cT2-T4aN0-3，顺铂不适用 | 100% | 0% | 55% | 46% | 2 年无复发生存率约 90%；pCR 患者 2 年无复发生存率为 100% |
| 度伐利尤单抗联合曲美木单抗[36] | 28 | 高风险 UC，顺铂不适用 | 88% | 13% | 21% | 38% | 1 年无复发生存率为 83% |
| 度伐利尤单抗联合曲美木单抗[47] | 23 | cT2-T4aN0-1，"热肿瘤" | 96% | 4% | 22% | 35% | 未报告 |
| 度伐利尤单抗联合奥拉帕利[45-46] | 29 | cT2-T4a | 90% | 10% | 3% | 50% | 未报告 |
| 帕博利珠单抗联合GC[39-40] | 43 | cT2-T4aN0 | 88% | 2% | 30%（非血红蛋白相关的），60%（血红蛋白相关的） | 44% | 总体 2 年无复发生存率为 66% |

续表

| 治疗药物 | 患者人数 (n) | 人群描述 | 接受 RC 的百分比 | 治疗前进展的百分比 | 3 级及以上不良事件的百分比 | pCR 百分比 | 生存结局 |
|---|---|---|---|---|---|---|---|
| 帕博利珠单抗联合吉西他滨[41] | 37 | cT2-T4aN0，顺铂不适用 | 92% | 8% | 36%（非血红蛋白相关的），44%（血红蛋白相关的），11% 免疫相关不良事件 | 45% | 总体 1 年无复发生存率为 67% |
| 纳武利尤单抗联合 GC[42] | 41 | cT2-T3aN0-1 | 98% | 未报告 | 20% | 34% | 未报告 |
| 度伐利尤单抗联合 GC[43] | 34 | cT2-T4aN0-1，VH 允许 | 88% | 未报告 | 24% | 33% | 未报告 |

注：VH 为变异组织学；RC 为根治性膀胱切除术；MIBC 为肌层浸润性膀胱癌；pCR 为病理完全缓解；GC 为"吉西他滨 + 顺铂"；UC 为尿路上皮癌。

基于这些初步结果，目前已有若干Ⅲ期随机临床研究启动，旨在评估免疫疗法在耐受顺铂和不耐受顺铂患者中的疗效（表 7.2），病理完全缓解和无事件生存率是这些研究的共同主要终点。使用病理完全缓解替代总生存期作为研究终点的好处是可以更早地获得研究结果，从而加速药物的开发和批准进程。值得注意的是，在接受根治性膀胱切除术伴或不伴围手术期化疗的肌层浸润性尿路上皮癌患者中，无病生存期也被证明与总生存期相关[49-50]。此外，转移性尿路上皮癌中 PD-L1 阻断的疗效和反应的持久性表明病理完全缓解和无事件生存率可能改善总生存期。

表 7.2　正在进行的涉及新辅助免疫治疗的 3 期临床试验

| 试验名称 | 患者人数 (n) | 人群描述 | 方案 / 设计 | 主要终点（s） |
|---|---|---|---|---|
| NCT04209114 | 540 | cT2-4aN0，顺铂不适用 | 纳武利尤单抗 vs "纳武利尤单抗 +NKTR-2104" vs 根治性膀胱切除术 | 病理完全缓解和 EFS |

续表

| 试验名称 | 患者人数（$n$） | 人群描述 | 方案／设计 | 主要终点（s） |
|---|---|---|---|---|
| NCT03924895，EV-303/KEYNOTE-905 | 836 | cT2-T4aN0-1，顺铂不适用 | 帕博利珠单抗vs"帕博利珠单抗+恩诺单抗、维恩妥尤单抗"vs根治性膀胱切除术 | 病理完全缓解和EFS（总体和PD-L1阳性） |
| NCT03732677，NIAGARA | 1050 | cT2-T4aN0-1，顺铂适用 | "度伐利尤单抗+新辅助GC"vs新辅助GC | 病理完全缓解和EFS |
| NCT03924856，KEYNOTE-866 | 790 | cT2-T4aN0-1，顺铂适用 | "帕博利珠单抗+新辅助GC"vs新辅助GC | 病理完全缓解和EFS（总体和PD-L1阳性） |
| NCT03661320，ENERGIZE | 1200 | cT2-T4aN0，顺铂适用 | "纳武利尤单抗+linrodostat+新辅助GC"vs"纳武利尤单抗+新辅助GC"vs新辅助GC | 病理完全缓解和EFS |

注：GC为"吉西他滨＋顺铂"；EFS为无事件生存期。

在肿瘤临床研究中往往使用替代终点，包括在新辅助乳腺癌试验中使用病理完全缓解作为研究终点[51]，以及在局部前列腺癌中使用无转移生存期作为研究终点[52]。值得注意的是，确立替代终点需要在个体和试验两个层面进行分析[53]。前者指的是确定替代终点是否对真实终点具有预测性，而后者则要求显示干预对替代终点的影响与对真实终点的影响之间有良好的相关性。在肌层浸润性膀胱癌的病例中，有明确的证据表明病理完全缓解甚至是病理反应在个体层面满足作为替代终点的条件[16-19]，但没有数据表明在试验层面上用病理完全缓解替代总生存期是否可靠。

由于所有正在进行的Ⅲ期临床研究都使用了新辅助和辅助免疫检查点阻断剂，因此很难确定免疫治疗的无事件生存期或无复发生存期获益，是归因于治疗的新辅助部分、辅助部分，还是两者的结合。因此，需要我们共同努力，将新辅助化疗和新辅助免疫治疗研究的数据整合在一起，分析病理完全缓解（或其他候选中间终点）能否作为肌层浸润性膀胱癌中总生存期的替代终点。这将使我们更有信心在新辅助治疗研究中使用病理完全缓解作为替代终点。此外，在使用免疫检查点抑制剂的研究中，确定无事件生存期或无复发生存期是否可以替代总生存期或者至少与总生存期相关，这一点很重要。

总之，随着免疫疗法在进展期和局限期肿瘤中的应用越来越多，尿路上皮癌的药物开发取得了快速进展。新辅助治疗的Ⅱ期研究表明，免疫治疗是安全有效的，特别是对于不耐受顺铂的患者。我们期待新辅助免疫检查点阻断的单药以及与化疗联合治疗的Ⅲ期随机临床研究结果。虽然病理反应或病理完全缓解和无事件生存率在免疫治疗中可预测患者的生存预后，但是在使用它们作为评估肌层浸润性膀胱癌围手术期治疗的主要终点之前，还需进一步研究这些终点是否可替代总生存期。

# 参考文献

［1］ BRAY F，FERLAY J，SOERJOMATARAM I，et al. Global cancer statistics 2018： GLOBOCAN estimates of incidence and mortality worldwide for 36 cancers in 185 countries［J］. CA Cancer J Clin，2018，68（6）：394-424.

［2］ BURGER M，OOSTERLINCK W，KONETY B，et al. ICUD-EAU international consultation on bladder cancer 2012：non-muscle-invasive urothelial carcinoma of the bladder［J］. Eur Urol，2013，63（1）：36-44.

［3］ STEIN J P，LIESKOVSKY G，COTE R，et al. Radical cystectomy in the treatment of invasive bladder cancer：long-term results in 1054 patients［J］. J Clin Oncol，2001，19（3）： 666-675.

［4］ International Collaboration of Trialists，Medical Research Council Advanced Bladder Cancer Working Party（now the National Cancer Research Institute Bladder Cancer Clinical Studies Group），European Organisation for Research and Treatment of Cancer Genito-Urinary Tract Cancer Group，et al. International phase Ⅲ trial assessing neoadjuvant cisplatin，methotrexate，and vinblastine chemotherapy for muscle-invasive bladder cancer：long-term results of the BA06 30894 trial［J］. J Clin Oncol，2011，29（16）：2171-2177.

［5］ GROSSMAN H B，NATALE R B，TANGEN C M，et al. Neoadjuvant chemotherapy plus cystectomy compared with cystectomy alone for locally advanced bladder cancer［J］. N Engl J Med，2003，349（9）：859-866.

［6］ Advanced Bladder Cancer（ABC）Meta-analysis Collaboration. Neoadjuvant chemotherapy in invasive bladder cancer：update of a systematic review and meta-analysis of individual patient data advanced bladder cancer（ABC）meta-analysis collaboration［J］. Eur Urol，2005，48（2）：202-205.

［7］ WITJES J A，BRUINS H M，CATHOMAS R，et al. European Association of Urology guidelines on muscle-invasive and metastatic bladder cancer：summary of the 2020 guidelines［J］. Eur Urol，2021，79（1）：82-104.

［8］ GIACALONE N J，SHIPLEY W U，CLAYMAN R H，et al. Long-term outcomes after bladder-preserving tri-modality therapy for patients with muscle-invasive bladder cancer：an updated analysis of the Massachusetts General Hospital experience［J］. Eur Urol，2017，71（6）：952-960.

［9］ PATEL M R，ELLERTON J，INFANTE J R，et al. Avelumab in metastatic urothelial carcinoma after platinum failure（JAVELIN Solid Tumor）：pooled results from two expansion cohorts of an open-label，phase 1 trial［J］. Lancet Oncol，2018，19（1）：51-64.

［10］ POWLES T，O'DONNELL P H，MASSARD C，et al. Efficacy and safety of durvalumab in locally advanced or metastatic urothelial carcinoma：updated results from a phase 1/2 open-label study［J］. JAMA Oncol，2017，3（9）：e172411.

［11］ SHARMA P，RETZ M，SIEFKER-RADTKE A，et al. Nivolumab in metastatic urothelial carcinoma after platinum therapy（CheckMate 275）：a multicentre, single-arm, phase 2 trial［J］. Lancet Oncol, 2017, 18（3）：312-322.

［12］POWLES T, DURAN I, VAN DER HEIJDEN M S, et al. Atezolizumab versus chemotherapy in patients with platinum-treated locally advanced or metastatic urothelial carcinoma（IMvigor211）：a multicentre, open-label, phase 3 randomised controlled trial［J］. Lancet, 2018, 391（10122）：748-757.

［13］BELLMUNT J, DE WIT R, VAUGHN D J, et al. Pcmbrolizumab as second-line therapy for advanced urothelial carcinoma［J］. N Engl J Med, 2017, 376（11）：1015-1026.

［14］FRADET Y, BELLMUNT J, VAUGHN D J, et al. Randomized phase Ⅲ KEYNOTE-045 trial of pembrolizumab versus paclitaxel, docetaxel, or vinflunine in recurrent advanced urothelial cancer：results of ＞ 2 years of follow-up［J］. Ann Oncol, 2019, 30（6）：970-976.

［15］POWLES T, PARK S H, VOOG E, et al. Avelumab maintenance therapy for advanced or metastatic urothelial carcinoma［J］. N Engl J Med, 2020, 383（13）：1218-1230.

［16］SONPAVDE G, GOLDMAN B H, SPEIGHTS V O, et al. Quality of pathologic response and surgery correlate with survival for patients with completely resected bladder cancer after neoadjuvant chemotherapy［J］. Cancer, 2009, 115（18）：4104-4109.

［17］PETRELLI F, COINU A, CABIDDU M, et al. Correlation of pathologic complete response with survival after neoadjuvant chemotherapy in bladder cancer treated with cystectomy：a meta-analysis［J］. Eur Urol, 2014, 65（2）：350-357.

［18］ZARGAR H, ZARGAR-SHOSHTARI K, LOTAN Y, et al. Final pathological stage after neoadjuvant chemotherapy and radical cystectomy for bladder cancer does pT0 predict better survival than pTa/Tis/T1 ？［J］. J Urol, 2016, 195（4 Pt 1）：886-893.

［19］RAVI P, POND G R, DIAMANTOPOULOS L N, et al. Optimal pathological response after neoadjuvant chemotherapy for muscle-invasive bladder cancer：results from a global, multicentre collaboration［J］. BJU Int, 2021, 128（5）：607-614.

［20］CHOUEIRI T K, JACOBUS S, BELLMUNT J, et al. Neoadjuvant dose-dense methotrexate, vinblastine, doxorubicin, and cisplatin with pegfilgrastim support in muscle-invasive urothelial cancer：pathologic, radiologic, and biomarker correlates［J］. J Clin Oncol, 2014, 32（18）：1889-1894.

［21］PEYTON C C, TANG D, REICH R R, et al. Downstaging and survival outcomes associated with neoadjuvant chemotherapy regimens among patients treated with cystectomy for muscle-invasive bladder cancer［J］. JAMA Oncol, 2018, 4（11）：1535-1542.

［22］FLAIG T W, TANGEN C M, DANESHMAND S, et al. SWOG S1314：a randomized phase Ⅱ study of co-expression extrapolation（COXEN）with neoadjuvant chemotherapy for localized, muscle-invasive bladder cancer［J］. J Clin Oncol, 2019, 37（15_Suppl）：4506.

［23］PFISTER C, GRAVIS G, FLECHON A, et al. Randomized phase Ⅲ trial of dose-dense methotrexate, vinblastine, doxorubicin, and cisplatin, or gemcitabine and cisplatin as perioperative chemotherapy for patients with muscle-invasive bladder cancer. Analysis of the GETUG/AFU V05 VESPER trial secondary endpoints：chemotherapy toxicity and pathological responses［J］. Eur Urol, 2021, 79（2）：214-221.

［24］GALSKY M D, HAHN N M, ROSENBERG J, et al. Treatment of patients with metastatic urothelial cancer "unfit" for cisplatin-based chemotherapy［J］. J Clin Oncol, 2011, 29（17）：2432-2438.

［25］LIAKOU C I, KAMAT A, TANG D N, et al. CTLA-4 blockade increases IFNgamma- producing CD4+ICOShi cells to shift the ratio of effector to regulatory T cells in cancer patients［J］. Proc Natl Acad Sci U S A, 2008, 105（39）：14987-14992.

[26] CARTHON B C, WOLCHOK J D, YUAN J, et al. Preoperative CTLA-4 blockade: tolerability and immune monitoring in the setting of a presurgical clinical trial [J]. Clin Cancer Res, 2010, 16 (10): 2861-2871.

[27] NECCHI A, ANICHINI A, RAGGI D, et al. Pembrolizumab as neoadjuvant therapy before radical cystectomy in patients with muscle-invasive urothelial bladder carcinoma (PURE-01): an open-label, single-arm, phase Ⅱ study [J]. J Clin Oncol, 2018, 36 (34): 3353-3360.

[28] NECCHI A, RAGGI D, GALLINA A, et al. Updated results of PURE-01 with preliminary activity of neoadjuvantpembrolizumab in patients with muscle invasive bladder carcinoma with variant histologies [J]. Eur Urol, 2020, 77 (4): 439-446.

[29] BANDINI M, GIBB E A, GALLINA A, et al. Does the administration of preoperative pembrolizumablead to sustained remission post-cystectomy? First survival outcomes from the PURE-01 study ☆ [J]. Ann Oncol, 2020, 31 (12): 1755-1763.

[30] POWLES T, KOCKX M, RODRIGUEZ-VIDA A, et al. Clinical efficacy and biomarker analysis of neoadjuvant atezolizumab inoperable urothelial carcinoma in the ABACUS trial [J]. Nat Med, 2019, 25 (11): 1706-1714.

[31] SZABADOS B E, RODRIGUEZ-VIDA A, DURAN I, et al. A phase Ⅱ study investigating neoadjuvantatezolizumab in cisplatin-ineligible patients with muscle-invasive bladder cancer: final analysis [J]. Ann Oncol, 2020, 31 (Suppl_6): S1319.

[32] WEI X X, MCGREGOR B A, LEE R J, et al. Durvalumab as neoadjuvant therapy for muscle-invasive bladder cancer: preliminary results from the Bladder Cancer Signal Seeking Trial (BLASST)-2 [J]. J Clin Oncol, 2020, 38 (Suppl_6): 507.

[33] VAN DIJK N, GIL-JIMENEZ A, SILINA K, et al. Preoperative ipilimumab plus nivolumab in locoregionally advanced urothelial cancer: the NABUCCO trial [J]. Nat Med, 2020, 26 (12): 1839-1844.

[34] HELMINK B A, REDDY S M, GAO J, et al. B cells and tertiary lymphoid structures promote immunotherapy response [J]. Nature, 2020, 577 (7791): 549-555.

[35] CABRITA R, LAUSS M, SANNA A, et al. Tertiary lymphoid structures improve immunotherapy and survival in melanoma [J]. Nature, 2020, 577 (7791): 561-565.

[36] GAO J, NAVAI N, ALHALABI O, et al. Neoadjuvant PD-L1 plus CTLA-4 blockade in patients with cisplatin-ineligible operable high-risk urothelial carcinoma [J]. Nat Med, 2020, 26 (12): 1845-1851.

[37] GALSKY M D, ARIJA J A A, BAMIAS A, et al. Atezolizumab with or without chemotherapy in metastatic urothelial cancer (IMvigor130): a multicentre, randomised, placebo-controlled phase 3 trial [J]. Lancet, 2020, 395 (10236): 1547-1557.

[38] ALVA A, CSŐSZI T, OZGUROGLU M, et al. Pembrolizumab (P) combined with chemotherapy (C) vs C alone as first-line (1L) therapy for advanced urothelial carcinoma (UC): KEYNOTE-361 [J]. Ann Oncol, 2020, 31 (Suppl_4): S1155.

[39] KAIMAKLIOTIS H, ALBANY C, HOFFMAN-CENSITS J, et al. A multicenter phase 1B/2 study of neoadjuvant pembrolizumab and cisplatin chemotherapy for muscle invasive urothelial cancer [J]. J Urol, 2019, 201 (Suppl_4): e924-e925.

[40] HOIMES C J, ADRA N, FLEMING M T, et al. Phase Ib/II neoadjuvant (N-) pembrolizumab (P) and chemotherapy for locally advanced urothelial cancer (laUC): final results from the cisplatin (C)-eligible cohort of HCRN GU14-188 [J]. Journal of clinical oncology, 2020, 38 (Suppl_15): 5047.

[41] KAIMAKLIOTIS H Z, ADRA N, KELLY W K, et al. Phase Ⅱ neoadjuvant (N-) gemcitabine (G) and pembrolizumab (P) for locally advanced urothelial cancer (laUC): interim results from the

cisplatin（C）-ineligible cohort of GU14-188［J］. Journal of clinical oncology, 2020, 38（Suppl_15）: 5019.

［42］GUPTA S, SONPAVDE G, WEIGHT C J, et al. Results from BLASST-1（bladder cancer signal seeking trial）of nivolumab, gemcitabine, and cisplatin in muscle invasive bladder cancer（MIBC）undergoing cystectomy［J］. J Clin Oncol, 2020, 38（Suppl_6）: 439.

［43］CATHOMAS R, PETRAUSCH U, HAYOZ S, et al. Perioperative chemoimmunotherapy with Durvalumab（Durva）in combination with cisplatin/gemcitabine（Cis/Gcm）for operable muscle-invasive urothelial carcinoma（MIUC）: preplanned interim analysis of a single-arm phase Ⅱ trial（SAKK 06/17）［J］. J Clin Oncol, 2020, 38（Suppl_6）: 499.

［44］STEWART R A, PILIE P G, YAP T A. Development of PARP and immune-checkpoint inhibitor combinations［J］. Cancer research, 2018, 78（24）: 6717-6725.

［45］RODRIGUEZ-MORENO J F, DE VELASCO G, ALVAREZ-FERNANDEZ C, et al. Impact of the combination of durvalumab（MEDI4736）plus olaparib（AZD2281）administered prior to surgery in the molecular profile of resectable urothelial bladder cancer: NEODURVARIB Trial［J］. J Clin Oncol, 2020, 37（Suppl_7）: TPS503.

［46］RODRIGUEZ-MORENO J F, DE VELASCO G, ALVAREZ-FERNANDEZ C, et al. Impact of the combination of durvalumab（MEDI4736）plus olaparib（AZD2281）administered prior to surgery in the molecular profile of resectable urothelial bladder cancer. NEODURVARIB trial［J］. Ann Oncol, 2020, 31（Suppl_4）: S589.

［47］GRANDE E, GUERRERO F, PUENTE J, et al. DUTRENEO Trial: a randomized phase Ⅱ trial of Durvalumab and TREmelimumab versus chemotherapy as a NEOadjuvant approach to muscle-invasive urothelial bladder cancer（MIBC）patients（pts）prospectively selected by an interferon（INF）-gamma immune signature［J］. Journal of clinical oncology, 2020, 38（Suppl_15）: TPS4588.

［48］BAJORIN D F, WITJES J A, GSCHWEND J E, et al. Adjuvant nivolumab versus placebo in muscle-invasive urothelial carcinoma［J］. New England journal of medicine, 2021, 384（22）: 2102-2114.

［49］SONPAVDE G, KHAN M M, LERNER S P, et al. Disease-free survival at 2 or 3 years correlates with 5-year overall survival of patients undergoing radical cystectomy for muscle invasive bladder cancer［J］. Journal of urology, 2011, 185（2）: 456-461.

［50］FAJKOVIC H, CHA E K, XYLINAS E, et al. Disease-free survival as a surrogate for overall survival in upper tract urothelial carcinoma［J］. World journal of urology, 2013, 31（1）: 5-11.

［51］SPRING L M, FELL G, ARFE A, et al. Pathologic complete response after neoadjuvant chemotherapy and impact on breast cancer recurrence and survival: a comprehensive meta-analysis［J］. Clin Cancer Res, 2020, 26（12）: 2838-2848.

［52］XIE W, REGAN M M, BUYSE M, et al. Metastasis-free survival is a strong surrogate of overall survival in localized prostate cancer［J］. J Clin Oncol, 2017, 35（27）: 3097-3104.

［53］BUYSE M, SARGENT D J, GROTHEY A, et al. Biomarkers and surrogate end points-the challenge of statistical validation［J］. Nat Rev Clin Oncol, 2010, 7（6）: 309-317.

# 第八章 新辅助治疗的分子标志物分析

Tuomas Jalanko，Mathieu Roumiguie，Peter Black

## 一、引言

以顺铂为基础的新辅助化疗联合根治性膀胱切除术仍然是非转移性肌层浸润性膀胱癌的标准治疗方案[1]。然而，在临床实践中，超过70%的患者在没有接受新辅助化疗的情况下进行了根治性膀胱切除术。其中，一部分原因是患者对顺铂不耐受（例如存在并发症或肾功能衰竭），另一部分原因是临床医生对新辅助化疗持消极的态度，认为其治疗的副作用大于患者的获益[2]。因此，使用生物标志物筛选出可能从新辅助化疗中受益的患者，避免对那些潜在应答较差的患者实施新辅助化疗，可能会改善临床医生对新辅助化疗认识不足的问题。对膀胱癌分子特征的深入研究确定了一些与顺铂反应相关的基因（如DDR途径相关基因ERCC2和ATM1）。膀胱癌的分子亚型也可能对识别新辅助化疗反应具有重要意义[3]。在一项报告中，基底型肿瘤的患者单独进行根治性膀胱切除术的预后较差，但在接受新辅助化疗后预后显著改善，而管腔型肿瘤的患者无论是否接受新辅助化疗，整体生存率都非常高[4]。

尽管目前的研究结果不一致，但是分子分型也开始被用于识别最有可能对免疫治疗产生应答的转移性尿路上皮癌患者。在 CheckMate 275 研究中，基底型肿瘤具有强烈的免疫浸润特征，与其他亚型相比，这一亚型对纳武利尤单抗具有更好的反应[5]。而在 IMvigor 210 研究中，根据 Lund 分类，基因组不稳定亚型与高突变率相关，这一亚型对阿替利珠单抗的反应率最高[6]。

在转移性尿路上皮癌中，一些生物标志物如通过免疫组织化学检测的 PD-L1 表达和 CD8+ 效应 T 细胞特征，可能对预测免疫治疗反应具有一定价值，但目前的研究结果尚不一致。在顺铂和卡铂耐受的患者中，PD-L1 表达可用于筛选帕博利珠单抗或阿替利珠单抗一线治疗获益的群体，但还不足以指导其他的治疗决策[7-8]。PD-L1 可在 $20\% \sim 30\%$ 的膀胱肿瘤中检测到，它是一个动态变化的生物标志物，可能在肿瘤进展和转移期间及在全身治疗时发生变化。此外，疾病早期更好的免疫系统状态使 T 细胞能够更大程度地增殖以产生免疫反应[9]。

膀胱癌免疫检查点抑制剂治疗的前沿领域是围手术期的新辅助联合治疗。在五项单臂 Ⅱ 期新辅助免疫治疗、免疫联合化疗或双免联合治疗的临床研究中（见表 8.1），31%～46% 的患者达到了完全缓解[10-14]。随着多种新辅助治疗方案的出现，使用能预测疗效的生物标志物来指导个体化治疗将具有更重要的价值。尽管可能改变临床指南的 Ⅲ 期临床研究结果尚未公布，但是已经有多项早期阶段的临床研究探索了生物标志物在预测治疗反应中的作用（见表 8.2）。在本章中，我们旨在总结这些新辅助治疗研究中的生物标志物分析结果。

表 8.1　肌层浸润性膀胱癌新辅助免疫治疗的临床研究

| 研究 | 患者人数（$n$） | 受试群体 | 治疗方式 | 病理完全缓解 | pT ≤ 1N0 | 标志物 |
|---|---|---|---|---|---|---|
| PURE-01 | 143 | cT2-4aN0 | 帕博利珠单抗（3 个周期） | 约 39% | 56% | PD-L1，CPS，基因组测序，RNA 芯片 |
| ABACUS | 88 | cT2-4aN0 顺铂不耐受 | 阿替利珠单抗（2 个周期） | 约 31% | NR | 基因组测序，RNA 测序（CD8、tGE8、GZMB），PD-L1 表达 |
| NABUCCO | 24 | cT3-4 或 cT2-4aN1-3 | "纳武利尤单抗 + 伊匹木单抗"（3 个周期序贯 / 联合用药） | 约 46% | 58% | PD-L1，CPS，肿瘤免疫细胞浸润（CD3、CD8、CD68、FoxP3、CD20、PanCK），全外显子组测序，RNA 芯片，TLS |
| BLASST | 41 | cT2-4aN ≤ 1 顺铂耐受 | "GC + 纳武利尤单抗"（4 个周期） | 34% | 66% | PD-L1 表达，肿瘤免疫细胞浸润（CD3、CD8、CD56），全基因组测序，分子亚型 |
| MDACC | 28 | cT2-4aN ≤ 1 顺铂不耐受 | "德瓦鲁单抗 + 曲美木单抗"（2 个周期） | 37.5% | 58% | PD-L1 表达，TLS，全外显子组测序，NanoString MultiplexRNA |

注：CPS 为综合阳性评分；TMB 为肿瘤突变负荷；tGE8 为预定义的 8 个细胞毒性 T 细胞转录特征基因；GZMB 为颗粒酶 B；PD-L1 为程序死亡配体 1；TLS 为三级淋巴结构。

表 8.2 新辅助免疫治疗临床研究中生物标志物与病理完全缓解之间的关系

| 研究 | PD-L1 抗体 | PD-L1+ 阈值 | 治疗反应的生物标志物 | | | | | | |
|------|-----------|------------|--------|------|-------|------|-----|-----|------|
| | | | PD-L1+ | CD8+ | B 细胞 | tGE8 | TLS | TMB | 其他 |
| PURE-01 | Dako 22C3 | CPS ≥ 10% | V | | | | | X | |
| ABACUS | Ventana SP142 | > 5% 免疫细胞 | X | V | | V | | X | GZMB |
| NABUCCO | Dako 22C3 | CPS ≥ 10% | X | X | X | X | X | X | ICOS+ CD4+ |
| BLASST-1 | Dako 22C3 | CPS ≥ 10% | X | | | | | | |
| MDACC | Cell Signaling 13684S | PD-L1+ 密度 | X | V | V | X | V | X | TLS 标记（POU2AF1，LAMP3，CD79A 和 MS4A1） |

注：CPS 为综合阳性评分；TMB 为肿瘤突变负荷；tGE8 为预定义的 8 个细胞毒性 T 细胞转录特征基因；TLS 为三级淋巴结构；GZMB 为颗粒酶 B；PD-L1 为程序死亡配体 1；X 为无关联；V 为与病理完全缓解相关的生物标志物；ICOS 为诱导性共刺激分子。

## 二、临床研究

迄今为止，已有五项 II 期临床研究评估了新辅助免疫治疗后进行根治性膀胱切除术的病理完全缓解率。

PURE-1 研究纳入了 114 名患者，在根治性膀胱切除术前接受了 3 个周期（每 3 周为 1 个周期）的帕博利珠单抗治疗[6]，其中约 39% 的患者达到了病理完全缓解。生物标志物分析包括 PD-L1 表达检测［免疫组织化学（Dako22C3 pharmDx 试剂盒）］、基因组测序（FoundationOne®）和基因表达谱分析[10, 15]。

在 ABACUS 研究中，88 名患者在根治性膀胱切除术前接受了 2 个周期的阿替利珠单抗治疗，其中约 31% 的患者达到了病理完全缓解。生物标志物分析包括 PD-L1 表达和其他蛋白表达（PanCK、CD8、GZMB 和 FAP 等）的检测，以及 RNA 和基因组测序（FoundationOne®）[11]。

在 NABUCCO 研究中，24 名患者接受了伊匹木单抗（抗 CTLA-4：第 1 天和第 22 天每次 3 mg/kg）和纳武利尤单抗（抗 PD-1：第 22 天 1 mg/kg 和第 43 天 3 mg/kg）的联合治疗后进行根治性膀胱切除术，病理完全缓解率达到 46%。生物标志物分析包括治疗前后肿瘤原发灶和局部转移淋巴结的全外显子组测序、RNA 测序以及免疫细胞的多重免疫荧光分析[12]。

在 BLASST 研究中，41 名患者接受了 4 个周期的标准 GC 方案，并在每个周期的第 8 天的吉西他滨治疗中联用纳武利尤单抗，病理完全缓解率为 34%。

在 MDACC 研究中，Gao 等评估了在 28 名顺铂不耐受的肌层浸润性膀胱癌患者中使用度伐利尤单抗联合曲美木单抗（抗 CTLA-4）的效果，病理完全缓解率为 37.5%。研究者分析了多种潜在预测疗效的生物标志物，包括三级淋巴结构、总突变负荷和基因表达特征[13]。

## 三、基因突变

膀胱癌具有普遍的基因突变特征和显著的分子异质性[16]。肌层浸润性膀胱癌表现出显著的基因突变特征，其体系突变频率达到每百万碱基 7.7 个，与肺癌和黑色素瘤同属恶性肿瘤中突变负荷最高的 3 种类型[17]。膀胱癌的体系基因突变包括碱基（A、T、C、G）替换、插入或缺失，染色体重排和拷贝数变异。其中一些基因突变是同义突变，不会改变蛋白质的氨基酸序列；而另一些则是错义突变，会导致氨基酸序列的改变。错义突变可能是不利的，因为它会改变蛋白质的结构，从而可能导致功能丧失。而同义突变是无意义的，不会改变蛋白质的功能。

识别基因突变的最常见方法是全基因组测序、全外显子组测序和使用基因芯片的靶向测序。样本通常来自福尔马林固定、石蜡包埋的原发肿瘤组织。由于很少对转移性病灶进行活检，目前对这些小样本转移灶的分析有限，也未对转移性患者的血浆 ctDNA 或尿液游离 DNA 进行测序分析[18]。虽然全外显子组测序和全基因组测序对研究和探索基因突变很重要，但是综合基因组谱（CGP）因整合了已知的癌症相关基因且生物信息学分析更加简化，可能更具有临床实用价值。这些方法已被用于多个免疫治疗的临床研究中。一次 CGP 可以检测到大约 400 个癌症相关基因和几个选定的内含子片段中的碱基替换、插入、缺失和拷贝数变异，并用于评估肿瘤突变负荷和微卫星不稳定（MSI）。目前，已有几种美国食品药品监督管理局批准的商业 CGP 检测试剂盒上市（如 Foundation One CDx，MSK-IMPACT），还有更多的检测试剂盒正在研发中。

除了 PD-1 和 PD-L1，在癌症免疫治疗中研究最多的生物标志物是肿瘤突变负荷。高肿瘤突变负荷可以由某些突变特征（如 APOBEC）、MSI 和 DDR 引起。肿瘤突变负荷被定义为每百万个碱基的外显子体系突变数。然而，在文献中关于包含何种类型的突变以及如何计算肿瘤突变负荷仍存在相当大的争议，尤其是在使用不同测序平台（如全外显子组测序、全基因组测序和 CPG）时。一些研究报告了每个肿瘤的突变数量，而另一些研究报告了同义突变和错义突变。文献中的这些差异使得在不同研究之间比较肿瘤突变负荷变得十分困难。然而，肿瘤突变负荷是肿瘤新抗原负荷的替代标志物，在癌症免疫治疗中仍扮演着重要角色。肿瘤特异性新抗原由体系突变产生，并可呈现在肿瘤细胞表面以被免疫细胞识别。这些新抗原中的部分抗原被识别为"非自身抗原"，可能导致 T 细胞激活和抗肿瘤免疫反应[19]。肿瘤微环境中的 T 细胞激活被认为是免疫检查点抑制剂发挥作用的前提。

包括Ⅲ期随机对照研究在内的多项临床研究已经证明，高肿瘤突变负荷与包括膀胱癌在内的各种晚期和转移性实体瘤中免疫检查点抑制剂的临床反应相关。高肿瘤突变负荷被认为能预测客观缓解率、无进展生存期和总生存期[20-25]，但新辅助治疗相关研究文献较少。一项小样本的Ⅱ期临床研究显示，高肿瘤突变负荷的黑色素瘤患者在接受新辅助伊匹木单抗联合纳武利尤单抗治疗后取得了更好的临床效果[26]。另一项非小细胞肺癌的Ⅱ期临床研究则未发现高肿瘤突变负荷和低肿瘤突变负荷患者之间的治疗反应差异[27]。

在五项膀胱癌的Ⅱ期临床研究中，发现高肿瘤突变负荷与新辅助免疫治疗反应之间存在显著关联。在 PURE-01、ABACUS 和 MDACC 研究中，病理学缓解与肿瘤突变负荷无显著相关性[15, 28]；而在 NABUCCO 研究中，单变量分析显示在伊匹木单抗联合纳武利尤单抗治疗达到完全缓解的患者中，肿瘤突变负荷有增高的趋势[10-13]。高肿瘤突变负荷是肌层浸润性膀胱癌预后较好的生物标志物，因此，评估肿瘤突变负荷对免疫治疗的预测价值需纳入未接受免疫治疗的患者[29]。

对于新辅助免疫治疗和姑息性免疫治疗临床研究中肿瘤突变负荷与临床缓解之间不一致的结果，可能有以下几种原因。第一，新辅助治疗研究大多是小样本的单臂Ⅱ期临床研究，可能不足以检测到差异。第二，这些临床研究中用于检测肿瘤突变负荷的方法各不相同。PURE-01 和 ABACUS 使用了 CGP 检测，而 NABUCCO 和 MDACC 使用了全外显子组测序。尽管 CGP 只检测了外显子区域的较小部分（约 1Mb），但是与全外显子组测序一样，已被证明能够准确地检测肿瘤突变负荷[30-31]。然而，PURE-01 和 ABACUS 中使用的 CGP 同时检测了同义和错义体系突变。有研究表明，在描述新抗原负荷和对免疫检查点抑制剂的反应方面，检测克隆性（每个肿瘤细胞发现的突变）错义突变比同时检测同义突变和错义突变更加准确[24]。第三，也是最重要的一点，新辅助免疫治疗和姑息性免疫治疗研究患者的临床特征显著不同。新辅助研究中的肿瘤是局部的，在生物学上不同于转移性肿瘤。在转移性患者的研究中，患者通常在免疫治疗前经历了多种治疗，而新辅助治疗研究的患者既往未曾接受任何系统治疗。此外，从样本采集到治疗的时间往往差异较大。转移性患者的组织样本通常在疾病的早期获得，在样本收集和开始免疫治疗之间进行了一种或多种的系统治疗。而在新辅助研究中，样本通常是在免疫治疗开始前不久获得的。

在 PURE-01 研究中，基于 RNA 表达分类为神经内分泌样的肿瘤具有最高的肿瘤突变负荷，但与帕博利珠单抗的疗效无相关性[10]。在铂类药物无效的转移性患者中，IMvigor210 研究观察到神经内分泌样肿瘤对阿替利珠单抗有较好的反应[32]。这些结果之间的一个关键区别在于确定神经内分泌样基因表达的分类方法不同[33]。

如前所述，MSI 是高肿瘤突变负荷的一个潜在因素。在 MSI 中，DNA 错配修复通路受损导致突变在重复 DNA 序列（称为微卫星）上积累。在一个包含各种转移性肿瘤的队列研究中，MSI、高新抗原负荷和高肿瘤突变负荷与免疫检查点抑制剂治疗的更好应答相关[22]。帕博利珠单抗已被批准用于标准治疗失败的 MSI-H 或高肿瘤突变负荷的局部晚期或转移性实体肿瘤。然而，在膀胱癌和其他实体肿瘤的新辅助临床研究中，尚未报告 MSI 与病理学反应之间的关联。

膀胱癌的几个特定基因改变包括 TERT 启动子、p53、Rb1 和 FGFR3 的突变，在 DDR 和染色质修饰基因中也发现了显著的改变[29]。以下几个基因突变被认为与转移性肿瘤患者免疫检查点抑制剂的临床反应有关。PBRM1 是编码 SWI/SNF-B（PBAF）染色质重塑复合体其中一种蛋白的基因。免疫治疗相关研究发现，PBRM1 突变在有免疫治疗反应的肿瘤中富集[24, 34-35]。其他与免疫治疗反应相关的基因突变还包括 PIK3CA 和 KRAS 突变[24]。然而，这些基因突变在膀胱癌或其他肿瘤的新辅助治疗研究中尚未被确立为可预测治疗反应的生物标志物。

DDR 可以导致高肿瘤突变负荷和遗传学不稳定性。在膀胱癌中，DDR 通路基因（如 ERCC2、ATM、FANCC）的突变与局限性肿瘤的新辅助化疗[36-38]和转移性肿瘤的免疫治疗临床反应相关[39]。在 PURE-01 和 ABACUS 研究中，DDR 通路的改变与 PD-L1 抑制剂单药治疗后的临床疗效无关[10-11]。然而，在 NABUCCO 研究中，DDR 突变在双免联合治疗反应良好的患者中富集。有趣的是，与 PURE-01 和 ABACUS（cT2-4aN0）研究相比，NABUCCO 研究中的肿瘤分期更晚（cT3-4a 或 cN1-3）。

一些基因突变与免疫治疗的耐药性相关。众所周知，PTEN 是一个抑癌基因和细胞周期调节基因。研究显示，PTEN 的纯合子缺失与免疫检查点抑制剂的耐药性有关[24, 40-41]。抑制性免疫细胞因子的表达增加可以减少肿瘤中 T 细胞的浸润，这可能是耐药的分子生物学机制[40]。目前，PTEN 尚未被确定为预测膀胱癌新辅助免疫治疗疗效的生物标志物。

FGFR 抑制剂厄达替尼最近已被美国食品药品监督管理局批准用于铂类治疗无效的晚期转移性尿路上皮癌患者。通常，FGFR 突变或融合在肌层浸润性膀胱癌的管腔亚型中富集，这一亚型具有 T 细胞浸润减少和免疫标志物低表达的特征。基于这些分子的相关性，既往研究发现 FGFR 通路改变可能是免疫治疗耐药的标志物[42]，但在转移性患者的二线治疗中结果并非如此[43]。PURE-01 和 ABACUS 研究发现，FGFR3 突变或融合与帕博利珠单抗或阿替利珠单抗新辅助治疗反应无关[11, 44]。在 ABACUS 研究中，FGFR 的配体 FGF3、FGF4 和 FGF19 的扩增在新辅助治疗反应良好患者治疗前的组织中富集[11]。这项探索性分析表明 FGFR 信号可能与免疫治疗反应相关，但仍需进一步研究。

　　在膀胱癌中，2/3 的单碱基替换是由 APOBEC 介导的突变引起的。APOBEC 是一类参与 RNA 编辑的胞苷脱氨酶家族基因，烟草暴露可能导致其基因突变。APOBEC 失调是膀胱癌高突变负荷的原因之一，其可能作为免疫治疗的潜在生物标志物。在转移性实体瘤研究中，APOBEC 相关突变与更好的免疫检查点抑制剂临床反应相关[24]，但尚未在新辅助治疗研究中得到验证。

　　尽管已鉴定出多个与免疫治疗应答相关的基因突变，但是迄今尚未发现具有明确预测价值的基因标志物可用于评估膀胱癌新辅助免疫治疗的疗效，未来随机临床试验数据的积累可能改变这一认知。此外，整合基因组、转录组和蛋白质组标志物的多组学分析，可能为揭示预测免疫治疗疗效的关键分子提供线索。

## 四、基因表达信号和分子亚型

　　在转移性尿路上皮癌患者免疫治疗中进行肌层浸润性膀胱癌分子分型，确定了从免疫检查点抑制治疗中获益最多的肿瘤亚型（见图 8.1）。IMvigor210 研究显示，TGCA 群 Ⅱ（有免疫和基质浸润的管腔型肿瘤）对阿替利珠单抗的反应更好，而在 Checkmate 275 研究中，基底型肿瘤（TCGA 群 Ⅲ）对纳武利尤单抗的反应优于其他肿瘤亚型[5, 45]。对 IMvigor210 研究的进一步分析表明，Lund 肿瘤分类法中的基因组不稳定亚型（突变率高的管腔型肿瘤亚群）可能反应良好[6]。然而这些结果均来自单臂 Ⅱ 期临床研究，在大型 Ⅲ 期队列研究的一线或二线治疗中均未按照分子亚型报告结果。此外，在不同治疗中，肿瘤转录组特征会发生动态变化，这些结果可能不适用于新辅助治疗[46]。如上所述，对于接受二线或后续治疗的局部晚期或转移性尿路上皮癌患者，分子分析通常是对未经任何治疗的原发肿瘤样本进行的，样本获取的时间和开始免疫治疗的时间间隔较长。而在新辅助治疗的患者中，样本获取和开始免疫治疗的时间间隔很短。

在单臂研究中确定生物标志物的预测价值，尤其是将分子亚型作为新辅助免疫治疗反应的预测标志物较为困难。既往研究对比仅接受根治性膀胱切除术和接受新辅助化疗后再进行膀胱切除术患者的总生存期，发现基底型肿瘤可能从新辅助化疗中取得最大的生存获益。而仅分析接受新辅助化疗治疗的患者，不同亚型之间没有显著差异。基底型肿瘤在未接受新辅助化疗时预后较差，在接受新辅助化疗后预后较好，而其他亚型在有无新辅助化疗的情况下生存率差异不大，因此，基底亚型可预测新辅助化疗的反应。需强调的是，在先前的报告中分子亚型与病理完全缓解率无关，而只报告了新辅助化疗后不同亚型之间的生存差异。因此，目前单臂Ⅱ期研究的报道未能提供基于分子亚型预测免疫疗效的证据。

在 PURE-01 研究中，Necchi 等报告了分子亚型和免疫特征对病理完全缓解和无进展生存期的影响，并将其与之前报告的新辅助化疗队列进行了比较。对于新辅助免疫治疗和新辅助化疗，病理反应与分子亚型之间并无明显相关，但有研究显示，共识模型[3]中的管腔不稳定型（相当于基因组不稳定型）和基底鳞状肿瘤以及北卡罗来纳大学模型[47]中的 claudin 低表达型肿瘤在接受帕博利珠单抗治疗后病理分期为非肌层浸润型的比例较高，分别为 68.4%、65.4% 和 63.6%，而总体队列的比例为 53.6%。在 ABACUS 研究中，根据 Lund 分类法划分的亚型与病理反应之间没有明确的相关性。

PURE-01 研究的结果表明，基底型肿瘤存在最高的 PD-L1 表达和免疫相关基因表达。该研究分析了 4 种先前已描述的免疫标志性特征，包括 Immune 190 评分、IFNg、IFNa 和炎症反应特征。这些特征在基底型、富含基质型和 claudin 低表达型肿瘤中高度富集，并在多变量分析中与帕博利珠单抗的病理反应显著相关，但这些特征与新辅助化疗的反应无关。此外，各亚型的肿瘤突变负荷没有差异，肿瘤突变负荷也无法预测肿瘤对帕博利珠单抗的反应。

由于上述研究结果以及不同亚型的样本量较小，目前仍难以明确不同亚型与无进展生存期之间的关系。在将 PURE-01 队列与新辅助化疗队列进行比较时，claudin 低表达型肿瘤和富含免疫浸润的管腔型肿瘤（等同于 TCGA Ⅱ类肿瘤）的无进展生存期较长，这一趋势在 BLASST-1 研究的小样本初步分析中也得到了支持。在 PURE-01 研究中，Immune190 评分最高四分位数的患者相比最低四分位数的患者在无进展生存期得到改善（2 年的无进展生存率为 93% vs 79%，$P$=0.15）。有趣的是，这类患者在新辅助化疗队列中的预后较差，这表明基于免疫基因表达特征的不同新辅助治疗方案之间存在差异。

ABACUS 研究重点关注了预设的 8 个基因的 RNA 表达特征（IFNG、CXCL9、CD8A、GZMA、GZMB、CXCL10、PRF1 和 TBX21），这些基因反映了干扰素的信号传导和 CD8+ 效应 T 细胞的存在。以上基因的表达在完全缓解的患者中显著高于无缓解患者，无缓解患者分为病情稳定患者和复发患者。ABACUS 研究的结果还验证了 IMvigor210 研究的结果，即 TGF-β 诱导的基因特征与免疫豁免表型相关，表明 TGF-β 可能是新辅助免疫治疗反应的重要调节因子。同样的 TGF-β 反应特征在 NABUCCO 研究中预测了对双免联合治疗的较差反应。然而，在 NABUCCO 研究中，病理缓解与基线干扰素 γ、肿瘤浸润或 CD8+T 细胞效应特征之间没有相关性。这表明在 PD-1 阻断治疗中加入 CTLA-4 抑制剂可诱导肿瘤出现病理完全缓解，而这与 CD8+T 细胞免疫无关。

总体而言，以上结果表明新辅助免疫治疗的获益可能与分子亚型相关，这主要由免疫浸润驱动，免疫浸润是分子亚型的关键组成部分（见图 8.1[48]）。图 8.1 显示了使用共识亚型分类和 TCGA 亚型分类对来自 TCGA 2017 的 404 名患者进行基因表达和突变状态分析的生物学特征。（图 8.1 经 Springer 许可使用。）

## 五、免疫组织化学图谱

肿瘤微环境中缺乏淋巴细胞是免疫检查点抑制剂治疗无效的生物标志物。事实上，在没有免疫细胞的肿瘤（通常被称为"冷肿瘤"）中，通过释放活化的 T 细胞而发挥作用的免疫治疗就无法引起免疫反应[49]。上述研究的 RNA 免疫特征反映了这一点，其他研究则侧重于原发肿瘤中的免疫组织化学标志物。

肿瘤中的 CD8+ 免疫细胞被认为是 T 细胞免疫浸润的标志。基于转移性肿瘤内 CD8+ 细胞的存在与更好的客观反应相关[6]，ABACUS 研究还显示，与 CD8+ 细胞数量少于中位数的肿瘤相比，上皮内 CD8+ 细胞数量多于中位数的肿瘤的病理完全缓解率更高（40% vs 20%；$P < 0.05$）[11]。肿瘤 CD8+ 免疫表型包括荒漠型（微环境中无 CD8+ 免疫细胞）、豁免型（肿瘤周围充满 CD8+ 免疫细胞）和炎症型（肿瘤内充满 CD8+ 免疫细胞）。与既往的转移性尿路上皮癌研究相比，T 细胞炎症型在接受新辅助治疗的患者中更为常见，导致研究者难以将这种表型与新辅助治疗中的病理学缓解情况相联系[6]。为了进一步分析肿瘤免疫浸润，ABACUS 研究的研究人员使用 GZMB 免疫染色法（GIMB 是 CD8+ 淋巴细胞活性的替代标志物）重点研究了免疫浸润的程度。结果显示，与复发肿瘤相比，在有治疗反应的肿瘤中的 GZMB+/CD8+ 双重表达水平更高[11]。

在 MDACC 研究中也观察到了免疫细胞浸润的重要性，有治疗反应肿瘤的 B 细胞、CD4+T 细胞和 CD8+T 细胞的密度高于无治疗反应肿瘤。研究者集中分析了三级淋巴结构作为一种特定类型肿瘤的免疫浸润特征。三级淋巴结构由异位淋巴形成，其特征包括 T 细胞、树突状细胞和增殖的 B 细胞以及高内皮微静脉（HEV）。肿瘤中三级淋巴结构的浸润与某些实体瘤（如肺癌、黑色素瘤、结直肠癌等）的较好预后相关[50]。Gao 等报告，治疗前肿瘤中高密度的三级淋巴结构与更长的总生存期和无复发生存期相关，与有治疗反应肿瘤的 4 个三级淋巴结构相关基因（POU2AF1、LAMP3、CD79A 和MS4A1）高表达一致[13]。

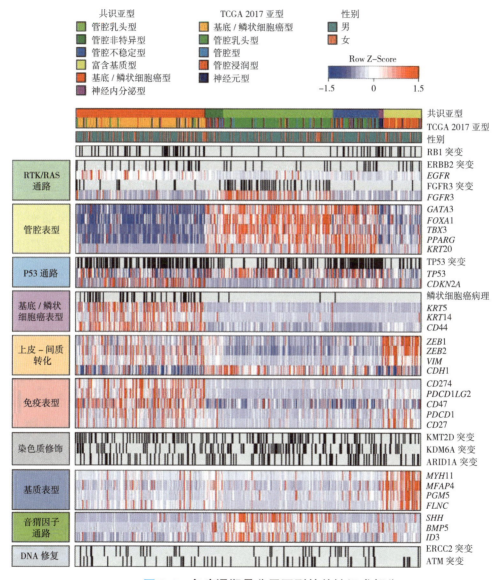

图 8.1　免疫浸润是分子亚型的关键组成部分

注：该图根据肌层浸润性膀胱癌生物标记相关基因和突变状态，对 TCGA 2017 公开队列中 404 名患者的共识亚型分类进行生物学特征分析。6 个共识亚型（LumP、LumNS、LumU、Stroma-rich、Ba/Sq、NE-like）在协变量轨迹中标出。EMT 表示上皮 - 间质转化。蓝色表示某种基因的低表达，红色表示高表达

如上所述，NABUCCO 研究结果显示，基线 CD8+ 免疫细胞浸润与双免联合治疗的病理缓解之间无相关性。尽管分析显示在完全缓解患者的治疗过程中三级淋巴结构有所增加，但是未能阐明基线三级淋巴结构数量与治疗反应之间的相关性。经过治疗后，三级淋巴结构中的调节性 T 细胞浸润减少。NABUCCO 研究还分析了 ICOS+CD4+T 细胞水平作为抗 CTLA-4 治疗的特定生物标志物，发现其在有应答的肿瘤中的表达水平高于无应答的肿瘤[12]。

## 六、生物标志物的应用前景

目前，已发现有几种生物标志物与尿路上皮癌患者的预后相关，但无论是在新辅助治疗还是在转移性肿瘤背景下都没有得到验证。随着临床研究的开展和对相关机制的深入研究，这些潜在的生物标志物可能有助于筛选新辅助免疫治疗获益的患者。接下来的重点是在前瞻性随机对照研究中验证这些生物标志物的预测作用。

对生物标志物的研究仍在不断开展。例如，插入和缺失事件负荷可能是肿瘤突变负荷的补充或优于肿瘤突变负荷[51-52]。得益于这些进展，不久的将来可能发现新的生物标志物。分析 ctDNA、循环肿瘤细胞和细胞外囊泡对研究原发膀胱肿瘤的空间分子异质性十分重要[53-58]。不同部位的原发肿瘤之间以及原发肿瘤和淋巴结转移之间的基因组特征差异较常见[59-60]。新辅助治疗的生物标志物数据是从经尿道膀胱肿瘤电切术中的个别组织切片中获得的。循环标志物（统称为液体活检）可以总结性地评估原发肿瘤的不同克隆特征。例如，ctDNA 能够识别基因突变和突变负荷，可能比原发肿瘤的任何一个切片更能代表肿瘤整体特征[61]。ctDNA 水平的下降也可以作为免疫治疗的早期反应标志物[62]，而对循环肿瘤细胞和 EVs 的分析可将研究扩展至蛋白质和 RNA 水平。

未来，外周血的免疫标志物在预测免疫治疗疗效上可能会扮演更重要的角色。使用质谱流式细胞技术评估外周血免疫细胞和 T 细胞受体测序以确定 T 细胞多样性尚未在新辅助治疗中作为研究潜在生物标志物的方法[63-65]。高血浆白介素 -8（pIL-8）水平和外周血单核细胞中的 IL8 基因表达与阿替利珠单抗在转移性尿路上皮癌和肾细胞癌（RCC）患者中的疗效不佳有关，而其在治疗中的动态变化也可能预测治疗反应[66]。这被认为与髓样细胞中高 IL8 表达抑制肿瘤抗原呈递有关，而对于新辅助治疗仍需要进行类似的研究。

肠道微生物群在调节免疫治疗反应中的作用也是一个研究热点[67]，这些研究不仅有望提供预测治疗反应的生物标志物，还可能提供增强治疗反应的方法。然而，尿液微生物群的作用仍然未被充分研究[68]。

　　生物标志物的预测作用取决于其能否在Ⅲ期临床研究中证明其有效性，但它最终可能仅在一部分患者中有效，因此在免疫治疗前就需要评估生物标志物的情况。此外，随着包括联合治疗和新药研究等不同的新辅助治疗研究的开展，需要更多的生物标志物用于最佳的个体化治疗选择。为探索最佳新辅助化疗联合根治性膀胱切除术的方案[69]（如 Alliance A031701 NCT03609216），预测和验证生物标志物的临床研究已开展，而类似的研究结论也将应用于新辅助免疫治疗。

# 参考文献

［1］WITJES J A, BRUINS H M, CATHOMAS R, et al. European Association of Urology guidelines on muscle-invasive and metastatic bladder cancer: summary of the 2020 guidelines［J］. Eur Urol, 2021, 79（1）: 82-104.

［2］REARDON Z D, PATEL S G, ZAID H B, et al. Trends in the use of perioperative chemotherapy for localized and locally advanced muscle-invasive bladder cancer: a sign of changing tides［J］. Eur Urol, 2015, 67（1）: 165-170.

［3］KAMOUN A, DE REYNIÈS A, ALLORY Y, et al. A consensus molecular classification of muscle-invasive bladder cancer［J］. Eur Urol, 2020, 77（4）: 420-433.

［4］SEILER R, ASHAB H A D, ERHO N, et al. Impact of molecular subtypes in muscle- invasive bladder cancer on predicting response and survival after neoadjuvant chemotherapy［J］. Eur Urol, 2017, 72（4）: 544-554.

［5］SHARMA P, RETZ M, SIEFKER-RADTKE A, et al. Nivolumab in metastatic urothelial carcinoma after platinum therapy（CheckMate 275）: a multicentre, single-arm, phase 2 trial［J］. Lancet Oncol, 2017, 18（3）: 312-322.

［6］MARIATHASAN S, TURLEY S J, NICKLES D, et al. TGFβ attenuates tumour response to PD-L1 blockade by contributing to exclusion of T cells［J］. Nature, 2018, 554（7693）: 544-548.

［7］ROSENBERG J E, HOFFMAN-CENSITS J, POWLES T, et al. Atezolizumab in patients with locally advanced and metastatic urothelial carcinoma who have progressed following treatment with platinum-based chemotherapy: a single-arm, multicentre, phase 2 trial［J］. Lancet, 2016, 387（10031）: 1909-1920.

［8］POWLES T, DURÁN I, VAN DER HEIJDEN M S, et al. Atezolizumab versus chemotherapy in patients with platinum-treated locally advanced or metastatic urothelial carcinoma（IMvigor211）: a multicentre, open-label, phase 3 randomised controlled trial［J］. Lancet, 2018, 391（10122）: 748-757.

［9］JONG J J, STOOP H, NIEBOER D, et al. Concordance of PD-L1 expression in matched urothelial bladder cancer specimens［J］. Histopathology, 2018, 73（6）: 983-989.

［10］NECCHI A, RAGGI D, GALLINA A, et al. Impact of molecular subtyping and immune infiltration on pathological response and outcome following neoadjuvant pembrolizumab in muscle-invasive bladder cancer［J］. Eur Urol, 2020, 77（6）: 701-710.

［11］POWLES T, KOCKX M, RODRIGUEZ-VIDA A, et al. Clinical efficacy and biomarker analysis of neoadjuvant atezolizumab inoperable urothelial carcinoma in the ABACUS trial［J］. Nat Med, 2019, 25（11）: 1706-1714.

［12］VAN DIJK N, GIL-JIMENEZ A, SILINA K, et al. Preoperative ipilimumab plus nivolumab in locoregionally advanced urothelial cancer：the NABUCCO trial［J］. Nat Med，2020，26（12）：1839-1844.

［13］GAO J，NAVAI N，ALHALABI O，et al. Neoadjuvant PD-L1 plus CTLA-4 blockade in patients with cisplatin-ineligible operable high-risk urothelial carcinoma［J］. Nat Med，2020，26（12）：1845-1851.

［14］GUPTA S，SONPAVDE G，WEIGHT C J，et al. Results from BLASST-1（bladder cancer signal seeking trial）of nivolumab，gemcitabine，and cisplatin in muscle invasive bladder cancer（MIBC）undergoing cystectomy［J］. J Clin Oncol，2020，38（6_Suppl）：439.

［15］BANDINI M，GIBB E A，GALLINA A，et al. Does the administration of preoperative pembrolizumablead to sustained remission post-cystectomy？ First survival outcomes from the PURE-01 study［J］. Ann Oncol，2020，31（12）：1755-1763.

［16］DA COSTA J B，GIBB E A，NYKOPP T K，et al. Molecular tumor heterogeneity in muscle invasive bladder cancer：biomarkers，subtypes，and implications for therapy［J］. Urol Oncol，2018，40（7）：287-294.

［17］ALEXANDROV L B，NIK-ZAINAL S，WEDGE D C，et al. Signatures of mutational processes in human cancer［J］. Nature，2013，500（7463）：415-421.

［18］VANDEKERKHOVE G，TODENHÖFER T，ANNALA M，et al. Circulating tumor DNA reveals clinically actionable somatic genome of metastatic bladder cancer［J］. Clin Cancer Res，2017，23（21）：6487-6497.

［19］GEYER R J，TOBET R，BERLIN R D，et al. Immune response to mutant neo-antigens：cancer's lessons for aging［J］. Onco Targets Ther，2013，2（11）：e26382.

［20］SNYDER A，MAKAROV V，MERGHOUB T，et al. Genetic basis for clinical response to CTLA-4 blockade in melanoma［J］. New Engl J Med，2014，371（23）：2189- 2199.

［21］RIZVI N A，HELLMANN M D，SNYDER A，et al. Cancer immunology. Mutational landscape determines sensitivity to PD-1 blockade in non–small cell lung cancer［J］. Science，2015，348（6230）：124-128.

［22］LE D T，URAM J N，WANG H，et al. PD-1 blockade in tumors with mismatch-repair deficiency［J］. New Engl J Med，2015，372（26）：2509-2520.

［23］GOODMAN A M，KATO S，BAZHENOVA L，et al. Tumor mutational burden as an independent predictor of response to immunotherapy in diverse cancers［J］. Mol Cancer Ther，2017，16（11）：2598-2608.

［24］MIAO D，MARGOLIS C A，VOKES N I，et al. Genomic correlates of response to immune checkpoint blockade in microsatellite-stable solid tumors［J］. Nat Genet，2018，50（9）：1271-1281.

［25］HELLMANN M D，CIULEANU T-E，PLUZANSKI A，et al. Nivolumab plus ipilimumabin lung cancer with a high tumor mutational burden［J］. New Engl J Med，2018，378（22）：2093-2104.

［26］AMARIA R N，REDDY S M，TAWBI H A，et al. Neoadjuvant immune checkpoint blockade in high-risk resectable melanoma［J］. Nat Med，2018，24（11）：1649-1654.

［27］KWIATKOWSKI D J，RUSCH V W，CHAFT J E，et al. Neoadjuvant atezolizumabin resectable non-small cell lung cancer（NSCLC）：interim analysis and biomarker data from a multicenter study（LCMC3）［J］. J Clin Oncol，2019，37（15_Suppl）：8503.

［28］NECCHI A，ANICHINI A，RAGGI D，et al. Pembrolizumab as neoadjuvant therapy before radical cystectomy inpatients with muscle-invasive urothelial bladder carcinoma（PURE-01）：an open-label，single-arm，phase II study［J］. J Clin Oncol，2018，36（34）：3353-3360.

［29］ROBERTSON A G，KIM J，AL-AHMADIE H，et al. Comprehensive molecular characterization of muscle-invasive bladder cancer［J］. Cell，2018，174（4）：1033.

［30］GOODMAN A，KATO S，BAZHENOVA L，et al. Comprehensive genomic profiling to identify tumor mutational burden（TMB）as an independent predictor of response to immunotherapy in diverse cancers［J］. J Clin Oncol, 2017, 35（15_Suppl）：e14508.

［31］BÜTTNER R，LONGSHORE J W，LÓPEZ-RÍOS F，et al. Implementing TMB measurement in clinical practice：considerations on assay requirements［J］. ESMO Open, 2019, 4（1）：e000442.

［32］KIM J，KWIATKOWSKI D，MCCONKEY D J，et al. The Cancer Genome Atlas expression subtypes stratify response to checkpoint inhibition in advanced urothelial cancer and identify a subset of patients with high survival probability［J］. Eur Urol, 2019, 75（6）：961-964.

［33］DA COSTA J B，GIBB E A，BIVALACQUA T J，et al. Molecular characterization of neuroendocrine-like bladder cancer［J］. Clin Cancer Res, 2019, 25（13）：3908-3920.

［34］MIAO D，MARGOLIS C A，GAO W，et al. Genomic correlates of response to immune checkpoint therapies in clear cell renal cell carcinoma［J］. Science, 2018, 359（6377）：eaan5951.

［35］PAN D，KOBAYASHI A，JIANG P，et al. A major chromatin regulator determines resistance of tumor cells to T cell–mediated killing［J］. Science, 2018, 359（6377）：eaao1710.

［36］ALLEN E M V，MOUW K W，KIM P，et al. Somatic ERCC2 mutations correlate with cisplatin sensitivity in muscle-invasive urothelial carcinoma［J］. Cancer discovery, 2014, 4（10）：1140-1153.

［37］PLIMACK E R，DUNBRACK R L，BRENNAN T A，et al. Defects in DNA repair genes predict response to neoadjuvant cisplatin-based chemotherapy in muscle-invasive bladder cancer［J］. Eur Urol, 2015, 68（6）：959-967.

［38］LIU D，PLIMACK E R，HOFFMAN-CENSITS J，et al. Clinical validation of chemotherapy response biomarker ERCC2 in muscle-invasive urothelial bladder carcinoma［J］. JAMA oncology, 2016, 2（8）：1094-1096.

［39］TEO M Y，SEIER K，OSTROVNAYA I，et al. Alterations in DNA damage response and repair genes as potential marker of clinical benefit from PD-1/PD-L1 blockade in advanced urothelial cancers ［J］. J Clin Oncol, 2018, 36（17）：1685-1694.

［40］PENG W，CHEN J Q，LIU C，et al. Loss of PTEN promotes resistance to T cell– mediated immunotherapy［J］. Cancer discovery, 2016, 6（2）：202-216.

［41］GEORGE S，MIAO D，DEMETRI G D，et al. Loss of PTEN is associated with resistance to anti-PD-1 checkpoint blockade therapy in metastatic uterine leiomyosarcoma［J］. Immunity, 2017, 46（2）：197-204.

［42］SWEIS R F，SPRANGER S，BAO R，et al. Molecular drivers of the non-T-cell-inflamed tumor microenvironment in urothelial bladder cancer［J］. Cancer Immunol Res, 2016, 4（7）：563-568.

［43］WANG L，GONG Y，SACI A，et al. Fibroblast growth factor receptor 3 alterations and response to PD-1/PD-L1 blockade in patients with metastatic urothelial cancer［J］. Eur Urol, 2019, 76（5）：599-603.

［44］NECCHI A，RAGGI D，GIANNATEMPO P，et al. Can patients with muscle-invasive bladder cancer and fibroblast growth factor receptor-3 alterations still be considered for neoadjuvant Pembrolizumab？A comprehensive assessment from the updated results of the PURE-01 study［J］. Eur Urol oncology, 2021, 4（6）：1001-1005.

［45］BALAR A V，GALSKY M D，ROSENBERG J E，et al. Atezolizumab as first-line treatment in cisplatin-ineligible patients with locally advanced and metastatic urothelial carcinoma：a single-arm, multicentre, phase 2 trial［J］. Lancet, 2017, 389（10064）：67-76.

［46］FALTAS B M，PRANDI D，TAGAWA S T，et al. Clonal evolution of chemotherapy- resistant urothelial carcinoma［J］. Nature genetics，2016，48（12）：1490-1499.

［47］KARDOS J，CHAI S，MOSE L E，et al. Claudin-low bladder tumors are immune infiltrated and actively immune suppressed［J］. JCI insight，2016，1（3）：e85902.

［48］JALANKO T，DE JONG J J，GIBB EA，et al. Genomic subtyping in bladder cancer［J］. Current urology reports，2020，21（2）：9-10.

［49］DE OLZAM O，RODRIGO B N，ZIMMERMANN S，et al. Turning up the heat on non-immunoreactive tumours：opportunities for clinical development［J］. Lancet Oncol，2020，21（9）：e419-e430.

［50］DIEU-NOSJEAN M C，GOC J，GIRALDO N A，et al. Tertiary lymphoid structures in cancer and beyond［J］. Trends in immunology，2014，35（11）：571-580.

［51］WU H X，WANG Z X，ZHAO Q，et al. Tumor mutational and indel burden：a systematic pan-cancer evaluation as prognostic biomarkers［J］. Annals of translational medicine，2019，7（22）：640.

［52］MANDAL R，SAMSTEIN R M，LEE K W，et al. Genetic diversity of tumors with mismatch repair deficiency influences anti–PD-1 immunotherapy response［J］. Science，2019，364（6439）：485-491.

［53］VANDEKERKHOVE G，LAVOIE J M，ANNALA M，et al. Genomic concordance between profiling of circulating tumor DNA（ctDNA）and matched tissue in metastatic urothelial carcinoma［J］. J Clin Oncol，2019，37（7_Suppl）：457.

［54］VANDEKERKHOVE G，STRUSS W J，ANNALA M，et al. Circulating tumor DNA abundance and potential utility in de novo metastatic prostate cancer［J］. Eur Urol，2019，75（4）：667-675.

［55］DAVIS A A，JACOB S，GERRATANA L，et al. Landscape of circulating tumour DNA in metastatic breast cancer［J］. EBioMedicine，2020（58）：102914.

［56］UEDA M，IGUCHI T，MASUDA T，et al. Somatic mutations in plasma cell-free DNA are diagnostic markers for esophageal squamous cell carcinoma recurrence［J］. Oncotarget，2016，7（38）：62280-62291.

［57］WU AY T，UEDA K，LAI C P K. Proteomic analysis of extracellular vesicles for cancer diagnostics［M］//SIMPSON R J，GREENING D W. Proteomics，2018：e1800162.

［58］HUANG M，PENG X，YANG L，et al. Non-coding RNA derived from extracellular vesicles in cancer immune escape：biological functions and potential clinical applications［J］. Cancer letters，2021（501）：234-246.

［59］POUESSEL D，NEUZILLET Y，MERTENS L S，et al. Tumor heterogeneity of fibroblast growth factor receptor 3（FGFR3）mutations in invasive bladder cancer：implications for perioperative anti-FGFR3 treatment［J］. Ann Oncol，2016，27（7）：1311-1316.

［60］SJÖDAHL G，ERIKSSON P，LÖVGREN K，et al. Discordant molecular subtype classification in the basal-squamous subtype of bladder tumors and matched lymph-node metastases［J］. Modern pathology，2018，31（12）：1869-1881.

［61］MARSAVELA G，LEE J，CALAPRE L，et al. Circulating tumor DNA predicts outcome from first-，but not second-line treatment and identifies melanoma patients who may benefit from combination immunotherapy［J］. Clin Cancer Res，2020，26（22）：5926-5933.

［62］NABET B Y，ESFAHANI M S，MODING E J，et al. Noninvasive early identification of therapeutic benefit from immune checkpoint inhibition［J］. Cell，2020，183（2）：363-376.e13.

［63］POSTOW M A，MANUEL M，WONG P，et al. Peripheral T cell receptor diversity is associated with clinical outcomes following ipilimumab treatment in metastatic melanoma［J］. J Immunother Cancer，2015，3（1）：23.

[64] HARTMANN F J, BABDOR J, GHERARDINI P F, et al. Comprehensive immune monitoring of clinical trials to advance human immunotherapy [J]. Cell reports, 2019, 28 (3): 819-831.e4.

[65] KRIEG C, NOWICKA M, GUGLIETTA S, et al. High-dimensional single-cell analysis predicts response to anti-PD-1 immunotherapy [J]. Nat Med, 2018, 24 (2): 144-153.

[66] YUEN K C, LIU L F, GUPTA V, et al. High systemic and tumor-associated IL-8 correlates with reduced clinical benefit of PD-L1 blockade [J]. Nat Med, 2020, 26 (5): 693-698.

[67] ROUTY B, CHATELIER E L, DEROSA L, et al. Gut microbiome influences efficacy of PD-1-based immunotherapy against epithelial tumors [J]. Science, 2018, 359 (6371): 91-97.

[68] POPOVIĆ V B, ŠITUM M, CHOW C-E T, et al. The urinary microbiome associated with bladder cancer [J]. Scientific Reports, 2018, 8 (1): 12157.

[69] BOXLEY P, PLETS M, FLAIG T W. Review of SWOG S1314: lessons from a randomized phase Ⅱ study of co-expression extrapolation (COXEN) with neoadjuvant chemotherapy for localized, muscle-invasive bladder cancer [J]. Bladder cancer, 2020, 6 (2): 123-129.

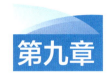

# 第九章 免疫治疗在肌层浸润性和非肌层浸润性膀胱癌保膀胱治疗方案中的应用

Giuseppe Basile，Giovanni Enrico Cacciamani，Simone Scuderi，Francesco Barletta，Vito Cucchiara，Elio Mazzone

## 一、引言

　　根治性膀胱切除术联合双侧盆腔淋巴结清扫是局部或局部进展期肌层浸润性膀胱癌患者的标准治疗方案[1]。根据欧洲泌尿外科协会指南，对于卡介苗无反应或具有高危因素的复发性非肌层浸润性膀胱癌，根治性膀胱切除术是唯一推荐的治疗选择[2]。虽然接受根治性膀胱切除术的患者 5 年总生存率达到 60%[1-3]，但是手术风险、围手术期并发症发生率以及死亡率均较高[4]，这一风险在体弱患者或老年患者中尤为明显。有相当一部分患者由于术前身体状态欠佳，可能无法耐受根治性膀胱切除术治疗[5]。值得注意的是，许多接受根治性膀胱切除术和尿流改道治疗的患者经常反馈他们的生活质量存在进行性下降[6]。因此，迫切需要保膀胱的治疗方案，以满足这一日益增长的患者群体需求，这些患者希望在不影响预后的情况下，可以推迟或避免进行根治性膀胱切除术。然而，由于缺乏大规模系列性研究或随机对照研究的证据支持，膀胱癌的保膀胱治疗策略在推广上仍有困难。现已提出几种保膀胱选择，如单独行最大限度经尿道膀胱肿瘤电切术、膀胱部分切除术、放疗或单独化疗等。然而与根治性膀胱切除术相比，单一模式治疗肌层浸润性膀胱癌的预后较差[1]。据此，基于个体化医疗的多学科综合治疗变得至关重要，三联疗法可作为根治性膀胱切除术的主要替代方案。三联疗法的理念是通过最大限度经尿道膀胱肿瘤电切术和放疗实现局部肿瘤控制，同时通过系统化疗或其他放射增敏剂来改善局部放射效果，并控制肿瘤微转移扩散[1]。目前，膀胱癌治疗领域发生了革命性的变化，免疫检查点抑制剂在转移性和局限性膀胱癌中的临床研究结果令人振奋，为辅助和新辅助治疗策略提供了新的方向[7-8]。因此，免疫治疗逐渐受到重视。多个临床研究正在评估免疫检查点抑制剂与单独放疗或放化疗联合使用作为保膀胱治疗方案的效果，旨在提升对膀胱癌的控制率。

## 二、肌层浸润性膀胱癌的保膀胱技术应用现状

保膀胱策略最近已成为膀胱癌患者的有效治疗选择，但还没有完整的随机对照研究或大型前瞻性研究来比较保膀胱疗法与根治性膀胱切除术的治疗效果，目前的证据大多来自回顾性或小样本研究。在临床实践中，保膀胱治疗的推广面临多重障碍，这些障碍限制了患者的治疗选择。一项多中心Ⅲ期研究对新辅助化疗有效的肌层浸润性膀胱癌患者进行随机分组，然后分别接受保膀胱治疗和根治性膀胱切除术[9]。由于临床医生和患者更加倾向于根治性治疗，该研究未能招募到足够的患者，导致研究提前终止。此外，人们普遍认为保膀胱治疗的生存率低于根治性膀胱切除术[10]。迄今为止，有两类情况可考虑采用多模式保膀胱策略：一是适合根治性膀胱切除术的患者，但希望保留膀胱并维持生活质量；二是老年患者，因身体状况不适合进行根治性膀胱切除术[1, 5, 11]。到目前为止，尽管保膀胱治疗的最佳适用人群包括无淋巴结受累[12]、无肿瘤相关性肾积水、无广泛原位癌、膀胱功能良好或无肿瘤侵犯前列腺的患者，但是与根治性膀胱切除术相比，仍然缺乏公认的标准来准确识别哪些患者可从保膀胱治疗中获益更多[11, 13]。

## 三、三联疗法作为根治性膀胱切除术的替代方法治疗肌层浸润性膀胱癌

关于根治性膀胱切除术系列研究报告显示，在未接受新辅助化疗的患者中，病理完全缓解率高达18.9%[3, 14]，表明仅采用根治性经尿道膀胱肿瘤电切术可以治愈部分患者。然而，大约20%肌层浸润性膀胱癌患者在最终病理检测中发现有淋巴结转移[14]。因此，三联疗法（包括最大限度经尿道膀胱肿瘤电切术、放疗和化疗）能部分弥补扩大盆腔淋巴结清扫的不足，可成为相较于根治性膀胱切除术的最佳替代方案[1]。在最大限度经尿道膀胱肿瘤电切术后，有两种联合治疗方案可供选择，即分疗程放化疗和单疗程放化疗[1, 15-16]。这两种方案都应进行膀胱活检以识别无应答者，这类无应答患者可能需要进行挽救性膀胱切除术[1]。尽管铂类是最常见的放射增敏剂，但是有相当比例的患者因肾功能受损或身体状态较差而无法耐受含铂类的化疗方案[17]。MMC/5-FU[18]或低剂量吉西他滨[19]的替代化疗方案具有毒副作用较小且效果良好的优势。最近有一项系统综述和荟萃分析对比了保膀胱治疗与根治性膀胱切除术联合扩大盆腔淋巴结清扫的

疗效。在总生存率和无进展生存期方面，两组间无统计学差异（总生存率，HR=1.06，95% CI：0.85～1.31；无进展生存期，HR=1.11，95% CI：0.63～1.95）[20]。然而，在仅纳入手术无法切除的肌层浸润性膀胱癌患者的研究中，4 年总生存率较差，范围为 30%～42%，而在可手术切除的患者中，5 年总生存率为 50%，范围为 36%～74%[15]。

## 四、肌层浸润性膀胱癌的保膀胱技术和新辅助免疫治疗

在合适的患者中，尽管三联疗法显示出与根治性膀胱切除术相当的疗效，但是非转移性膀胱癌患者的 5 年总生存率仅约 50%[21]。因此，对于无法接受根治性膀胱切除术治疗的患者或希望在不影响生存的情况下保膀胱的患者，肌层浸润性膀胱癌的保膀胱方案亟须创新。目前，许多以 PD-1 或 PD-L1 为靶点的药物已被批准治疗膀胱癌，并作为以铂类为基础的化疗后进展的转移性膀胱癌的二线选择[22-26]。不仅如此，正在进行的新辅助治疗和辅助治疗研究的中期结果也在不断重塑传统观念，即免疫检查点抑制剂仅能作为二线疗法或仅在临床研究中使用[27-30]。根据 III 期临床研究的报告[31-33]，美国食品药品监督管理局最近修订了帕博利珠单抗和阿替利珠单抗在 PD-L1 高表达患者中的适用条件[7]。在免疫检查点抑制剂应用的背景下，放化疗通过调节肿瘤微环境表现出免疫刺激和免疫抑制特性[21]，导致免疫原性细胞死亡和免疫生物标志物的增加[21]。因此，放化疗和免疫疗法联合使用的原理在于协同提高全身疗法的效果，同时增强对局部肿瘤和远处微转移灶的根除率。基于这一假说，包括同时治疗和序贯治疗在内的多项临床研究也在保膀胱治疗的背景下展开。

### （一）免疫治疗联合同步放化疗的临床研究

目前，有几项临床研究正在评估放化疗或放疗同步联合系统性免疫检查点抑制剂的保膀胱治疗效果。迄今为止，仅有少数研究对结果进行了报道，且这些研究主要是基于 I / II 期研究的小规模患者群体。一项 I 期临床研究评估了阿替利珠单抗联合低分割放疗和吉西他滨用于治疗局部肌层浸润性膀胱癌患者的疗效。该研究结果仅基于 8 名患者的数据，即使在降低阿替利珠单抗剂量后，患者仍出现较严重的 3 级胃肠道不良事件，故该研究被提前终止[34]。然而，NCT02662062 II 期研究[35]的结果令人振奋，该研究在希望尝试保膀胱治疗或不适合进行根治性膀胱切除术的患者群体中，评估了帕博利珠单抗联合化疗与放疗的疗效。中期结果显示，在 10 名患者中，有 9 名在联合治疗后实现了完全缓解，并在 6 个月内未出现转移。尽管在 10 名患者中，有 4 名在完成治

疗后的 12 周内经历了 3～4 级的非泌尿系统不良事件，但是帕博利珠单抗联合放化疗的治疗方案似乎是安全的。PLUMMB（NCT02560636）研究也报告了放疗联合帕博利珠单抗在治疗转移性或局部晚期肌层浸润性膀胱癌患者中的安全性。然而，研究者建议放疗与帕博利珠单抗联合使用时需谨慎，特别是在针对盆腔肿瘤进行高剂量分割放疗时[36]。在不适合化疗和（或）根治性膀胱切除术的患者群体中，其他临床研究也发布了中期结果。NCT02891161 是一项 Ⅰ / Ⅱ 期研究，入组的患者先是进行度伐利尤单抗联合放疗治疗，然后进行度伐利尤单抗辅助治疗。在完成度伐利尤单抗联合放疗后，接受该联合方案的患者总体耐受性良好，并显示出约 71.4% 的临床完全缓解率[37]。最后，一项 Ⅱ 期研究（NCT03421652）进行了纳武利尤单抗与放疗联合治疗并报告了部分结果[38]。该联合治疗方案在不良事件方面表现出良好的耐受性，在 14 名患者中，有 6 名在治疗 12个月后达到了完全缓解。然而，4 名患者仍有 T1 期肿瘤残留或原位癌，另有 4 名患者病情出现进展。值得注意的是，除 1 名患者的 PD-L1 综合阳性评分为 5% 外，其他无应答患者的综合阳性评分均小于 1%。表 9.1 总结了免疫治疗联合化疗或放疗的临床研究情况。

**表 9.1　免疫治疗联合同步放化疗的临床研究**

| 研究项目 | 阶段 | 干预药物 | 肿瘤分期 | 主要研究终点 | 研究进展 |
|---|---|---|---|---|---|
| NCT03775265（SWOG/NRG-1806） | — | 阿替利珠单抗 | T2-T4a MIBC | BI-EFS | 招募 475 名患者 |
| NCT04241185（MK-3475-992/KEYNOTE-992） | — | 帕博利珠单抗 | T2-T4 N0 MIBC | 2 年 BI-DFS | 招募 636 名患者 |
| NCT02621151（MK3475） | — | 帕博利珠单抗 | T2-T4a N0 MIBC | 2 年 BI-DFS | 招募 54 名患者 |
| NCT03617913 | — | 阿维鲁单抗 | T2-T4a N0 MIBC | CR | 招募 27 名患者 |
| NCT02662062（PCR-MI） | — | 帕博利珠单抗 | T2-T4a N0 MIBC | 3～4 级 AE | 招募中期结果：10 名患者中有 9 名患者在 6 个月时达到 CR |
| NCT03620435 | — | 阿替利珠单抗 | T2-T4 N0 MIBC | 第 1 阶段的安全性（≥ AEs）DLT, 3 级 | 完成 25 名患者的招募 |
| NCT03844256（CRMI） | — | 纳武利尤单抗 | T2-T4a N0 M0 MIBC | AEs、DLT、DFS、DFS rate | 招募 50 名患者 |
| NCT04216290（INSPIRE） | Ⅰ | 度伐利尤单抗 | T（任何）, N1-2, M0 MIBC | CR | 招募 114 名患者 |

**续表**

| 研究项目 | 阶段 | 干预药物 | 肿瘤分期 | 主要研究终点 | 研究进展 |
|---|---|---|---|---|---|
| NCT03421652（NUTRA） | Ⅱ | 纳武利尤单抗 | T2-T4b N0/+，M0 MIBC | PFS | 招募中期结果：14名患者中有6名患者达到CR，4名有残留T1肿瘤或原位癌，4名患者在12个月时疾病进展 |
| NCT03747419 | Ⅱ | 阿维鲁单抗 | T2-T4，N0 M0 MIBC | CR | 招募24名患者 |
| NCT03702179（IMMUNOPRESERVE） | Ⅱ | "度伐利尤单抗＋曲美木单抗" | 局限性MIBC患者意愿保膀胱治疗 | 病理缓解率（≤cT1c） | 招募32名患者 |
| NCT02891161（DUART） | Ⅰ/Ⅱ | 度伐利尤单抗 | T2-4 N0-2，M0 MIBC | DLT、PFS、疾病控制率 | 研究正在进行但不再接受新病例，共招募42名患者，中期结果显示在治疗后12个月，15名患者达到了临床完全缓解 |
| NCT02560636（PLUMMB） | Ⅰ | 帕姆利珠单抗 | T2-4，N0-3，M0-1 | MTD | 研究正在进行但不再接受新病例，共招募34名患者，研究符合DLT协议 |
| NCT03993249 | Ⅱ | 纳武利尤单抗 | T2-4a N0 M0 MIBC | 2年局部肿瘤控制率 | 招募78名患者 |

注：MIBC为肌层浸润性膀胱癌；BI-EFS为膀胱保留无事件生存期；BI-DFS为膀胱保留无病生存期；CR为完全缓解；AE为不良事件；DLT为剂量限性毒性；DFS为无病生存期；DFS rate为无病生存率；PFS为无进展生存期；MTD为最大耐受剂量。

## （二）序贯免疫治疗联合放化疗的临床效果评估

为了降低同时接受放化疗联合免疫治疗时的不良事件发生率，多项正在进行的临床研究正聚焦于序贯免疫治疗（即先接受放化疗治疗，随后进行系统性免疫治疗）的患者及其治疗效果。在此背景下，NCT03768570是一项Ⅱ期研究，旨在评估实施TMT后给予度伐利尤单抗的疗效。NCT03171025也是一项Ⅱ期研究，旨在评估肌层浸润性膀胱癌患者在接受放化疗后使用纳武利尤单抗作为辅助治疗的效果。相反，NCT03697850这一项Ⅱ期研究，目的是在不适合进行根治性膀胱切除术的患者中评估接受放化疗后使用阿替利珠单抗的疗效。表9.2总结了评估序贯免疫治疗联合化疗的临床研究。

表 9.2　序贯免疫治疗联合化疗的临床研究

| 研究项目 | 阶段 | 联合干预 | 肿瘤分期 | 主要研究终点 | 研究进展 |
| --- | --- | --- | --- | --- | --- |
| NCT03697850 | Ⅱ | CT+RT+ 阿替利珠单抗 | T2-3 N0 M0 | DFS | 招募 77 名患者 |
| NCT03768570 | Ⅱ | CT+RT+ 度伐利尤单抗 | T2-T4 N0 M0 | CR | 招募 76 名患者 |
| NCT03171025（NEXT） | Ⅱ | CT+RT+ 纳武利尤单抗 | T2-4a N0-1 M0 | EFS | 招募 28 名患者 |

注：RT 为放疗；DFS 为无病生存期；CR 为完全缓解；EFS 为无事件生存期。

## （三）保膀胱患者免疫治疗分子筛选的临床研究

近年来，膀胱癌的分子特征受到高度重视，并被用于指导精准治疗。利用二代测序和转录组学技术可将尿路上皮癌分为各种分子亚组，这些亚组对免疫治疗表现出不同的反应模式。此外，由综合阳性评分测定的肿瘤突变负荷和 PD-L1 表达也是一个新兴领域，该领域旨在评估免疫检查点抑制剂对肿瘤治疗有无应答。在为肌层浸润性膀胱癌患者进行根治性膀胱切除术前提供新辅助免疫检查点抑制剂治疗的时代背景下，许多研究结果令人振奋。PURE-01 研究显示，PD-L1 综合阳性评分是唯一与完全缓解相关的生物标志物（OR=1.02，CI：1.01 ~ 1.04），且只有高水平的肿瘤突变负荷与完全缓解相关，而综合阳性评分水平与 CR 无关[30]。相反，ABACUS 研究报告称，肿瘤突变负荷和 PD-L1 表达均未能预测阿替利珠单抗治疗后患者的预后情况[27]。此外，NABUCCO研究也在一定程度上证实了这些结果，报告显示 PD-L1 综合阳性评分水平超过 10% 的肿瘤患者的完全缓解率为 73%，而 PD-L1 阴性肿瘤患者的完全缓解率为 33%[29]。二代测序技术也可以评估 DDR 基因在膀胱癌中的作用。DDR 基因的变异可能与肌层浸润性膀胱癌患者对顺铂化疗、免疫治疗和放疗的敏感性有关[26, 39]。此外，与 DDR 基因未变异的肿瘤相比，该基因的变异还与更高的肿瘤突变负荷相关[40]。在这样的背景下，NCT03558087 Ⅱ 期临床研究正在招募希望保膀胱的患者，这些患者的肿瘤携带变异的DDR 基因和（或）具有高肿瘤突变负荷水平，并接受 GC 联合纳武利尤单抗治疗。此外，为了增加从保膀胱治疗中获益的患者数量，NCT04506554 Ⅱ 期临床研究正在针对具有特定肿瘤突变的患者，在新辅助治疗中采用加速"甲氨蝶呤 + 长春花碱 + 阿霉素 +顺铂"联合纳武利尤单抗的方案。目前，对基因组学进行分析得到的数据日益涌现，但其研究结果尚不一致，这可能与评估人群中治疗类型及持续时间的异质性、疾病状态以及免疫检查点抑制剂类型等因素有关。然而，分子特征、肿瘤突变负荷和生物标志物分析已成为保膀胱治疗患者新辅助化疗或免疫治疗中获益最大的潜在指标。为了扩大新的生物标志物在膀胱癌治疗中的应用，我们仍需要进一步的研究。表 9.3 总结了保膀胱患者免疫治疗分子筛选的临床研究情况。

**表 9.3　保膀胱患者免疫治疗分子筛选的临床研究**

| 研究项目 | 阶段 | 联合干预 | 肿瘤分期 | 主要研究终点 | 研究进展 |
|---|---|---|---|---|---|
| NCT03558087 | II | GC+ 纳武利尤单抗 | T2-4a N0 M0 (DDR-GA+/-TMB-H) | CR | 招募 76 名患者 |
| NCT04506554 (RETAIN-2) | II | 纳武利尤单抗 +AMVAC | T2-3 N0 M0 (ATM, RB1, ERCC2) | MFS | 招募 71 名患者 |

注：GC 为"吉西他滨 + 顺铂"；CR 为完全缓解；MFS 为无转移生存期；AMVAC 为"加速甲氨蝶呤 + 长春花碱 + 阿霉素 + 顺铂"。

## 五、高危非肌层浸润性膀胱癌的保膀胱新辅助免疫治疗

非肌层浸润性膀胱癌的标准治疗包括经尿道膀胱肿瘤电切术后根据风险分层进行适当的膀胱腔内辅助化疗或免疫治疗，这可有效降低肿瘤复发率和进展率[2]。卡介苗是高风险患者的标准辅助治疗药物。然而，一部分患者无法完成维持治疗，或因不良反应而导致治疗失败，这些患者被归类为卡介苗治疗失败者。对于该类患者，继续接受辅助卡介苗治疗的获益可能性较低，而当前可选择的其他保膀胱治疗方式也较为有限，因此建议进行根治性膀胱切除术[2]。对于不适合或不愿意接受根治性膀胱切除术的患者，保膀胱的挽救性治疗选择备受关注。虽然缺乏挽救性治疗与根治性膀胱切除术的随机对照研究，但是随着免疫检查点抑制剂的普及，新的治疗方案已经问世[41]。II 期 KEYNOTE-057 研究评估了帕博利珠单抗在高风险、对卡介苗治疗无应答且不适合或拒绝接受根治性膀胱切除术的非肌层浸润性膀胱癌患者中的有效性和安全性[42]。经过 3 年的随访，结果显示患者 3 个月的完全缓解率为 40.6%（95% CI：30.7% ～ 51.1%）。其中，33.3% 的患者完全缓解持续时间超过 18 个月，23.1% 的患者超过 24 个月。在达到完全缓解的患者中，无患者进展为肌层浸润性膀胱癌。此外，有 40 名患者（41.7%）在停用帕博利珠单抗后进行了根治性膀胱切除术治疗。38 名患者中，仅 3 名患者病理升级为肌层浸润性膀胱癌。帕博利珠单抗的安全性良好，3% 的患者发生了 3 ～ 4 级免疫相关不良事件。

## 六、利用影像组学预测保膀胱新辅助化疗效果

最新研究评估了影像组学在预测肌层浸润性膀胱癌患者对新辅助化疗应答情况中的作用[43]。虽然低分辨率影像存在明显的局限性[44]，但是膀胱 MRI 和 mpMRI 可提供更好的图像信息。为了使影像学特征报告标准化，Panebianco 等提出了一种共识标准（膀胱影像报告和数据系统，vesical imaging-reporting and data system，VI-RADS），它结合肿瘤的形态学特征，加上 T2 加权成像、DWI 和 DCE 特征，形成一套评分系统（见图 9.1[45]）。

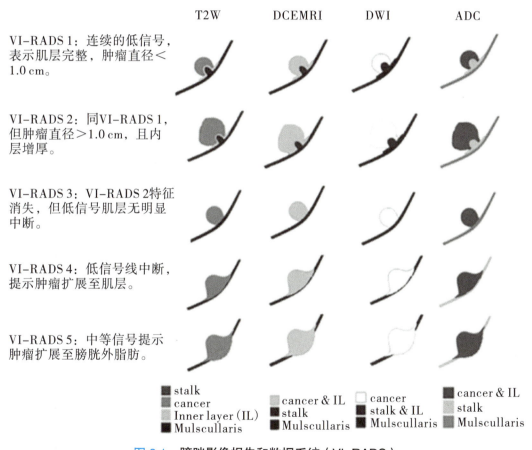

图 9.1　膀胱影像报告和数据系统（VI-RADS）

注：该图是利用 T2、DCE-MRI、DWI 和 ADC 进行 VI-RADS 评分（1～5 分）的 mpMRI 示意图。ADC 为表观扩散系数；DCE 为动态对比增强；DWI 为扩散加权成像；MRI 为磁共振成像；SI 为时间信号强度曲线。

考虑到其无辐射的特点，mpMRI 可作为一种安全的工具，用于评估患者在新辅助化疗前、中和后期的肿瘤体积变化和 pT 分类变化。其评估结果有助于制定必要的根治性治疗决策或评估保膀胱方案的疗效[45]。

Yoshida 等研究了 DWI 在预测肌层浸润性膀胱癌对新辅助化疗的敏感性中的作用。肌层浸润性膀胱癌患者接受诱导放化疗，包括对小骨盆区域进行放疗联合 2 个周期的顺铂化疗（20mg/ 天，持续 5 天），随后进行手术治疗。研究者发现，表观扩散系数（ADC）是放化疗敏感性的独立预测因子，可作为提供肿瘤功能信息的指标，如肿瘤组织结构紊乱性和高细胞性[46]。

Nguyen 等评估了 DCE-MRI 药代动力学参数的 k 均值聚类在预测肌层浸润性膀胱癌患者化疗中期反应的影响。研究者发现，肌层浸润性膀胱癌内部复杂的微循环显著变化，可以通过两个 DCE-MRI 药代动力学参数的 k 均值聚类来评估，从而实现肿瘤对新辅助化疗反应的早期预测[47]。

Necchi 等评估了膀胱 mpMRI 在预测新辅助化疗完全病理缓解方面的潜力。研究者评估了患者在根治性膀胱切除术前使用帕博利珠单抗治疗前后的膀胱 mpMRI 成像（PURE-01 研究）。成像方案包括三平面 T2 加权快速自旋回波序列和不同 b 值横切面的 DWIs[48]。阅读器可接受的变异性（k 值 =0.5 ～ 0.76）的结果较好，为提出一个基于影像学特征来预测患者对帕博利珠单抗治疗是否有反应的新辅助化疗效果评估标准奠定了基础。

影像组学是定量成像的一个新兴领域，在临床实践和研究中均有应用，尤其是在肿瘤学领域。这种基于深度学习模型的技术已经在肿瘤学中显示出了应用潜力。它可使用一组可量化的肿瘤指标（影像组学特征）提供有关肿瘤的无创性特征。这些指标是从多模式医学图像中提取的，包括 CT、PET、MRI 和超声检查[49]。影像组学在膀胱癌的检测、分期、分级和疗效方面也显示出很好的应用潜力[50]。Cha 等基于膀胱癌的 CT 图像分析了分割的深度学习卷积神经网络（DL-CNN）在评估新辅助化疗效果方面的作用。在这项初步研究中，使用世界卫生组织标准和实体瘤临床疗效评价标准（RECIST）获取肿瘤体积变化并评价新辅助化疗效果。DL-CNN 是一种可被应用于识别膀胱病变内外区域的模式。研究者发现，肿瘤体积变化的受试者工作特征曲线为 0.73 ± 0.06，这提示 DL-CNN 可以用于计算新辅助化疗后的肿瘤大小变化情况[51]。

尽管在高效、标准化的特征提取和数据共享系统的可及性方面存在不足，但是影像组学仍然可为临床医生在个体化患者管理方面提供更为丰富的支持[50-52]。

# 七、结语

尽管三联疗法保膀胱策略在可行手术的患者中显示出与根治性膀胱切除术相似的预后，但是该疗法的普及仍需要高水平的证据来支持。这可能有助于新型新辅助治疗的实施，例如免疫检查点抑制剂的应用。迄今为止，在临床研究中评估放化疗与同步或序贯免疫治疗联合使用的研究结果仍较为零散，且缺乏统一的结论。尽管放化疗在肿瘤早期应答方面显示出有效性，但是目前报道的不良事件发生率仍不可忽视。此外，联合治疗的类型、纳入的不同患者群体以及对疗效的不同评估标准也使得解释研究结果变得困难。该领域正在进行的大量临床研究将有助于解答许多如治疗方案和剂量等与联合治疗相关的实际问题。未来，更多的 Ⅱ / Ⅲ 期临床研究将进一步揭示联合疗法作为保膀胱治疗方案的实际效果及其潜在适用性。

## 参考文献

[ 1 ] WITJES J A，BRUINS H M，CATHOMAS R，et al. European Association of Urology guidelines on muscle-invasive and metastatic bladder cancer：summary of the 2020 guidelines［J］. Eur Urol，2021，79（1）：82-104.

[ 2 ] BABJUK M，BURGER M，COMPÉRAT E M，et al. European Association of Urology guidelines on non-muscle-invasive bladder cancer（TaT1 and carcinoma in situ）-2019 update［J］. Eur Urol，2019，76（5）：639-657.

[ 3 ] STEIN J P，LIESKOVSKY G，COTE R，et al. Radical cystectomy in the treatment of invasive bladder cancer：long-term results in 1054 patients［J］. J Clin Oncol：official journal of the American society of clinical oncology，2001，19（3）：666-675.

[ 4 ] VETTERLEIN M W，KLEMM J，GILD P，et al. Improving estimates of perioperative morbidity after radical cystectomy using the European Association of Urology Quality Criteria for standardized reporting and introducing the comprehensive complication index［J］. Eur Urol，2020，77（1）：55-65.

[ 5 ] MOTTET N，RIBAL M J，BOYLE H，et al. Management of bladder cancer in older patients：position paper of a SIOG Task Force［J］. Journal of geriatric oncology，2020，11（7）：1043-1053.

[ 6 ] KRETSCHMER A，GRIMM T，BUCHNER A，et al. Midterm health-related quality of life after radical cystectomy：a propensity score-matched analysis［J］. Eur Urol Focus，2020，6（4）：704-710.

[ 7 ] ROUANNE M，BAJORIN D F，HANNAN R，et al. Rationale and outcomes for neoadjuvant immunotherapy in urothelial carcinoma of the bladder［J］. Eur Urol oncology，2020，3（6）：728-738.

[ 8 ] PIGNOT G，LORIOT Y，KAMAT A M，et al. Effect of immunotherapy on local treatment of genitourinary malignancies［J］. Eur Urol oncology，2019，2（4）：355- 364.

[ 9 ] HUDDART R A，BIRTLE A，MAYNARD L，et al. Clinical and patient-reported outcomes of SPARE-a randomised feasibility study of selective bladder preservation versus radical cystectomy［J］.

BJU Int, 2017, 120（5）: 639-650.

［10］WALKER M, DOIRON R C, FRENCH S D, et al. Bladder-sparing radiotherapy for muscle-invasive bladder cancer: a qualitative study to identify barriers and enablers［J］. Clin Oncol（R Coll Radiol）, 2017, 29（12）: 818-826.

［11］GAKIS G, EFSTATHIOU J, LERNER S P, et al. ICUD-EAU International Consultation on Bladder Cancer 2012: radical cystectomy and bladder preservation for muscle-invasive urothelial carcinoma of the bladder［J］. Eur Urol, 2013, 63（1）: 45-57.

［12］RÖDEL C, GRABENBAUER G G, KÜHN R, et al. Combined-modality treatment and selective organ preservation in invasive bladder cancer: long-term results［J］. J Clin Oncol: official journal of the American Society of Clinical Oncology, 2002, 20（14）: 3061-3071.

［13］KAMAT A M, LERNER S P, O'DONNELL M, et al. Evidence-based assessment of current and emerging bladder-sparing therapies for non-muscle-invasive bladder cancer after bacillus calmette-guerin therapy: a systematic review and metaanalysis［J］. Eur Urol oncology, 2020, 3（3）: 318-340.

［14］HAUTMANN R E, DE PETRICONI R C, PFEIFFER C, et al. Radical cystectomy for urothelial carcinoma of the bladder without neoadjuvant or adjuvant therapy: long-term results in 1100 patients［J］. Eur Urol, 2012, 61（5）: 1039-1047.

［15］PLOUSSARD G, DANESHMAND S, EFSTATHIOU J A, et al. Critical analysis of bladder sparing with trimodal therapy in muscle-invasive bladder cancer: a systematic review［J］. Eur Urol, 2014, 66（1）: 120-137.

［16］EFSTATHIOU J A, SPIEGEL D Y, SHIPLEY W U, et al. Long-term outcomes of selective bladder preservation by combined-modality therapy for invasive bladder cancer: the MGH experience［J］. Eur Urol, 2012, 61（4）: 705-711.

［17］GALSKY M D, HAHN N M, ROSENBERG J, et al. Treatment of patients with metastatic urothelial cancer "unfit" for Cisplatin-based chemotherapy［J］. J Clin Oncol, 2011, 29（17）: 2432-2438.

［18］JAMES N D, HUSSAIN S A, HALL E, et al. Radiotherapy with or without chemotherapy in muscle-invasive bladder cancer［J］. N Engl J Med, 2012, 366（16）: 1477-1488.

［19］CHOUDHURY A, SWINDELL R, LOGUE J P, et al. Phase II study of conformal hypofractionated radiotherapy with concurrent gemcitabine in muscle-invasive bladder cancer［J］. J Clin Oncol, 2011, 29（3）: 733-738.

［20］GARCÍA-PERDOMO H A, MONTES-CARDONA C E, GUACHETA M, et al. Muscle-invasive bladder cancer organ-preserving therapy: systematic review and meta-analysis［J］. World journal of urology, 2018, 36（12）: 1997-2008.

［21］GIACALONE N J, SHIPLEY W U, CLAYMAN R H, et al. Long-term outcomes after bladder-preserving tri-modality therapy for patients with muscle-invasive bladder cancer: an updated analysis of the massachusetts general hospital experience［J］. Eur Urol, 2017, 71（6）: 952-960.

［22］SHARMA P, RETZ M, SIEFKER-RADTKE A, et al. Nivolumab in metastatic urothelial carcinoma after platinum therapy（CheckMate 275）: a multicentre, single-arm, phase 2 trial［J］. Lancet Oncol, 2017, 18（3）: 312-322.

［23］MASSARD C, GORDON M S, SHARMA S, et al. Safety and efficacy of durvalumab（MEDI4736）, an anti-programmed cell death ligand-1 immune checkpoint inhibitor, inpatients with advanced urothelial bladder cancer［J］. J Clin Oncol, 2016, 34（26）: 3119-3125.

［24］BELLMUNT J, DE WIT R, VAUGHN D J, et al. Pembrolizumab as second-line therapy for advanced urothelial carcinoma［J］. N Engl J Med, 2017, 376（11）: 1015-1026.

［25］POWLES T, DURÁN I, VAN DER HEIJDEN M S, et al. Atezolizumab versus chemotherapy in patients with platinum-treated locally advanced or metastatic urothelial carcinoma（IMvigor211）：a multicentre，open-label，phase 3 randomised controlled trial［J］. Lancet, 2018, 391（10122）：748-757.

［26］ROSENBERG J E, HOFFMAN-CENSITS J, POWLES T, et al. Atezolizumab in patients with locally advanced and metastatic urothelial carcinoma who have progressed following treatment with platinum-based chemotherapy：a single-arm, multicentre, phase 2 trial［J］. Lancet, 2016, 387（10031）：1909-1920.

［27］POWLES T, KOCKX M, RODRIGUEZ-VIDA A, et al. Clinical efficacy and biomarker analysis of neoadjuvantatezolizumab inoperable urothelial carcinoma in the ABACUS trial［J］. Nat Med, 2019, 25（11）：1706-1714.

［28］NECCHI A, ANICHINI A, RAGGI D, et al. Pembrolizumab as neoadjuvant therapy before radical cystectomy in patients with muscle-invasive urothelial bladder carcinoma（PURE-01）：an open-label, single-arm, phase II study［J］. J Clin Oncol, 2018, 36（34）：3353-3360.

［29］VAN DIJK N, GIL-JIMENEZ A, SILINA K, et al. Preoperative ipilimumab plus nivolumab in locoregionally advanced urothelial cancer：the NABUCCO trial［J］. Nat Med, 2020, 26（12）：1839-1844.

［30］BANDINI M, GIBB E A, GALLINA A, et al. Does the administration of preoperative pembrolizumablead to sustained remission post-cystectomy？　First survival outcomes from the PURE-01 study☆［J］. Ann Oncol, 2020, 31（12）：1755-1763.

［31］POWLES T, CSŐSZI T, ÖZGÜROĞLU M, et al. Phase 3 KEYNOTE-361 trial：pembrolizumab（pembro）with or without chemotherapy versus chemotherapy alone in advanced urothelial cancer［J］. J Clin Oncol, 2017, 35（15_Suppl）：TPS4590.

［32］GALSKY M D, ARIJA J Á A, BAMIAS A, et al. Atezolizumab with or without chemotherapy in metastatic urothelial cancer（IMvigor130）：a multicentre, randomised, placebo-controlled phase 3 trial［J］. Lancet, 2020, 395（10236）：1547-1557.

［33］POWLES T, VAN DER HEIJDEN M S, CASTELLANO D, et al. Durvalumab alone and durvalumabplustremelimumab versus chemotherapy in previously untreated patients with unresectable, locally advanced or metastatic urothelial carcinoma（DANUBE）：a randomised, open-label, multicentre, phase 3 trial［J］. Lancet Oncol, 2020, 21（12）：1574-1588.

［34］MARCQ G, SOUHAMI L, CURY F L, et al. Phase 1 trial of atezolizumab plus trimodal therapy in patients with localized muscle-invasive bladder cancer［J］. Int J Radiat Oncol Bio Phys, 2021, 110（3）：738-741.

［35］WEICKHARDT A J, FOROUDI F, LAWRENTSCHUK N, et al. Pembrolizumab with chemoradiation as treatment for muscle-invasive bladder cancer：analysis of safety and efficacy of the PCR-MIB phase 2 clinical trial（ANZUP 1502）［J］. J Clin Oncol, 2020, 38（6_Suppl）：485.

［36］TREE A C, JONES K, HAFEEZ S, et al. Dose-limiting urinary toxicity with pembrolizumab combined with weekly hypofractionated radiation therapy in bladder cancer［J］. Int J Radiat Oncol Biol Phys, 2018, 101（5）：1168-1171.

［37］JOSHI M, TUANQUIN L, ZHU J, et al. Concurrent durvalumab and radiation therapy followed by adjuvant durvalumabin patients with locally advanced urothelial cancer of bladder（DUART）：Btcrc-GU15-023［J］. J Clin Oncol, 2020, 38（6_Suppl）：513.

［38］VAISHAMPAYAN U N, HEILBRUN L, VAISHAMPAYAN N, et al. 776P Phase Ⅱ trial of concurrent nivolumabin urothelial bladder cancer with radiation therapy in localized/ locally advanced disease for chemotherapy ineligible patients［NUTRA trial］［J］. Ann Oncol, 2020, 31（4_Suppl）：S596.

［39］DESAI N B, SCOTT S N, ZABOR E C, et al. Genomic characterization of response to chemoradiation in urothelial bladder cancer［J］. Cancer, 2016, 122（23）：3715-3723.

［40］PIETZAK E J, BAGRODIA A, CHA E K, et al. Next-generation sequencing of nonmuscle invasive bladder cancer reveals potential biomarkers and rational therapeutic targets［J］. Eur Urol, 2017, 72（6）：952-959.

［41］BASILE G, PEDERZOLI F, BANDINI M, et al. Intermediate-and high-risk nonmuscle invasive bladder cancer：where do we stand？［J］. Urol Oncol, 2021, 39（10）：631-641.

［42］BALAR A V, KAMAT A M, KULKARNI G S, et al. Pembrolizumab monotherapy for the treatment of high-risk non-muscle-invasive bladder cancer unresponsive to BCG（KEYNOTE-057）：an open-label, single-arm, multicentre, phase 2 study［J］. Lancet Oncol, 2021, 22（7）：919-930.

［43］MOTTERLE G, ANDREWS J R, MORLACCO A, et al. Predicting response to neoadjuvant chemotherapy in bladder cancer［J］. Eur Urol Focus, 2020, 6（4）：642-649.

［44］TEKES A, KAMEL I, IMAM K, et al. Dynamic MRI of bladder cancer：evaluation of staging accuracy［J］. AJR American journal of roentgenology, 2005, 184（1）：121-127.

［45］PANEBIANCO V, NARUMI Y, ALTUN E, et al. Multiparametric magnetic resonance imaging for bladder cancer：development of VI-RADS（vesical imaging-reporting and data system）［J］. Eur Urol, 2018, 74（3）：294-306.

［46］YOSHIDA S, KOGA F, KOBAYASHI S, et al. Diffusion-weighted magnetic resonance imaging in management of bladder cancer, particularly with multimodal bladder-sparing strategy［J］. World J Radiol, 2014, 6（6）：344-354.

［47］NGUYEN H T, JIA G, SHAH Z K, et al. Prediction of chemotherapeutic response in bladder cancer using K-means clustering of dynamic contrast-enhanced（DCE）-MRI pharmacokinetic parameters［J］. J Magn Reson Imaging, 2015, 41（5）：1374-1382.

［48］NECCHI A, BANDINI M, CALARESO G, et al. Multiparametric magnetic resonance imaging as a noninvasive assessment of tumor response to neoadjuvant pembrolizumab in muscle-invasive bladder cancer：preliminary findings from the PURE-01 study［J］. Eur Urol, 2020, 77（5）：636-643.

［49］GILLIES R J, KINAHAN P E, HRICAK H. Radiomics：images are more than pictures, they are data［J］. Radiology, 2016, 278（2）：563-577.

［50］CACCIAMANI G E, NASSIRI N, VARGHESE B A, et al. Radiomics and bladder cancer：current status［J］. Bladder cancer, 2020, 6（10）：1-20.

［51］CHA K H, HADJIISKI L M, SAMALA R K, et al. Bladder cancer segmentation in CT for treatment response sssessment：application of deep-learning convolution neural network—a pilot study［J］. Tomography, 2016, 2（4）：421-429.

［52］SUGANO D, SANFORD D, ABREU A, et al. Impact of radiomics on prostate cancer detection：a systematic review of clinical applications［J］. Curr Opin Urol, 2020, 30（6）：754-781.

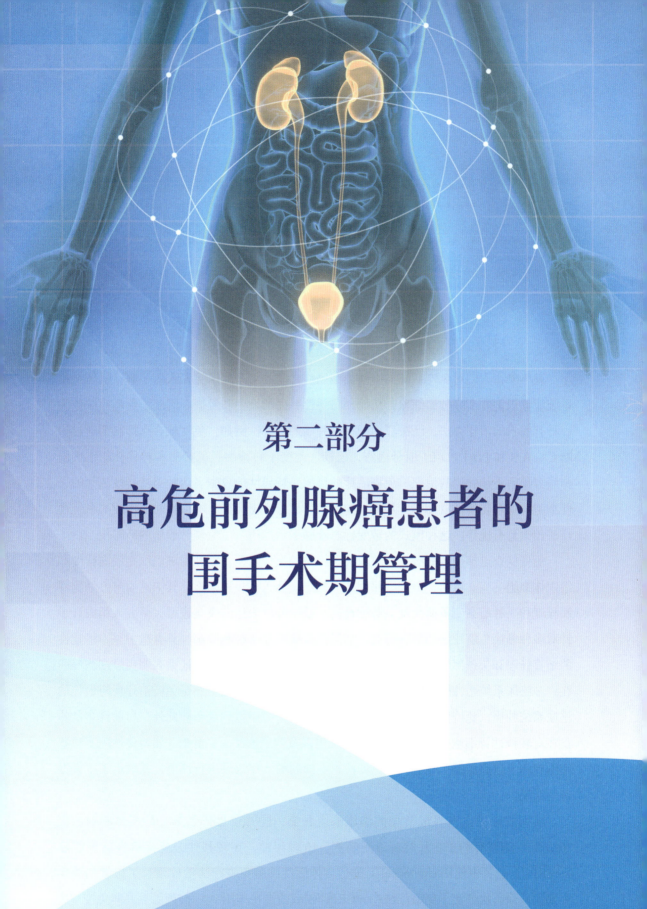

第二部分

高危前列腺癌患者的
围手术期管理

# 第十章 前列腺癌免疫治疗绪论

Giorgio Gandaglia，Riccardo Leni，Alberto Briganti

## 一、引言

近年来，人们对免疫系统与不同类型癌症之间的关系有了更深入的了解，机体免疫系统能够识别并消除肿瘤细胞，从而预防恶性肿瘤的发生和发展。因此，免疫疗法作为一种有前景的治疗方法，已被应用于多种肿瘤的治疗。例如，免疫检查点抑制剂通过阻断 CTLA-4 和 PD-1/PD-L1 信号通路，已彻底改变了转移性黑色素瘤和转移性非小细胞肺癌等预后不佳肿瘤的治疗。免疫治疗的目的是特异性地攻击表达肿瘤特异性抗原的恶性细胞。这与传统的肿瘤治疗策略（如手术、放疗）或具有短期和长期副作用的系统性疗法相比具有优势。这种模式的转变标志着肿瘤治疗迈入了免疫肿瘤学的新时代。

免疫检查点抑制剂的潜在疗效取决于组织的炎症表型，如肿瘤淋巴细胞浸润程度和组织体细胞突变。目前，免疫"热肿瘤"的定义涵盖了多种因素，其中肿瘤淋巴细胞浸润程度和高肿瘤突变负荷无疑关联度最高。基于肿瘤表达的炎症表型，研究人员设计了针对多种癌症免疫疗法的临床研究，如黑色素瘤、非小细胞肺癌、具有微卫星不稳定性的结直肠癌和头颈部鳞状细胞癌。到目前为止，已有越来越多的证据表明免疫细胞浸润在许多泌尿系统恶性肿瘤中发挥作用。例如，膀胱癌和肾细胞癌是免疫治疗反应最佳的泌尿系统肿瘤，免疫疗法的应用优势已经在不同研究中得到证明。此外，目前许多试验正在对转移性肾细胞癌、肌层浸润性膀胱癌以及罕见的泌尿系肿瘤（如转移性阴茎鳞状细胞癌和上尿路尿路上皮癌）的免疫检查点抑制剂治疗效果进行评估，并取得了令人振奋的结果。

前列腺癌是全世界最常见的泌尿系统肿瘤，同时也是排名第二的实体肿瘤，仅2020 年全球就有约 150 万例新诊断病例。10 多年前，在转移性去势抵抗性前列腺癌（mCRPC）患者中使用 sipuleucel-T 进行自体活性细胞免疫疗法治疗延长了患者的总生存期，从而首次证实了免疫疗法在 mCRPC 领域的潜在作用[1]。前列腺癌并非免疫"热肿瘤"，前列腺癌组织中淋巴细胞浸润的证据表明其属于"冷肿瘤"，具有相对较低的体细胞突变频率和炎症相关细胞因子水平，以及较少的免疫浸润细胞[2]。然而，前列腺癌组织表达多种肿瘤相关抗原，可成为适应性免疫的治疗靶点。此外，前列腺癌本身相对较长的自然病程可为抗肿瘤免疫反应的形成提供足够的时间。因此，前列腺癌近年来成为免疫治疗的研究热点。值得注意的是，前列腺癌领域的免疫治疗应区分为"被动"和"主动"两种治疗策略。"被动"治疗包括高特异性肿瘤抗原的单克隆抗体的输注，"主动"治疗包括肿瘤疫苗的接种。目前，前列腺癌免疫治疗的研究主要集中在单克隆抗体上，尤其是免疫检查点抑制剂。

## 二、进展期前列腺癌免疫治疗反应的证据

免疫检查点抑制剂是一种能够与免疫检查点受体结合并防止 T 细胞功能失活的单克隆抗体类药物。这些免疫检查点抑制剂主要作用靶点包括 CTLA-4、PD-1 和 PD-L1，并能够在多种癌症中诱导强大的抗肿瘤免疫反应。在前列腺癌免疫治疗领域，主要研究对象是 mCRPC 患者。

在Ⅰb期 Keynote-028 试验中，23 名一线治疗失败后的 mCRPC 患者接受了抗 PD-1 单克隆抗体帕博利珠单抗的治疗，结果显示，患者临床缓解的中位持续时间为 13.5 个月，治疗相关不良事件发生率为 60.9%[3]。Keynote-199 是一项Ⅱ期临床研究，在以骨转移为主的 mCRPC 患者中，在恩杂鲁胺耐药后加用帕博利珠单抗治疗，研究取得了令人振奋的结果，患者的总生存期为 14.1 个月，疾病控制率（即疾病稳定 6 个月或更长时间、完全或部分缓解的患者百分比）为 22%[4]。然而，有 2 项针对 mCRPC 患者的Ⅲ期多中心临床试验显示，抗 CTLA-4 单克隆抗体伊匹木单抗的治疗效果不理想，与安慰剂治疗组的总生存期差异无统计学意义[5-6]。同样，IMbassador 250 是一项恩杂鲁胺联合抗 PD-L1 单克隆抗体阿替利珠单抗治疗的Ⅲ期多中心临床研究。该研究在雄激素阻断治疗后将不利的免疫环境转化为较有利的免疫环境，这种将免疫"冷肿瘤"转变为免疫"热肿瘤"的策略已经在不同的肿瘤中进行了广泛的研究，但研究结果不一致[7]。此外，最近的研究显示，前列腺癌中 PD-1/PD-L1 信号通路活性的下调可能是先前研究中免疫单药疗法治疗失败的原因[8]。Ⅲ期 CheckMate 650 研究基于 CTLA-4 抑制前列腺癌细胞中 PD-1/PD-L1 信号通路活性的反馈性上调。抗 PD-1 单克隆抗体纳武利尤单抗与伊匹木单抗的联合治疗在 mCRPC 患者中取得理想的结果，其中位无进展生存期为 5.5 个月，对照组无进展生存期为 3.8 个月，中位总生存期为 19 个月，对照组总生存期为 15.2 个月[9]。

此外，COSMIC-021 是一项全球多中心 1b 期临床研究，旨在通过结合免疫检查点抑制剂和酪氨酸激酶抑制剂来逆转前列腺癌免疫抑制的研究，评估了阿替利珠单抗联合卡博替尼在实体恶性肿瘤中的治疗效果。COSMIC-021 队列 6 的初步结果显示，44 名 mCRPC 患者在接受阿替利珠单抗联合卡博替尼治疗后，客观缓解率为 32%[10]。此外，潜在的新型免疫敏感性生物标志物包括同源重组缺陷基因（23%）、Fanconi 贫血基因（5%）、周期蛋白依赖性激酶 12（6%）和错配修复基因（4%）的基因组突变[11]。有研究表明携带这些基因组突变的前列腺癌患者可能对免疫检查点抑制剂具有较高的敏感性[12]。因此在选择最适合接受免疫检查点抑制剂治疗的前列腺癌患者时应结合肿瘤的分子病理学特征[13]。CGP 可获取最全面的生物标志物信息，可以同时获知单核苷酸变异、杂合性丢失、微卫星不稳定和肿瘤突变负荷的状态。在纳入 3476 名临床进展期前列腺肿瘤患者的前瞻性评估中，超过 50% 的病例应用常规 CGP 可识别出适用于定制靶向治疗和免疫治疗的基因突变[11]。到目前为止，免疫治疗在 mCRPC 治疗策略中的益处尚未得到证实，免疫检查点抑制剂的作用难以预判，需要更多的研究结果来制定更优的治疗决策。此外，免疫检查点抑制剂具有显著的毒性特征，考虑到这些患者可能出现的不良反应，使用免疫检查点抑制剂需要对患者进行全面的评估[14]。

## 三、进展期前列腺癌免疫治疗临床研究现状

进展期前列腺癌临床研究的关键是患者是否能从免疫联合疗法中获益，目前已发表的研究结果为正在进行的研究提供了更好的指导。Keynote-365 试验的 A 队列患者在内分泌治疗进展后接受了帕博利珠单抗（200 mg，静脉注射，每 3 周 1 次）和奥拉帕利（400 mg，口服，每日 2 次）。A 队列 84 名患者的初步研究结果显示，在中位随访时间 14 个月时，前列腺特异性抗原应答率（前列腺特异性抗原降幅不小于 50%）为 9%，严重的治疗相关不良事件发生率为 35%[15]。Ⅲ期 Keynote-641 试验的设计基于 Keynote-365 Ⅰ期和Ⅱ期临床研究中已经证实的帕博利珠单抗和恩杂鲁胺在 mCRPC 中联合治疗的效果[15-16]。Keynote-641 研究于 2019 年开始，预计将纳入 1200 名患者，随机分配到"恩杂鲁胺（160 mg，口服，每日 1 次)+ 帕博利珠单抗（200 mg，静脉注射，每 3 周 1 次）"组或"恩杂鲁胺（160 mg，口服，每日 1 次）+ 安慰剂治疗"组[17]。另一项研究从 2019 年开始，估计将有 1000 名患者被随机分为两组，一组接受"多西他赛（75 mg/m²，静脉注射，每 3 周 1 次）+ 泼尼松"和帕博利珠单抗（200 mg，静脉注射，每 3 周 1 次），另一组接受"多西他赛 + 泼尼松"和安慰剂治疗[18]。Keylynk-010 研究的设计基于在化疗后进展的 mCRPC 患者中使用帕博利珠单抗联合奥拉帕利的治疗结

果。该研究将接受过紫杉烷化疗后进展的患者根据既往治疗情况进行分层，并将其随机分组，试验组接受"帕博利珠单抗＋奥拉帕利"治疗，对照组接受"阿比特龙＋泼尼松或恩杂鲁胺"治疗[19]。新型免疫疗法在进展期前列腺癌中的应用主要采用双特异性 T 细胞激活剂（BiTE），其中，贝林妥欧单抗是唯一获批的药物，该药物最初在血液系统恶性肿瘤中进行研究。BiTEs 以肿瘤抗原和 T 细胞为靶向，诱导 CD19 和 CD3 介导的 T 细胞活化，促进肿瘤杀伤细胞因子的释放[20]。临床前研究证据表明，AMG160［一种前列腺特异性膜抗原（PSMA）］和 CD3 BiTE 在体外具有选择性杀伤 PSMA 阳性表达的前列腺癌细胞的能力。在一项关于 BiTEs（AMG 160）药物的 I 期临床研究中，mCRPC 患者接受 AMG 160（静脉注射，每 2 周 1 次）治疗。该研究包括 AMG 160 的早期剂量探索及之后的 AMG 160 和帕博利珠单抗联合治疗。单独使用 AMG 160 治疗的 43 名 mCRPC 患者的初步结果令人振奋。正如预期的那样，几乎 90% 的患者出现了细胞因子释放综合征，其中 25.6% 为重度细胞因子释放综合征，并且在 20% 的患者中观察到抗药物抗体。没有患者因不良反应而退出该研究。研究观察到 10% ～ 30% 的治疗应答率，其中，27% 的患者前列腺特异性抗原降幅不小于 30%，3 名患者治疗后检测不到循环肿瘤细胞[21]（见表 10.1）。

表 10.1　正在进行的 mCRPC 免疫治疗试验

| 研究项目 | 阶段 | 开始年份 | 纳入病例数 | 干预药物 | 主要研究终点 |
|---|---|---|---|---|---|
| Keynote–365[15]<br>NCT02861573 | Ib/II | 2016 | 1000 | 队列 A："帕博利珠单抗＋奥拉帕利"；<br>队列 B："帕博利珠单抗＋多西他赛" | PSA 应答率（PSA 下降不低于 50%） |
| Keynote–641[17]<br>NCT03834493 | III | 2019 | 1200 | "帕博利珠单抗＋恩杂鲁胺" vs "恩杂鲁胺＋安慰剂" | OS, rPFS |
| Keynote–921[18]<br>NCT03834506 | III | 2019 | 1000 | "帕博利珠单抗＋多西他赛＋泼尼松" vs "多西他赛＋泼尼松＋安慰剂" | OS, rPFS |
| Keylynk–010[22]<br>NCT03834519 | III | 2019 | 780 | "帕博利珠单抗＋奥拉帕利" vs "阿比特龙 / 恩杂鲁胺＋泼尼松" | OS, rPFS |
| AMG 160[21]<br>NCT03792841 | I | 2019 | 288 | AMG 160、帕博利珠单抗 | 安全性和耐受性 |

注：OS 为总生存期；rPFS 为放射学无进展生存期；PSA 为前列腺特异性抗原。

## 四、局部进展期前列腺癌免疫治疗展望

前列腺癌免疫检查点抑制剂研究主要集中在转移性或 mCRPC 患者，目前，可用的疗法在改善患者生存预后方面仍有限。临床上，局限性或非转移性局部进展期前列腺癌通常采用根治性前列腺切除术、积极监测或放疗治疗，只有少数具有不良病理特征的患者需要术前或术后进行辅助治疗。美国预防服务工作组在 2012 年提出反对前列腺特异性抗原筛查的建议，该做法导致前列腺癌诊断延后，侵袭性更强的肿瘤（主要是 Gleason 评分不低于 8 分）比例增高，继而增加了高危前列腺癌的围手术期管理的难度[23]。目前报道的免疫治疗在前列腺癌中探索的临床研究为我们提供了新的知识，这些研究包括帕博利珠单抗（PEM-PRO 和 PICT-01）、"帕博利珠单抗＋恩杂鲁胺"（NCT03753243）、"阿替利珠单抗＋托珠单抗"（NCT03821246）或"阿替利珠单抗＋PROSTVAC"（Atezo Vax，NCT04020094）或"PROSTVAC+伊匹木单抗"（NCT02506114）新辅助治疗。新辅助治疗研究将有助于更好地理解疾病的生物学特征在治疗中的潜在作用。结合全面的病理学评估的新辅助治疗研究认识前列腺癌和淋巴结炎症表型，有助于理解免疫检查点抑制剂与组织生物标志物之间的关系。新辅助免疫检查点抑制剂治疗与 $^{68}$Ga-PSMA PET/CT 等新型活体成像技术的结合，将有助于早期评估围手术期免疫治疗的作用。组织生物标志物分析与体内成像相结合的研究将有助于确定在新辅助治疗中更可能获益的进展期前列腺癌患者。

## 参考文献

[1] KANTOFF P W, HIGANO C S, SHORE N D, et al. Sipuleucel-T immunotherapy for castration-resistant prostate cancer [J]. N Engl J Med, 2010, 363（5）：411-422.

[2] TOPALIAN S L, HODI F S, BRAHMER J R, et al. Safety, activity, and immune correlates of anti-PD-1 antibody in cancer [J]. N Engl J Med, 2012, 366（26）：2443-2454.

[3] HANSEN A R, MASSARD C, OTT P A, et al. Pembrolizumab for advanced prostate adenocarcinoma：findings of the KEYNOTE-028 study [J]. Ann Oncol, 2018, 29（8）：1807-1813.

[4] ANTONARAKIS E S, PIULATS J M, GROSS-GOUPIL M, et al. Pembrolizumab for treatment-refractory metastatic castration-resistant prostate cancer：multicohort, open-label phase Ⅱ KEYNOTE-199 study [J]. J Clin Oncol, 2020, 38（5）：395-405.

[5] KWON E D, DRAKE C G, SCHER H I, et al. Ipilimumab versus placebo after radiotherapy in patients with metastatic castration-resistant prostate cancer that had progressed after docetaxel chemotherapy（CA184-043）：a multicentre, randomised, double-blind, phase 3 trial [J]. Lancet Oncol, 2014, 15（7）：700-712.

[6] BEER T M, KWON E D, DRAKE C G, et al. Randomized, double-blind, phase Ⅲ trial of ipilimumab versus placebo in asymptomatic or minimally symptomatic patients with metastatic

chemotherapy-naive castration-resistant prostate cancer［J］. J Clin Oncol, 2017, 35（1）：40-47.

［7］DUAN Q, ZHANG H, ZHENG J, et al. Turning cold into hot：firing up the tumor microenvironment［J］. Trends Cancer, 2020, 6（7）：605-618.

［8］VELHO P I, ANTONARAKIS E S. PD-1/PD-L1 pathway inhibitors in advanced prostate cancer［J］. Expert Rev Clin Pharmacol, 2018, 11（5）：475-486.

［9］SHARMA P, PACHYNSKI R K, NARAYAN V, et al. Nivolumab plus ipilimumab for metastatic castration-resistant prostate cancer：preliminary analysis of patients in the CheckMate 650 Trial［J］. Cancer Cell, 2020, 38（4）：489-499.

［10］AGARWAL N, LORIOT Y, MCGREGOR B A, et al. Cabozantinib in combination with atezolizumab in patients with metastatic castration-resistant prostate cancer：results of cohort 6 of the COSMIC-021 study［J］. J Clin Oncol, 2020, 38（15_Suppl）：5564.

［11］CHUNG J H, DEWAL N, SOKOL E, et al. Prospective comprehensive genomic profiling of primary and metastatic prostate tumors［J］. JCO Precis Oncol, 2019, 3（3）：1-23.

［12］HEIDEGGER I, NECCHI A, PIRCHER A, et al. A systematic review of the emerging role of immune checkpoint inhibitors in metastatic castration-resistant prostate cancer：will combination strategies improve efficacy？［J］. Eur Urol Oncol, 2020, 4（5）：745-754.

［13］MEHRA N, GERRITSEN W. Now the dust has settled over immune checkpoint blockade in metastatic prostate cancer［J］. Ann Oncol, 2018, 29（8）：1620-1622.

［14］SWEENEY C J, GILLESSEN S, RATHKOPF D, et al. Abstract CT014：IMbassador250：a phase Ⅲ trial comparing atezolizumab with enzalutamide vs enzalutamide alone in patients with metastatic castration-resistant prostate cancer（mCRPC）［J］. Cancer Res, 80（16_Suppl）：CT014.

［15］YU E Y, PIULATS J M, GRAVIS G, et al. KEYNOTE-365 cohort A updated results：pembrolizumab（pembro）plus olaparib in docetaxel-pretreated patients（pts）with metastatic castration-resistant prostate cancer（mCRPC）［J］. J Clin Oncol, 2020, 38（6_Suppl）：100.

［16］GRAFF J N, ALUMKAL J, THOMPSON R F, et al. Pembrolizumab（Pembro）plus enzalutamide（Enz）in metastatic castration resistant prostate cancer（mCRPC）：extended follow up［J］. J Clin Oncol, 2018, 38（15_Suppl）：5047.

［17］GRAFF J N, BURGENTS J, LIANG L W, et al. Phase Ⅲ study of pembrolizumab（pembro）plus enzalutamide（enza）versus placebo plus enza for metastatic castration-resistant prostate cancer（mCRPC）：KEYNOTE-641［J］. J Clin Oncol, 2020, 38（6_Suppl）：TPS258.

［18］PETRYLAK D P, SHORE N D, BENNAMOUN M, et al. Phase Ⅲ study of pembrolizumab（pembro）plus docetaxel and prednisone for enzalutamide（enza）-or abiraterone acetate（abi）–pretreated patients（pts）with metastatic castration-resistant prostate cancer（mCRPC）：KEYNOTE-921［J］. J Clin Oncol, 2020, 38（6_Suppl）：TPS262.

［19］YU E Y, PARK S H, HUANG Y-H, et al. Phase Ⅲ study of pembrolizumab（pembro）plus olaparib versus enzalutamide（enza）or abiraterone acetate（abi）in patients（pts）with metastatic castration-resistant prostate cancer（mCRPC）who progressed on chemotherapy：KEYLYNK-010［J］. J Clin Oncol, 2020, 38（6_Suppl）：TPS256.

［20］EINSELE H, BORGHAEI H, ORLOWSKI R Z, et al. The BiTE（bispecific T-cell engager）platform：development and future potential of a targeted immuno-oncology therapy across tumor types［J］. Cancer, 2020, 126（14）：3192-3201.

［21］TRAN B, HORVATH L, DORFF T B, et al. Phase Ⅰ study of AMG 160, a half-life extended bispecific T-cell engager（HLE BiTE）immune therapy targeting prostate-specific membrane antigen（PSMA）, in patients with metastatic castration-resistant prostate cancer（mCRPC）［J］. J Clin Oncol, 2020, 38（6_Suppl）：TPS261.

［22］YU E，XU L，KIM J，et al. 893 Tip KEYLYNK-010：phase Ⅲ study of pembrolizumab（pembro）plus olaparib（OLA）vs enzalutamide（ENZA）or abiraterone（ABI）in ENZA-or ABI-pretreated patients（pts）with metastatic castration-resistant prostate cancer（mCRPC）who had progression on chemotherapy（CTx）［J］. Ann Oncol，2019，30（Suppl_5）：50.

［23］MOYER V A，U.S. Preventive Services Task Force. Screening for prostate cancer：U.S. preventive services task force recommendation statement［J］. Ann Intern Med，2012，157（2）：120-134.

# 第十一章　前列腺癌术前免疫治疗进展

Charles G. Drake

## 一、前列腺癌新辅助免疫治疗的基本原理

Liu 等在免疫功能正常的同源小鼠中开创性地比较小鼠术前和术后免疫治疗的疗效[1]。研究数据表明，对有多发转移病灶的动物模型来说，仅进行单纯的手术治疗可能是无效的，但先进行系统性免疫治疗后再手术，能够使大多数接受治疗的移植瘤病灶长期被抑制。尽管这种治疗方案的免疫生物学机制尚未完全阐明，但是目前对于抗PD-L1 免疫检查点阻断剂的潜在机制有两种可能的解释。第一，因为手术后大部分的CD8+T 细胞已经与原发肿瘤一起被切除，所以术后使用免疫检查点阻断剂无法通过逆转肿瘤浸润的 CD8+T 细胞的耗竭，使它们获得诱导破坏肿瘤细胞的功能；第二，免疫检查点阻断剂主要影响 T 细胞激活的"启动"阶段，即淋巴结中同源 T 细胞对肿瘤抗原的初始识别。在启动阶段，淋巴结中抗原特异性 T 细胞上的 PD-1 和树突状细胞上的PD-L1 相互作用影响了初始 T 细胞的激活，削弱了抗肿瘤效应，而免疫检查点阻断剂能有效阻断这种被削弱的信号。足够范围的淋巴结清扫是癌症手术重要的一环，因此，如果免疫检查点阻断剂在起始阶段发挥作用，那么术后肿瘤引流淋巴结的丧失也可能减弱免疫检查点阻断剂的治疗效果。此外，一些研究发现，原发肿瘤病灶的切除促进了活化 T 细胞向更长存活时间的记忆细胞转化[1]。近年来，有学者对肺癌和恶性黑色素瘤术前免疫治疗也进行了深入的研究[2]。本章我们将重点关注前列腺癌相关的临床数据。

前列腺癌是男性癌症相关死亡的第二大原因，确切的局部治疗是早期前列腺癌唯一有根治潜力的方式[3]。尽管当前手术方法有了很大的改进，但是高危局限性前列腺癌患者在接受手术后仍有较高复发的风险[4]。到目前为止，前列腺癌切除术前的新辅助治疗还没有足够好的疗效以获得监管部门的批准。虽然用于去势抵抗性前列腺癌的肿瘤疫苗 sipuleucel-T 的出现证明了免疫疗法对前列腺癌有效[5]，但是也仅限于在联合方

案中应用，单用免疫检查点阻断剂在晚期前列腺癌患者中并没有显著的效果[6-7]。在前列腺癌中诱导抗肿瘤免疫的一个难点是前列腺癌组织中的非炎症性肿瘤微环境[8]。此外，前列腺癌也通常具有低突变负荷和低 PD-L1 表达，这些因素也预示着前列腺癌对免疫治疗缺乏应答[9-10]。最后，前列腺癌有多种免疫逃逸机制，包括抗原处理缺陷、MHC Ⅰ类分子表达减少以及 Treg、MDSC 和 M2 型巨噬细胞的浸润[11-13]。

## 二、雄激素剥夺治疗的免疫效应

了解雄激素剥夺治疗的免疫效应十分重要，这主要是因为雄激素剥夺治疗是复发或转移性前列腺癌标准的一线治疗方法[14-15]。除对癌细胞的促凋亡作用外[16]，雄激素剥夺治疗还会促使免疫细胞浸润到前列腺内[17-18]。这一机制十分复杂，涉及潜在的抗肿瘤效应细胞，如 CD8+T 细胞和 M1 CD68+ 巨噬细胞[18]，而浸润的 B 细胞会促进癌细胞的去势抵抗[19]。之前，我们发现去势治疗会刺激肿瘤引流的淋巴结呈现前列腺限制性抗原，而且雄激素剥夺治疗的促炎作用足以暂时减轻 T 细胞的耐受性[20]。我们团队[21]和其他研究者[22]的最新实验表明，雄激素剥夺治疗的免疫效应可能要复杂得多，其可以随着时间的推移而演变，并可能取决于雄激素剥夺治疗的治疗方式。例如，Pu 等在同源模型研究中发现睾丸切除术似乎是具有免疫原性的，而由氟他胺等雄激素受体拮抗剂介导的雄激素剥夺治疗在体内会损害抗肿瘤 T 细胞效应[22]。使用同源模型，我们分析了手术去势后随时间演变的肿瘤微环境变化，并发现雄激素剥夺治疗最初是有以 Th1 效应 T 细胞为主的免疫原性。值得注意的是，这一结果在大鼠模型中也得到了验证[23]。然而，随着时间的推移，浸润 T 细胞越来越多地由抑制性 Treg 组成。这些细胞表达经典的转录因子 FoxP3，并能够下调 T 细胞、NK 细胞和其他抗肿瘤效应因子的活性[21]。此外，我们发现肿瘤微环境的髓系细胞也经历了再极化，因此在去势后约 4 周，肿瘤微环境中含有较多的 M2 巨噬细胞以及 MDSC[24]。

为了检测雄激素剥夺治疗驱动 T 细胞浸润前列腺的能力，我们进行了一项术前随机研究，量化了单独雄激素剥夺治疗与雄激素剥夺治疗联合肿瘤疫苗的免疫效果[25]。本试验是在计划接受根治性前列腺切除术的高危局限性前列腺癌患者中进行的，与上述动物研究结果一致，与未进行肿瘤疫苗治疗的对照患者相比，雄激素剥夺治疗和雄激素剥夺治疗联合疫苗均导致肿瘤内 CD8+T 细胞浸润和 PD-L1 表达显著增加。CD8+T 细胞浸润也恰好伴随着 Treg 的比例增加，这一现象被称为"适应性 Treg 抵抗"，其可能会抑制雄激素剥夺治疗的免疫原性。后续将讨论本试验中疫苗疗法的效果。这里的一个关键点是，在前列腺癌患者中，雄激素剥夺治疗可能会驱动 Treg 浸润，并且需要针对

Treg 的治疗来优化雄激素剥夺治疗联合方案中的前列腺癌术前免疫疗法。另一个关键点是，雄激素剥夺治疗导致原发性前列腺癌中 PD-L1 上调，潜在地使抗 PD-（L）1 药物在这种联合治疗中相对有效。

与 PD-L1 阻断治疗膀胱癌和肾细胞癌相比，PD-L1 阻断治疗在前列腺癌治疗中的临床结果令人失望。例如，在抗 PD-1 药物纳武利尤单抗的 Ⅰ b 期研究中，17 名入组的去势抵抗性前列腺癌患者均未出现客观缓解[26]，其中 2 名患者前列腺癌样本均检测出 PD-L1 表达阴性。其他研究也支持前列腺癌缺乏 PD-L1 表达这一结论，这也是治疗前列腺癌的一个挑战[27-28]。一项关于抗 PD-1 药物帕博利珠单抗治疗 mCRPC 的大型 Ⅱ 期研究显示，其客观缓解率约为 5%[5]。这些结果与我们在动物模型中的发现一致[21]，其中单用抗 PD-1 的疗法是无效的。为了增强免疫检查点阻断剂单药治疗的活性，旧金山大学的一项研究测试了几种新的抗 PD-L1（阿替利珠单抗）的联合效果（见表 11.1），这项研究十分有趣，它纳入了 48 名患者并将其依次分到 3 个治疗组，第一组为单药治疗组（单独使用阿替利珠单抗），第二组为阿替利珠单抗与抗 IL-6（托珠单抗）联合治疗组（以抑制肿瘤微环境中的抑制因子），第三组为阿替利珠单抗与 etrumadenant 联合治疗组。etrumadenant 是一种口服腺苷途径抑制剂，能持续抑制前列腺癌的肿瘤微环境。本试验的主要终点是前列腺癌切除术后病理缓解率。

如前所述，在进展性转移性前列腺癌患者中，有相当一部分患者接受了新一代雄激素受体拮抗剂治疗。有趣的是，其中至少有一种药物（恩杂鲁胺）的耐药性与 PD-L1 表达增加有关[29]。这些数据也均发现雄激素剥夺治疗进展后肿瘤微环境可能出现炎症反应。在一项 Ⅱ 期研究中发现，使用恩杂鲁胺进展的患者增加抗 PD-1 抗体帕博利珠单抗的治疗时，10 名患者中有 3 名出现前列腺特异性抗原快速下降为不超过 0.2 ng/mL。达到生化应答并检查到病灶的 2 名患者的症状都得到了部分缓解[6]。该队列的进一步随访支持将新一代激素治疗与抗 PD-L1 联合使用可能对晚期前列腺癌有效的观点[30]。在一些研究探讨"雄激素剥夺治疗 + 免疫检查点阻断剂"联合治疗转移性前列腺癌的同时，一项相关的术前研究也在测试雄激素剥夺治疗联合免疫治疗的疗效（见表 11.1）。这项研究（NCT03753243，M.GarzottoP.I.）纳入 32 名高危前列腺癌患者，在进行根治性前列腺切除术之前接受 16 周的新型内分泌治疗，方案为恩杂鲁胺与抗 PD-1 药物帕博利珠单抗联合治疗，主要终点指标是病理完全缓解率。

表 11.1　前列腺癌术前免疫治疗的选择

| 治疗方案 | 病例数 | 阶段 | 实验 ID | 起止时间 |
|---|---|---|---|---|
| 阿替利珠单抗 vs "阿替利珠单抗 + 托珠单抗" vs "阿替利珠单抗 +etrumadenant"（依次纳入） | 48 | II | NCT03821246 | 2020 年 1 月至 2022 年 8 月 |
| "派姆单抗 + 恩杂鲁胺" | 32 | II | NCT03753243 | 2018 年 12 月至 2023 年 4 月 |
| "纳武利尤单抗 +PROSTVAC 疫苗" | 29 | II | NCT02933255 | 2017 年 4 月至 2022 年 8 月 |
| 依布妥组单抗（抗 B7-H3） | 32 | II | NCT02923180 | 2016 年 10 月至 2021 年 10 月 |
| 达雷木单抗或 JNJ-40346527（FMS 抑制剂） | 33 | II | NCT03177460 | 2017 年 6 月至 2020 年 6 月 |
| "非聚焦单抗 CTLA-4(BMS986218)+ADT（醋酸脱格雷利克斯）"与单独的 ADT | 32 | II | NCT04301414 | 2020 年 3 月 |

注：ADT 为雄激素剥夺治疗。

# 三、肿瘤疫苗

肿瘤疫苗启动免疫系统识别肿瘤相关抗原并引发 T 细胞应答。肿瘤疫苗通常包含一种具有激活抗原提呈细胞功能的佐剂，如树突状细胞（DC）和已知与特定肿瘤类型相关的靶蛋白或肽[31]。在皮下或皮内注射疫苗后，抗原负载 DC 运输到引流淋巴结，它们呈递目标抗原的小肽片段，以启动特定 CD8+T 细胞对 T 细胞的识别，这些细胞能够增殖和裂解呈递肿瘤细胞的抗原。目前，美国食品药品监督管理局唯一批准的治疗性肿瘤疫苗是用于治疗 mCRPC 的 sipuleucel-T，其主要是将患者的单核细胞与重组融合蛋白 PA2024 孵育而成。重组融合蛋白 PA2024 能将 PAP 与 GM-CSF 连接起来，并激活 PAP 特异性 T 细胞。将活化的抗原呈递细胞重新输入患者体内，可以激发抗肿瘤免疫反应。前列腺癌治疗的关键免疫疗法试验表明，与安慰剂相比，sipuleucel-T 组患者的总生存期增加了 4.1 个月[32]。在另外一项研究中，研究者对 14 名前列腺癌患者进行了新辅助 sipuleucel-T 治疗[33]，这一治疗促进了抗肿瘤和 Th1 效应的 CD8+T 细胞浸润。与上述雄激素剥夺治疗研究结果一致，CTLA-4 和免疫检查点 TIGIT 的上调能在一定程度上抑制浸润性 CD8+T 细胞的抗肿瘤作用。

Prostvac-VF 也是一种疫苗治疗方法，采用异源启动 - 增强策略，先后接种牛痘病毒（rV-PSA）和鸡痘病毒（rF-PSA）。这些疫苗载体包括共刺激分子 ICAM-1、B7.1 和 LFA-3（TRICOM）以及靶抗原前列腺特异性抗原。痘病毒的疫苗面临的主要难点之一是其能诱导抗体应答，如果反复接种，对病毒蛋白的抗体反应会减弱机体对编码靶抗原的应答，而使用鸡痘病毒载体能很好地解决这一问题，从而可以重复给药并提高 T 细胞的免疫功能[34]。这种异源启动 - 增强策略在 mCRPC 患者的 II 期研究中进行了验证，回顾性分析结果显示，患者的总生存期增加了 8.5 个月，死亡率降低了 44%[35]。然而，一项纳入了 1200 名患者的随机 III 期研究结果显示，Prostvac-VF 联合 GM-CSF（NCT01322490）治疗并没有提高患者的总生存率[36]。这些结果也导致了研究提前终止。此外，NIH 的一项研究（NCT02933255）纳入了 29 名患者，在使用恩杂鲁胺的患者中增加 Prostvac+ 雄激素剥夺治疗后的疗效，主要终点是安全性、耐受性和治疗后微环境中量化的 T 细胞的变化。

GVAX 是一种全肿瘤细胞疫苗，经基因改造后可分泌 GM-CSF，目前在 III 期临床研究中以失败告终。肿瘤细胞为疫苗提供抗原；GM-CSF 用于募集抗原呈递 DC。GVAX 使用两种前列腺癌细胞系，即激素敏感的 LN-CaP 和激素不敏感的 PC-3 细胞，分别来源于淋巴结和骨转移灶，它们共同表达许多前列腺癌的相关抗原[37]。GVAX 前列腺癌的两项 II 期临床研究显示前列腺特异性抗原高表达的患者产生了针对疫苗的抗体。这些结果也促使了两项 III 期临床研究的启动，即 VITAL-1 和 VITAL-2。VITAL-2 主要比较了 "GVAX+ 多西他赛" 与 "多西他赛 + 泼尼松" 方案，然而数据表明与标准治疗组相比，GVAX 组的死亡人数明显增多，导致 VITAL-2 的终止。VITAL-1 也提前终止，因为在研究的早期无效分析中，也发现达到改善生存的主要终点的可能性很低。为此，我们进行了一项随机研究，将雄激素剥夺治疗与 "雄激素剥夺治疗 +GVAX" 联合治疗进行比较[25]。与未处理的样本相比，雄激素剥夺治疗和 "雄激素剥夺治疗 +GVAX" 均导致前列腺癌组织中 T 细胞浸润增加，其中疫苗组的 T 细胞浸润量增加更明显。然而，与我们的临床前数据一致，效应 CD8+T 细胞浸润的增加与 Treg 浸润的增加几乎完全平衡，因此 CD8/Treg 的比率在各组之间保持不变。使用多变量 Cox 回归，我们发现疫苗组前列腺特异性抗原进展的时间在统计学上明显增加，这也提示前列腺癌术前免疫治疗可能有一定的临床获益，然而这需要更大样本量的研究来验证。

## 四、前列腺癌的其他术前免疫疗法

### （一）PD-L1（B7-H3）

PD-L1（也称为 B7-H1）在维持 T 细胞对肿瘤的耐受性中起着重要作用，这一点已经被广泛认可[38]。B7 家族包括多个成员，其中最著名的是 B7-H3（CD276），其最初是从人类树突状细胞来源的 cDNA 文库中鉴定出来的[39]。与 B7-H1 不同，B7-H3 广泛表达于多种组织类型，包括肿瘤上皮细胞。由于其受体尚不清楚，B7-H3 的功能作用也不明确。在一些模型中 B7-H3 过表达能促进肿瘤的消退，而在一些小鼠模型中敲除 B7-H3 之后则表现为促进肿瘤的生长[40-41]。这些数据表明 B7-H3/ 受体相互作用具有抗肿瘤效应。然而，多个临床研究却提出了相反的观点。例如，Roth 等的免疫组织化学研究表明，虽然大多数前列腺肿瘤都表达 B7-H3，但是表达强度不同[42]，更具侵袭性表型的癌症（较大的肿瘤和前列腺外浸润的肿瘤）表达更高水平的蛋白，并且 B7-H3 表达水平升高与手术后疾病进展也相关。这些结果得到了几项研究的论证，其中，约翰霍普金斯大学的一项队列研究对数百个病例进行了全面评估[43]。由于 B7-H3 表达升高能有效预测肿瘤复发，Shenderov 等启动了使用单克隆抗体 MGA271 阻断 B7-H3 的术前临床研究（NCT02923180，见表 11.1），该研究最初设计入组 16 名高危患者，以评估术前 B7-H3 阻断的安全性，次要终点为 CD8+T 细胞浸润增加。初步结果显示显著增加的 CD8+T 细胞浸润（与配对的对照患者相比），以及潜在的 Gleason 评分的降低，因此该试验随后又纳入另外 16 名患者，以进一步分析治疗后肿瘤微环境的特征，并对临床结局进行初步评估。

### （二）CD38

前列腺肿瘤微环境含有多种抑制性细胞类型，包括极化的巨噬细胞（M2）和 MDSC[24]。研究表明，在相关模型中，MDSC 的缺失使免疫检查点阻断剂具有活性[44]，MDSC 分泌的细胞因子 IL-23 可能在前列腺癌从雄激素敏感型向去势抵抗型的转变过程中发挥作用[45]。然而，更具挑战性的临床靶向 MDSC，旨在研究抑制 CSF-1R 的药物是否对患者无效或者产生毒性[46]。CD38 在肾细胞癌和其他癌症的 MDSC 中表达[47]。在临床上可以使用达雷妥尤单抗进行靶向治疗。为了检验 CD38 耗竭是否会影响前列腺肿瘤微环境，MDACC（NCT03177460，S.Subudhi P.I.）的一项研究已经完成入组，其主要终点是表达 CD38 的抑制细胞的耗竭和 CD8 的浸润。

## （三）Treg 耗竭

如前文所述，肿瘤疫苗[25,33]和雄激素剥夺治疗[21]均可增加 Treg 在前列腺癌中的浸润。操纵和（或）耗竭 Treg 的最佳靶点仍不清楚，在临床中更是如此。包括我们自己[48]在内的多项研究表明，CTLA-4 在浸润多种肿瘤类型（包括前列腺癌）的 Treg 上相对过表达。临床前研究表明，无论是单独还是联合治疗，经过优化的介导消耗的抗 CTLA-4 抗体都比非消耗型抗体更有活性[21,48]。BMS-986218 是抗 CTLA-4（伊匹木单抗）非岩藻糖的修饰的抗体；去糖基化的人 IgG1 抗体增加了与 Fc 受体（FcγRⅢa）的亲和力，从而介导抗体依赖性细胞毒性效应。在 I 期剂量递增研究中，该药物被证明安全，并确定了推荐剂量。哥伦比亚研究小组（m.dallos P.I.）研究了额外增加这种耗竭型抗 CTLA-4 能否阻断术前雄激素剥夺治疗相关 Treg 的增加。这项纳入 32 名患者的研究（NCT04301414）采用随机分为雄激素剥夺治疗单独治疗或雄激素剥夺治疗联合 Treg 消耗治疗，主要终点是量化根治性前列腺切除术后标本中的 Treg 和 CD8/Treg 比值。

## 五、结语

前列腺癌仍然是一种难以通过免疫疗法有效治疗的肿瘤类型。早期基础和临床研究结果表明，雄激素剥夺治疗具有免疫原性，这为雄激素剥夺治疗与免疫治疗联合使用假说的提出奠定了基础。一项比较"雄激素剥夺治疗＋恩杂鲁胺"与"恩杂鲁胺＋阿替利珠单抗"联合的随机Ⅲ期研究的失败表明，潜在的免疫学机制可能比最初认为的更复杂。事实上，雄激素剥夺治疗同时会驱动促肿瘤和抗肿瘤免疫反应，包括 MDSC 和 Treg 的积累。临床研究通过两种方法的相互制约来解决这些问题，即通过将促炎剂（如癌症疫苗）与免疫疗法相结合，或试图通过阻断腺苷途径或消耗 Treg 来减弱肿瘤微环境中的抑制因子。最后，为了使术前免疫治疗成为增加手术治愈机会的重要手段，尤其是对高危患者而言，这两种方法可能都是必需的。

## 参考文献

［1］LIU J, BLAKE S J, YONG M C, et al. Improved efficacy of neoadjuvant compared to adjuvant immunotherapy to eradicate metastatic disease ［J］. Cancer Discov, 2016, 6（12）: 1382-1399.

［2］TOPALIAN S L, TAUBE J M, PARDOLL D M. Neoadjuvant checkpoint blockade for cancer immunotherapy ［J］. Science, 2020, 367（6477）: eaax0182.

［3］SIEGEL R L, MILLER K D, JEMAL A. Cancer statistics, 2018 ［J］. CA Cancer J Clin, 2018, 68（1）: 7-30.

［4］POUND C R，PARTIN A W，EISENBERGER M A，et al. Natural history of progression after PSA elevation following radical prostatectomy［J］. JAMA，1999，281（17）：1591-1597.

［5］ANTONARAKIS E S，PIULATS J M，GROSS-GOUPIL M，et al. Pembrolizumab for treatment-refractory metastatic castration-resistant prostate cancer：multicohort，open-label phase Ⅱ KEYNOTE-199 study［J］. J Clin Oncol，2020，38（5）：395-405.

［6］GRAFF J N，ALUMKAL J J，DRAKE C G，et al. Early evidence of anti-PD-1 activity in enzalutamide-resistant prostate cancer［J］. Oncotarget，2016，7（33）：52810-52817.

［7］BOUDADI K，SUZMAN D L，ANAGNOSTOU V，et al. Ipilimumab plus nivolumab and DNA-repair defects in AR-V7-expressing metastatic prostate cancer［J］. Oncotarget，2018，9（47）：28561-28571.

［8］DRAKE C G. Prostate cancer as a model for tumour immunotherapy［J］. Nat Rev Immunol，2010，10（8）：580-593.

［9］LAFLEUR M W，MUROYAMA Y，DRAKE C G，et al. Inhibitors of the PD-1 pathway in tumor therapy［J］. J Immunol，2018，200（2）：375-383.

［10］HAFFNER M C，GUNER G，TAHERI D，et al. Comprehensive evaluation of programmed death-ligand 1 expression in primary and metastatic prostate cancer［J］. Am J Pathol，2018，188（6）：1478-1485.

［11］SANDA M G，RESTIFO N P，WALSH J C，et al. Molecular characterization of defective antigen processing in human prostate cancer［J］. J Natl Cancer Inst，1995，87（4）：280-285.

［12］SFANOS K S，BRUNO T C，MARIS C H，et al. Phenotypic analysis of prostate- infiltrating lymphocytes reveals TH17 and Treg skewing［J］. Clin Cancer Res，2008，14（11）：3254-3261.

［13］CALCINOTTO A，SPATARO C，ZAGATO E，et al. IL-23 secreted by myeloid cells drives castration-resistant prostate cancer［J］. Nature，2018，559（7714）：363-369.

［14］DENMEADE S R，ISAACS J T. A history of prostate cancer treatment［J］. Nat Rev Cancer，2002，2（5）：389-396.

［15］CHEN Y，SAWYERS C L，SCHER H I. Targeting the androgen receptor pathway in prostate cancer［J］. Curr Opin Pharmacol，2008，8（4）：440-448.

［16］FURUYA Y，LIN X S，WALSH J C，et al. Androgen ablation-induced programmed death of prostatic glandular cells does not involve recruitment into a defective cell cycle or p53 induction［J］. Endocrinology，1995，136（5）：1898-1906.

［17］MERCADER M，BODNER B K，MOSER M T，et al. T cell infiltration of the prostate induced by androgen withdrawal in patients with prostate cancer［J］. Proc Natl Acad Sci U S A，2001，98（25）：14565-14570.

［18］GANNON P O，POISSON A O，DELVOYE N，et al. Characterization of the intra- prostatic immune cell infiltration in androgen-deprived prostate cancer patients［J］. J Immunol Methods，2009，348（1-2）：9-17.

［19］AMMIRANTE M，LUO J-L，GRIVENNIKOV S，et al. B-cell-derived lymphotoxin promotes castration-resistant prostate cancer［J］. Nature，2010，464（7286）：302- 305.

［20］DRAKE C G，JAFFEE E，PARDOLL D M. Mechanisms of immune evasion by tumors［J］. Adv Immunol，2006（90）：51-81.

［21］SHEN Y C，GHASEMZADEH A，KOCHEL C M，et al. Combining intratumoral Treg depletion with androgen deprivation therapy（ADT）：preclinical activity in the Myc-CaP model［J］. Prostate Cancer Prostatic Dis，2018，21（1）：113-125.

［22］PU Y，XU M，LIANG Y，et al. Androgen receptor antagonists compromise T cell response against prostate cancer leading to early tumor relapse［J］. Sci Transl Med，2016，8（333）：333ra47.

［23］MORSE M D，MCNEEL D G. T cells localized to the androgen-deprived prostate are TH1 and TH17 biased［J］. Prostate，2012，72（11）：1239-1247.

［24］LOPEZ-BUJANDA Z，DRAKE C G. Myeloid-derived cells in prostate cancer progression：phenotype and prospective therapies［J］. J Leukoc Biol，2017，102（2）：393-406.

［25］OBRADOVIC A Z，DALLOS M C，ZAHURAK M L，et al. T-cell infiltration and adaptive treg resistance in response to androgen deprivation with or without vaccination in localized prostate cancer［J］. Clin Cancer Res，2020，26（13）：3182-3192.

［26］TOPALIAN S L，HODI F S，BRAHMER J R，et al. Safety，activity，and immune correlates of anti-PD-1 antibody in cancer［J］. N Engl J Med，2012，366（26）：2443-2454.

［27］MARTIN A M，NIRSCHL T R，NIRSCHL C J，et al. Paucity of PD-L1 expression in prostate cancer：innate and adaptive immune resistance［J］. Prostate Cancer Prostatic Dis，2015，18（4）：325-332.

［28］HAFFNER M C，GUNER G，TAHERI D，et al. Comprehensive evaluation of programmed death-ligand 1 expression in primary and metastatic prostate cancer［J］. Am J Pathol，2018，188（6）：1478-1485.

［29］BISHOP J L，SIO A，ANGELES A，et al. PD-L1 is highly expressed in enzalutamide resistant prostate cancer［J］. Oncotarget，2015，6（1）：234-242.

［30］GRAFF J N，BEER T M，ALUMKAL J J，et al. A phase Ⅱ singlearm study of pembrolizumab with enzalutamide in men with metastatic castration-resistant prostate cancer progressing on enzalutamidealone［J］. J Immunother Cancer，2020，8（2）：e000642.

［31］DRAKE C G，LIPSON E J，BRAHMER J R. Breathing new life into immunotherapy：review of melanoma，lung and kidney cancer［J］. Nat Rev Clin Oncol，2014，11（1）：24-37.

［32］KANTOFF P W，HIGANO C S，SHORE N D，et al. Sipuleucel-T immunotherapy for castration-resistant prostate cancer［J］. N Engl J Med，2010，363（5）：411-422.

［33］HAGIHARA K，CHAN S，ZHANG L，et al. Neoadjuvant sipuleucel-T induces both Th1 activation and immune regulation in localized prostate cancer［J］. Onco Targets Ther，2019，8（1）：e1486953.

［34］ARLEN P M，GULLEY J L，MADAN R A，et al. Preclinical and clinical studies of recombinant poxvirus vaccines for carcinoma therapy［J］. Crit Rev Immunol，2007，27（5）：451-462.

［35］KANTOFF P W，SCHUETZ T J，BLUMENSTEIN B A，et al. Overall survival analysis of a phase Ⅱ randomized controlled trial of a poxviral-based PSA-targeted immunotherapy in metastatic castration-resistant prostate cancer［J］. J Clin Oncol，2010，28（7）：1099-1105.

［36］GULLEY J L，BORRE M，VOGELZANG N J，et al. Results of PROSPECT：a randomized phase 3 trial of PROSTVAC-V/F（PRO）in men with asymptomatic or minimally symptomatic metastatic，castration-resistant prostate cancer［J］. J Clin Oncol，2018，36（15_Suppl）：5006.

［37］SIMONS J W，CARDUCCI M A，MIKHAK B，et al. Phase I/Ⅱ trial of an allogeneic cellular immunotherapy in hormone-naive prostate cancer［J］. Clin Cancer Res，2006，12（11 Pt 1）：3394-3401.

［38］LAFLEUR M W，MUROYAMAY，DRAKE C G，et al. Inhibitors of the PD-1 pathway in tumor therapy［J］. J Immunol，2018，200（2）：375-383.

［39］CHAPOVAL A I，NI J，LAU J S，et al. B7-H3：a costimulatory molecule for T cell activation and IFN-gamma production［J］. Nat Immunol，2001，2（3）：269-274.

［40］KREYMBORG K，HAAK S，MURALI R，et al. Ablation of B7-H3 but not B7-H4 results in highly increased tumor burden in a murine model of spontaneous prostate cancer［J］. Cancer Immunol Res，2015，3（8）：849-854.

［41］LOOS M，HEDDERICH D M，FRIESS H，et al. B7-H3 and its role in antitumor immunity［J］. Clin Dev Immunol，2010（2010）：683875.

［42］ROTH T J, SHEININ Y, LOHSE C M, et al. B7-H3 ligand expression by prostate cancer：a novel marker of prognosis and potential target for therapy ［J］. Cancer Res, 2007, 67（16）：7893-7900.

［43］BENZON B, ZHAO S G, HAFFNER M C, et al. Correlation of B7-H3 with androgen receptor, immune pathways and poor outcome in prostate cancer：an expression-based analysis ［J］. Prostate Cancer Prostatic Dis, 2017, 20（1）：28-35.

［44］LU X, HORNER J W, PAUL E, et al. Effective combinatorial immunotherapy for castration-resistant prostate cancer ［J］. Nature, 2017, 543（7647）：728-732.

［45］CALCINOTTO A, SPATARO C, ZAGATO E, et al. IL-23 secreted by myeloid cells drives castration-resistant prostate cancer ［J］. Nature, 2018, 559（7714）：363-369.

［46］GABRILOVICH D I. Myeloid-derived suppressor cells ［J］. Cancer Immunol Res, 2017, 5（1）：3-8.

［47］CHEVRIER S, LEVINE J H, ZANOTELLI V R T, et al. An immune atlas of clear cell renal cell carcinoma ［J］. Cell, 2017, 169（4）：736-749.e18.

［48］FREEMAN Z T, NIRSCHL T R, HOVELSON D H, et al. A conserved intratumoral regulatory T cell signature identifies 4-1BB as a pan-cancer target ［J］. J Clin Invest, 2020, 130（3）：1405-1416.

# 第十二章

# 高危局限性前列腺癌新辅助治疗和辅助治疗中免疫治疗与其他疗法的对比

Giorgio Gandaglia，Riccardo Leni，Giuseppe Rosiello，Nicola Fossati，Alberto Briganti

## 一、引言

在过去的数十年中，前列腺特异性抗原筛查逐渐得到普及，因此越来越多的患者被诊断为低危前列腺癌[1]，然而仍有超过 30% 的患者初诊时即为高危非转移性前列腺癌[即前列腺特异性抗原不低于 20 ng/mL，活检分级分组不低于 4，和（或）临床分期不低于 T2C ][2]，根治性前列腺切除术是此类患者最常用的治疗手段。这些患者的复发和死亡风险往往较高，在根治性前列腺切除术后，有超过 50% 的患者在随访期间出现生化复发。例如，对于术前前列腺特异性抗原为 7 ng/mL，cT1c，Gleason 评分为"3+3"（即低危组）的 65 岁男性患者，根治性前列腺切除术后预测的 5 年无生化复发生存率约为 95%；而前列腺特异性抗原为 20 ng/mL，cT2a，Gleason 评分为"4+4"（即高危组）的患者 5 年生化复发风险则高达 35%。因此，高危组的男性患者，其复发风险更高。此外，高危组患者的前列腺包膜外侵犯和淋巴结转移的风险更高，在"根治性前列腺切除术 + 扩大淋巴结清扫术"后，30% 的高危组患者病理检查发现淋巴结阳性[3-4]。虽然单纯手术可以提高部分患者的长期无复发生存率[5]，但是这种方法可能并不适用于高危前列腺癌患者[6]。因此，需要应用多学科治疗模式来改善高危患者的预后。多学科治疗模式包括前列腺癌根治术、放射治疗和全身治疗。已有一些研究评估了新辅助和辅助雄激素剥夺治疗在高危前列腺癌围手术期中的作用[7]。有一项随机研究显示，淋巴结阳性及高肿瘤负荷的前列腺癌患者辅助使用雄激素剥夺治疗可以有临床获益，但缺乏更多的证据来支持[8]。同样，现有研究也未能显示新辅助雄激素剥夺治疗带来总生存率和肿瘤特异性生存率的获益[9-10]。因此，目前的指南不推荐常规应用雄激素剥夺治疗，仅推荐用于淋巴结阳性患者的辅助治疗。近年来，包括免疫疗法在内的多种新型全身疗法已被引入转移性前列腺癌患者的治疗中，这些疗法也可能应用于早期前列腺癌患者。

目前，正在开展临床研究评估新疗法的安全性和有效性。本章旨在阐述新辅助和辅助治疗在高危前列腺癌患者中的作用，尤其侧重于免疫治疗的可能获益。

## 二、高危前列腺癌的新辅助治疗

高危患者根治性前列腺切除术术前雄激素剥夺治疗、化疗和新型抗雄激素治疗的目的是获得病理缓解（即减少术中不良病理表现），从而实现根治性切除，改善远期预后。在过去的几十年里，几项Ⅲ期随机对照研究比较了新辅助雄激素剥夺治疗与单纯手术的疗效，结果发现新辅助雄激素剥夺治疗患者的术后病理切缘阳性、包膜外侵犯和淋巴结转移发生率均显著减少。尽管新辅助雄激素剥夺治疗可提高病理缓解率，但是并未观察到无生化复发发生存期和总生存期的改善。有研究者对不同药物新辅助治疗（如单一抗雄激素或 LHRH 激动剂或联合雄激素阻断剂）与单纯前列腺癌根治术进行系统评价和荟萃分析[9-10]。结果表明，与单纯前列腺癌根治术相比，新辅助雄激素剥夺治疗患者手术切缘阳性率较低，前列腺包膜外侵犯较少。同样，新辅助雄激素剥夺治疗患者的淋巴结转移也显著减少。然而，新辅助雄激素剥夺治疗并没有改善无生化复发生存率和总生存期。也有研究者开展新辅助化疗的临床研究，然而迄今为止，化疗在新辅助治疗中的作用还没有得到证实。多项Ⅰ/Ⅱ期临床研究证实多西他赛联合雄激素剥夺治疗安全有效，患者耐受性好且肿瘤局部控制率较高，但正在进行的临床随机对照试验仅有一项。该研究评估多西他赛联合亮丙瑞林或戈舍瑞林治疗 HRPCa 的疗效（NCT00430183），其最终结果预计将于 2030 年 10 月公布。最近一项美国癌症和白血病研究组 B（CALGB）90203 随机对照试验的中期分析显示，与单纯前列腺癌根治术相比，化疗的无生化复发生存期、无转移生存期和总生存期均有改善，但 3 年无生化复发生存率无明显差异[11]。

由于阿比特龙、恩杂鲁胺和 sipuleucel-T 等新型药物（单独用药和与雄激素剥夺治疗联合用药）在转移性前列腺癌的治疗中显示出显著的总生存期改善，因此，也有人提出将其用于新辅助治疗。然而，目前的Ⅰ/Ⅱ期临床研究证据有限。在一项Ⅱ期研究中，与亮丙瑞林单药治疗相比，阿比特龙联合亮丙瑞林治疗可显著降低前列腺内雄激素水平（双氢睾酮/睾酮）。然而，与单纯雄激素剥夺治疗相比，加用阿比特龙的完全缓解率较低，且出现微小残留病灶，大多数患者都出现包膜外侵犯[12]。在一项Ⅲ期随机对照试验中[13]，高危局限性前列腺癌的患者被随机分配接受新辅助"阿比特龙＋

泼尼松 + LHRH 激动剂"或 LHRH 激动剂单药治疗，而后行根治性前列腺切除术。在病理学结果方面未观察到显著差异。然而，接受"阿比特龙 + LHRH 激动剂"治疗患者的肿瘤体积显著缩小，并且在 4 年的随访中，发现治疗后较小的肿瘤体积与无生化复发生存期改善相关。

4 项Ⅲ期随机对照研究探讨了放疗前新辅助雄激素剥夺治疗的作用[14-18]。在 RTOG 86-10 研究中，非转移性前列腺癌患者（包括有临床淋巴结受累或前列腺外侵犯的患者）被随机分为 2 组，一组接受放疗前戈舍瑞林和氟他胺治疗，另一组单纯放疗，不接受雄激素剥夺治疗。"雄激素剥夺治疗 + 放疗"组的 10 年无生化复发生存率和肿瘤特异性死亡率均优于单纯放疗组，但总生存期并未优于单纯放疗组[14]。TTROG 96-01 试验将患者随机分为 3 组，一组放疗前接受 3 个月的"戈舍瑞林 + 氟他胺"治疗，一组放疗前接受 6 个月的"戈舍瑞林 + 氟他胺"治疗，最后一组仅单纯放疗。6 个月组的 10 年总生存率、疾病特异性生存率和无转移生存率显著高于单纯放疗组，而 3 个月组和单纯放疗组的疗效无显著差异。此外，与单纯放疗相比，放疗前接受 6 个月雄激素剥夺治疗也有较长的无生化复发生存期、无转移生存期和总生存期。上述研究结果表明，临床分期为 T2c-T4、GS 超过 7 ng/mL、前列腺特异性抗原超过 20 ng/mL 的高危前列腺癌患者疗效更佳[16-17]。RTOG94-08 试验将 cT2b 以下的非转移性、淋巴结阴性前列腺癌患者随机分组，分别接受 4 个月的新辅助雄激素剥夺治疗（"氟他胺 + 戈舍瑞林或亮丙瑞林"）后放疗或单纯放疗。雄激素剥夺治疗联合放疗组的肿瘤特异性死亡率、生化复发率和远处转移发生率较低。随后的分析发现，高危人群随访 10 年后的临床获益更大[18]。与 TTROG 96-01 研究相似，为分析放疗前雄激素剥夺治疗持续时间长短的差异，两项Ⅲ期随机对照研究比较了放疗前短程雄激素剥夺治疗（2 个或 3 个月）和长程雄激素剥夺治疗（7 个或 8 个月）的生存获益，平均随访时间为 8 年（6.6 ~ 9.4 年）。这两项研究发现无生化复发生存率和总生存率无显著差异。据此，我们认为放疗前可进行 2 个或 3 个月的雄激素剥夺治疗[19]。

GETUG 12 Ⅲ期临床随机对照试验研究了放疗前的"新辅助化疗 + 抗雄激素治疗"的作用。该研究选取临床分期为 cT3 ~ T4、Gleason 评分不低于 8 分、前列腺特异性抗原超过 20 ng/mL、pN1 期的高危局限性或局部晚期前列腺癌患者，所有患者都接受了盆腔淋巴结清扫以明确淋巴结分期。患者被随机分配接受雄激素剥夺治疗联合化疗（"戈舍瑞林 + 多西他赛"和雌二醇）或单纯雄激素剥夺治疗，治疗 3 个月后接受放疗。联合化疗组的 12 年无生化复发生存率高于单纯雄激素剥夺治疗组（49.4% vs 36.3%）。化疗组的 12 年无复发生存率（定义为转移、经证实的局部复发或死亡的发生率）有所改善

（58.8% vs 50.5%）。雄激素剥夺治疗联合多西他赛和雌二醇新辅助治疗的耐受性良好，治疗相关毒性与单纯雄激素剥夺治疗没有显著差异[20]。

基于上述证据，尽管欧洲泌尿外科协会指南建议中高危患者在放疗前使用新辅助短期雄激素剥夺治疗，但是目前尚不建议在前列腺癌根治术前使用新辅助雄激素剥夺治疗[21]。美国国家综合癌症网络指南不鼓励对低危局限性前列腺癌患者在根治性前列腺切除术前使用新辅助雄激素剥夺治疗，但建议雄激素剥夺治疗与外照射放疗联合进行新辅助、同步和辅助治疗。

## 三、高危前列腺癌的辅助治疗

对于术中有不良病理特征（手术切缘阳性、前列腺包膜外侵犯、慢病毒感染和淋巴结转移）的高危前列腺癌患者，辅助治疗的目的是提高患者的无复发生存率和总生存率。多项研究评价了前列腺癌根治术后辅助全身治疗的作用，其中大多数集中在雄激素剥夺治疗。1999 年发表的 ECOG3886 研究，针对 98 名接受根治术和盆腔淋巴结清扫的淋巴结阳性前列腺癌患者，评估了术后早期雄激素剥夺治疗的作用。患者随机分为 2 组，分别接受即刻雄激素剥夺治疗，或者仅观察。随访 10 年，治疗组的总生存期和无复发生存期均高于观察组[22]。尽管该研究已成为淋巴结转移患者根治术后使用雄激素剥夺治疗的一级证据，但是该研究仍有一定的局限性，不利于其在临床实践中的广泛应用。尤其是该研究开展时尚未筛查前列腺特异性抗原，这是一个样本量较小、高淋巴结负荷的患者队列。回顾性研究结果表明，观察等待或辅助放疗＋雄激素剥夺治疗对淋巴结负荷较低的患者可能有益，因此，淋巴结阳性患者辅助雄激素剥夺治疗仅限于特定的病例[23-24]。对于淋巴结阴性的患者，尚无研究证明辅助雄激素剥夺治疗有生存获益[7]。因此，更新后的欧洲泌尿外科协会和美国国家综合癌症网络指南不建议前列腺癌根治术后淋巴结阴性的患者使用雄激素剥夺治疗，而鼓励前列腺癌根治术后有淋巴结转移证据的患者使用雄激素剥夺治疗，且单独使用或联合放疗均可（见表 12.1）[21]。

表 12.1　高危前列腺癌患者新辅助和辅助治疗的临床指南建议

| 指南 | 新辅助治疗 | 辅助治疗 |
|---|---|---|
| EAU-EANM-ESTRO-ESUR-SIOG 2020 | RP 前不需要新辅助 ADT（强） | RP 患者：RP 后 pN0 患者不需要辅助 ADT（强）；RP 后 pN+ 患者的 3 种管理方案（弱）为辅助 ADT、"辅助 ADT+RT"、观察 * |

**续表**

| 指南 | 新辅助治疗 | 辅助治疗 |
|---|---|---|
| EAU-EANM-ESTRO-ESUR-SIOG 2020 | — | RT 患者：对于局部高危患者，使用 EBRT 联合长期 ADT（2～3 年）（强）；对于局部高危疾病患者，使用"EBRT+ 近距离放疗"加量，联合长期 ADT（2～3 年）（弱）；对于局部晚期 cN0 患者，放疗联合长期 ADT（强） |
| *接受 eLND 且少于 2 个淋巴结受累、前列腺特异性抗原低于 0.1 ng/mL 且无结外侵犯的患者；强、弱指推荐的力度 | | |
| NCCN 2020 年第 3 版 | 没有推荐 | 患者生存期＞5 年或有症状且适合 RP：pN0 和不良病理,EBRT±ADT（2B 类）; pN+,ADT（1 类）±EBRT（2B 类） |
| | | 患者生存期＞5 年或有症状且适合接受放疗："EBRT+ADT(1.5～3 年)± 多西他赛*（1 类）"; "EBRT+ 近距离放疗 +ADT（1.5～3 年）"（ADT 为 1 类推荐） |
| | | 无症状且生存期≥5 年的患者：没有推荐 |
| *只适用于极高风险（1 类）；1 类、2B 类指 NCCN 证据和共识分类 | | |

注：EAU 为欧洲泌尿外科协会；EANM 为欧洲核医学协会；ESTRO 为欧洲放射治疗与肿瘤学会；ESUR 为欧洲泌尿生殖放射学会；SIOG 为国际老年肿瘤学会；NCCN 为美国国家综合癌症网络；ADT 为雄激素剥夺治疗；RP 为根治性前列腺切除术；EBRT 为外照射放疗。

有三项Ⅲ期临床研究评估了前列腺癌根治术后单独辅助化疗或辅助化疗联合雄激素剥夺治疗的疗效。TAX-3501 是一项Ⅲ期随机对照试验，在接受前列腺癌根治术治疗的患者中比较"亮丙瑞林 + 多西他赛"与亮丙瑞林单药治疗的疗效。由于获益过低，该试验提前终止[25]。与此类似，SWOG S9921 试验旨在评估米托蒽醌联合戈舍瑞林和比卡鲁胺的疗效。在米托蒽醌组 3 名患者被诊断为急性髓系白血病后，该研究被终止[26]。近期的 SPCG 13 的Ⅲ期临床研究纳入了高危 pT2 切缘阳性或 pT3a Gleason 评分不低于"4+3"，pT3b 或淋巴结阳性前列腺癌 Gleason 评分不低于"3+4"的患者，并随机分成两组，一组接受 6 个周期的多西他赛辅助治疗（不连续使用泼尼松），另一组接受观察。该研究亦未能证明多西他赛辅助治疗队列在无生化复发生存期有获益。该研究的局限性还包括一些患者在达到终点前接受了放疗，而且，并不是所有患者都接受了多西他赛辅助治疗[27]。基于上述研究结果，欧洲泌尿外科协会指南仅建议在临床研究中应用化疗作为辅助治疗。

越来越多的研究者开始评估放疗后辅助治疗的最佳方案。RTOG85-31 试验纳入了 977 名高危前列腺癌患者（淋巴结阳性或 T3～T4），这些患者接受了放疗后，在放疗的最后 1 周或其后，被随机分配到戈舍瑞林治疗组或不接受治疗。经过 10 年随访，与单独放疗组相比，戈舍瑞林组的远处转移发生率、肿瘤特异性死亡率显著降低，总生存期显著改善[28]。EORTC 22863 的Ⅲ期临床研究纳入 412 名高危淋巴结阴性前列腺癌患者，随机分为 2 组，分别接受放疗及放疗后为期 3 年的"戈舍瑞林＋环丙孕酮"治疗或单纯放疗。通过 10 年随访，EORTC 22863 研究发现，与单纯放疗相比，雄激素剥夺治疗组的总生存期、无病生存期和 DSS 均有显著改善[29]。这些研究证明，高危前列腺癌患者放疗后加用雄激素剥夺治疗在生存方面有获益。随后，有研究者进一步分析了雄激素剥夺治疗的最佳持续时间。研究发现，在 1113 名既往接受过放疗的高危前列腺癌患者中，长程辅助雄激素剥夺治疗（2.5 年）与短程辅助雄激素剥夺治疗（6 个月）（氟他胺或比卡鲁胺）相比，长程辅助雄激素剥夺治疗改善了无病生存期、无转移生存期和总生存期[30]。RTOG 92-02 研究评估了接受"放疗＋雄激素剥夺治疗"的患者额外增加 2 年雄激素剥夺治疗的疗效，证实了该方案在无病生存期和 MFS 方面有明显获益。亚组分析发现高危患者（Gleason 评分为 8～10 分）的总生存期显著改善[31]。为了进一步比较长程和短程雄激素剥夺治疗的获益情况，还有两项Ⅲ期随机对照研究对短程雄激素剥夺治疗和长程雄激素剥夺治疗进行了比较。TROG03.04 研究表明，长程雄激素剥夺治疗联合唑来膦酸的疗效优于短程雄激素剥夺治疗[32]。DART01/05 的Ⅲ期随机对照研究将患者随机分为 2 组，分别接受 2 年或 4 个月的"放疗＋戈舍瑞林＋氟他胺（或比卡鲁胺）"治疗，该随机对照研究也获得了类似结果[33]。这两项随机对照研究的汇总分析表明，对于局限性前列腺癌患者，与新辅助雄激素剥夺治疗后放疗相比，放疗后辅助雄激素剥夺治疗在提高无生化复发生存期和降低转移发生率方面具有优势。两组的肿瘤特异性死亡率无显著差异，但在高危前列腺癌亚组，放疗后辅助雄激素剥夺治疗组的肿瘤特异性死亡率有降低的趋势[34]。

一项Ⅲ期临床研究（RTOG9902）探讨了辅助化疗的作用，但该研究已经提前终止。该试验将 397 名高危前列腺癌患者随机分成 2 组，一组接受"放疗＋2 年的比卡鲁胺或氟他胺＋亮丙瑞林或戈舍瑞林"治疗，另一组接受"放疗＋紫杉醇、雌莫司汀和依托泊苷＋2 年的辅助雄激素剥夺治疗"。该试验因化疗组的血栓栓塞事件过多而终止，两组的 10 年总生存期无显著差异[35]。正在进行的 STAMPEDE 研究对标准治疗和辅助治疗

（雄激素剥夺治疗，恩杂鲁胺或阿比特龙、多西他赛，联合唑来膦酸、二甲双胍、泼尼松龙、雌二醇透皮贴和塞来昔布）进行了比较。与单纯雄激素剥夺治疗相比，多西他赛或阿比特龙联合标准雄激素剥夺治疗观察到生存获益。然而，对非转移性前列腺癌亚组的事后分析未能证实这一生存优势[36]。

迄今为止，根据现有数据，欧洲泌尿外科协会和美国国家综合癌症网络指南建议接受放疗的高危前列腺癌患者加用长期雄激素剥夺治疗[21]。此外，美国国家综合癌症网络指南建议，多西他赛联合"放疗＋雄激素剥夺治疗"仅用于极高危前列腺癌患者。

## 四、高危前列腺癌患者术前免疫治疗的理论依据

如上所述，目前缺乏证明前列腺癌患者术前新辅助雄激素剥夺治疗生存获益的一级证据。同样，支持前列腺癌根治术后全身辅助治疗的证据也很有限。还应指出的是，雄激素剥夺治疗的不良反应不可忽视，对生活质量影响深远[37-38]。因此，接受"根治性前列腺切除术＋扩大盆腔淋巴结清扫"治疗的高危前列腺癌患者迫切需要探索一种新型全身治疗模式，用以改善患者的预后。

数十年来，我们已经了解健全的免疫监视功能在肿瘤转化过程中的重要作用。越来越多的证据表明，肿瘤组织中的浸润性淋巴细胞与各种恶性肿瘤的预后相关。例如，CD8＋T 细胞的数量以及 CD8＋效应 T 细胞/FoxP3＋Treg 的比例与实体恶性肿瘤（如卵巢癌、结直肠癌、胰腺癌、肝细胞癌、恶性黑色素瘤及肾细胞癌等）的预后和长期生存相关。虽然前列腺癌一直被认为是免疫学上的"冷肿瘤"，但是既往的研究表明，采用 sipuleucel-T 可能可以改善转移性前列腺癌患者的总生存期[39]。除 sipuleucel-T 于 2010 年被美国食品药品监督管理局批准用于前列腺癌治疗外，前列腺特异性重组病毒疫苗 PROSTVAC（PSA-TRICOM）也已被开发并提出用于前列腺癌患者。TRICOM 包含共刺激分子 B7.1、ICAM-1 和 LFA-3，在抗原呈递期间，向幼稚 T 细胞呈递这些分子有利于 I 型辅助性 T 细胞产生应答，以及抗原特异性细胞毒性 T 细胞的增殖[40]。PROSTVAC-VF 免疫疗法耐受性良好，能够使 mCRPC 患者死亡率降低 44%，中位总生存期提高 8.5 个月[41]。最近，免疫检查点抑制的出现彻底改变了多种恶性肿瘤的治疗策略。免疫治疗在前列腺癌中的作用也受到关注。各种 PD-1、PD-L1 和 CTLA-4 抑制剂已被纳入多种疾病的治疗策略中。PD-L1 是 PD-1 的配体，PD-L1 可以降低 T 细胞活性，抑制免疫活性。PD-1 在 Treg 上高表达，PD-L1 与 PD-1 的相互作用促进 Treg 的增殖，从而抑制 T 细胞的抗肿瘤活性。为了逃避免疫介导的抗肿瘤作用，前列腺癌细胞可上调 PD-L1 的表达[42]。与其他恶性肿瘤类似，阻断 PD-1/PD-L1 可将肿瘤环境逆转

为抗肿瘤免疫细胞表型，并诱导 T 细胞来抑制肿瘤生长[43]。前列腺癌一度被认为是一种非免疫原性肿瘤。然而，最新研究表明，PD-1/PD-L1 轴阻断以及靶向 CTLA-4 可有效治疗转移性前列腺癌，这为可手术的高危前列腺癌患者开辟了一个新的探索领域[44]。如果 PD-L1 在前列腺癌和区域淋巴结的肿瘤细胞中表达，则免疫检查点抑制剂可能产生抗肿瘤免疫。在此背景下，有研究提出，前列腺癌细胞中的 PD-L1 表达水平与最终病理的 Gleason 评分呈正相关。在 ISUP 分级组不超过 2 的患者中，PD-L1 表达率约为50%；而在 ISUP 分级组不低于 3 的患者中，PD-L1 表达率可高达 90%[45-46]。

此外，有证据表明，在接受根治性前列腺切除术后伴有淋巴结转移的患者中，PD-L1 表达率可高达 15%。在一项针对 51 名根治性前列腺切除术后伴有淋巴结转移患者的回顾性分析中，PD-L1 表达水平 ≥ 1% 与无转移生存期缩短相关，而免疫组织化学PD-L1 表达阴性的患者则预后较好[47]。

值得注意的是，与 CD8 高表达和 PD-L1 低表达患者相比，CD8 低表达和 PD-L1高表达患者更早出现生化复发和转移[48]。因此，PD-L1 可以被认为是一种潜在的标志物，用于筛选根治性前列腺切除术后不良肿瘤学结局风险增加的高危患者。既往研究证实了 PD-1/PD-L1 抑制剂在转移性去势抵抗前列腺癌中的作用。开放标签的 Ⅱ 期Keynote-199 研究在 5 个队列中评估帕博利珠单抗对既往接受过多西他赛和雄激素剥夺治疗的 mCRPC 患者的疗效。队列 1、2（PD-L1 阳性 vs PD-L1 阴性的 mCRPC 患者）和3（无论 PD-L1 状态如何，以骨骼病变骨转移为主的患者），中期数据分析 258 名患者入组：队列 1 133 名，队列 2 66 名，队列 3 59 名。队列 1 的客观缓解率为 5%（95% CI：2% ～ 11%），队列 2 的客观缓解率为 3%（95% CI：< 1% ～ 11%）。队列 1 的疾病控制率为 10%，队列 2 为 9%，队列 3 为 22%。队列 1 的中位生存期为 9.5 个月，队列 2 为7.9 个月，队列 3 为 14.1 个月。帕博利珠单抗单药治疗显示出抗肿瘤活性和可接受的安全性[49]。综上所述，这些观察结果强调了用免疫检查点抑制剂靶向 PD-1/PD-L1 可能在特定的前列腺癌患者中诱导抗肿瘤免疫。这是评估新辅助和辅助免疫治疗（疫苗和免疫检查点抑制剂）作用的试验设计的基础。

免疫检查点抑制剂新辅助免疫治疗可以降低淋巴结转移率、肿瘤体积和根治性前列腺切除术切缘阳性的风险。术后病理获益可以降低前列腺特异性抗原持续升高和早期生化复发的风险，而这些风险与长期随访中癌症特异性死亡风险增加相关。同样，对有较多不良病理特征（即前列腺外侵犯或淋巴结转移）的特定患者给予免疫检查点抑制剂辅助治疗或其他形式的免疫治疗，理论上可能降低随后发生转移和死于疾病本身的风险。

新辅助或辅助治疗研究的组织样本确定了生物标志物，可用于选择更有可能从围手术期免疫治疗中获益的高危前列腺癌患者。组织样本病理结果代表了新辅助治疗早期的评估终点，我们可以评估新辅助免疫治疗对根治性前列腺切除术后肿瘤体积、阳性切缘风险和淋巴结转移的影响。最后，先进的前列腺癌成像技术，如 $^{68}$Ga-PSMA PET/CT 和 mPMRI 的使用，可对肿瘤进展进行评估。通过对血液和尿液样本进行分析，我们可以对肿瘤相关的生物标志物（如 ctDNA 和循环肿瘤细胞）和免疫相关的生物标志物［如白细胞介素（简称白介素）］进行进一步分析，从而更好地选择可能从新辅助或辅助免疫治疗中获益最大的潜在患者亚群。

## 五、前列腺癌新辅助和辅助免疫治疗的临床研究

对于局限性前列腺癌患者，研究（NCT02153918）表明，术前给予新辅助 PROSTVAC（包含 T 细胞共刺激分子、针对前列腺特异性抗原的痘病毒疫苗）可诱导肿瘤免疫应答（即肿瘤边缘 CD4＋T 细胞浸润增加和肿瘤核心 CD8＋T 细胞浸润增加）和外周免疫应答[50]。一项 PROSTVAC 用于新辅助治疗局限性前列腺癌患者的多中心、开放标签、随机 Ⅱ 期临床研究目前正在入组。符合条件的患者将在根治性前列腺切除术之前被随机分组，分别接受 PROSTVAC 单药治疗（A 组）、伊匹木单抗单药治疗（B 组）或 PROSTVAC 联合伊匹木单抗治疗（C 组）。在三个治疗组中，末次免疫治疗用药 21 天后进行根治性前列腺切除术（NCT02506114）。该研究的目的是利用免疫组织化学评估新辅助治疗前后前列腺肿瘤组织内 CD3＋T 细胞浸润程度的变化。

在其他泌尿生殖系统恶性肿瘤，如肌层浸润性膀胱癌的新辅助治疗中，PD-1/PD-L1 抑制剂的疗效已经得到证实[51]。而评估免疫治疗在新辅助或辅助治疗前列腺癌患者中作用的临床研究正在进行。高危前列腺癌患者行根治性前列腺切除术前新辅助帕博利珠单抗（PEM-PRO，NCT04565496）的单臂 Ⅱ 期临床研究，主要目的是研究 3 个周期新辅助帕博利珠单抗后行根治性前列腺切除术，是否可以降低淋巴结转移的风险。在新辅助治疗前和根治性前列腺切除术前，采用 mpMRI 和 $^{68}$Ga-PSMA PET/CT 监测疾病进展情况。次要终点分别是影像学进展风险（由 mpMRI 上的肿瘤直径确定）、切缘阳性和病理缓解率（定义为最终病理存在微小残留病变的风险）和生化复发率。PEM-PRO 试验是一项单中心研究，于 2021 年开始，患者入组期为 1 年，预期纳入 59 名患者。

PICT-01 Ⅱ 期临床研究（NCT04009967）正在招募符合手术条件且 18FDG PET/CT 显像阳性（SUVmax ＞ 4）的非转移性 Gleason 分级不低于 8 的前列腺癌患者。患者将接受 3 个周期的帕博利珠单抗新辅助治疗，并在新辅助治疗之前和之后进行 18FDG PET/CT 成像，以影像学上肿瘤体积缩小情况作为主要终点。该试验预计纳入 30 名患者。

一项单臂开放标签Ⅱ期研究旨在评估新辅助免疫联合内分泌治疗（即"帕博利珠单抗 + 恩杂鲁胺"）在高危前列腺癌患者中的作用（NCT03753243）。该研究纳入 32 名患者，帕博利珠单抗每 3 周静脉给药 1 次，每次剂量为 200 mg，在患者输注帕博利珠单抗当日口服恩杂鲁胺，治疗持续 14 ～ 16 周，主要研究终点为病理完全缓解率。另一项Ⅱ期临床研究（NCT03821246）评估阿替利珠单抗联合托珠单抗（靶向白细胞介素 -6 受体的单克隆抗体）在高危前列腺癌患者根治性前列腺切除术前治疗的疗效。这种联合疗法的依据是 IL-6 在前列腺癌细胞和肿瘤微环境中的表达情况，以及 IL-6 表达和前列腺癌疾病进展之间的相关性[52]。因此，联合 PD-1/PD-L1 和 IL-6 靶向治疗可以提高抗肿瘤活性。该试验的主要目的是评估阿替利珠单抗联合治疗对肿瘤组织中浸润免疫细胞的组成和功能的影响，该研究于 2020 年初开始，于 2022 年年中结束，有 68 名患者参与试验。对于接受根治性前列腺切除术的高危前列腺癌患者，ICI 联合疫苗治疗已被提出用于围手术期。在 AtezoVax 研究（NCT04020094）中，患者接受前列腺内注射 MVA-BN-Brachyury 和皮下注射 PROSTVAC 治疗。MVA-BN-Brachyury 是一种复制缺陷的减毒痘苗病毒（安卡拉株），该病毒表达来自 brachyury 蛋白的 CD8 + T 细胞抗原决定簇和 T 细胞共刺激分子三联组合物（B7.1、ICAM-1 和 LFA-3），可引起免疫应答、抗原级联反应，并促进 T 细胞向肿瘤的转运。T 细胞介导的肿瘤细胞杀伤依赖于特异性 T 细胞对肿瘤靶抗原的识别，这些特异性 T 细胞定位到肿瘤，并在肿瘤微环境中正常工作。我们假设上述原因导致大多数患者不能从免疫检查点抑制剂或疫苗单药治疗中获益。这些问题可以通过以下方法解决：肿瘤内病毒给药联合皮下注射疫苗（PROSTVAC），并联合免疫检查点抑制剂诱导前列腺特异性抗原特异性 T 细胞活化。这将促进癌症特异性抗原的暴露，并在癌症部位诱发炎症反应，最终表现出显著的临床抗肿瘤效应（见表 12.2）。

表 12.2　高危前列腺癌患者新辅助免疫治疗 II 期临床试验

| 研究 | 年度 | 预计入组人数 | 主要入组标准 | 药物 | 主要研究终点 | 影像学诊断 |
|---|---|---|---|---|---|---|
| PEM-PRO（NCT04565496） | 2021—2024 | 59 | DRE 和（或）Bx GGG 4～5 时 PSA 不低于 20 ng/mL 和（或）不低于 cT3 | 帕博利珠单抗 200 mg，IV，q3w | 淋巴结转移率降低 50% | 68Ga-PSMA PET/CT 和 mpMRI |
| PICT-01（NCT04009967） | 2020—2022 | 30 | 18FDG-PET/CT 显像 BxGS 不低于 8 且（SUVmax）不低于 4 | 帕博利珠单抗 200 mg，IV，q3w | 基于 18FDG PET/CT 测量的肿瘤体积变化的肿瘤缓解率 | 18FDG PET/CT |
| NCT03753243 | 2018—2023 | 32 | DRE 和（或）Bx GS 8～10 时 PSA 超过 20 ng/mL 和（或）不低于 cT3 | 帕博利珠单抗 200 mg，IV，q3w；恩杂鲁胺 160 mg，PO，qid | RP 标本病理检查未发现癌 | — |
| NCT03821246 | 2020—2022 | 68 | 高危非转移性前列腺癌者 | 队列 A：阿替利珠单抗 1200 mg，IV 队列 B：阿替利珠单抗 1200 mg，IV；托珠单抗 6 mg/kg，IV | 最终病理 CD3+LyT 升高不少于 40% | — |
| AtezoVax（NCT04020094） | 2019—2024 | 22 | 根据 NCCN 指南，诊断为预后不良的中危、高危或极高危前列腺癌 | 阿替利珠单抗 1200 mg，IV，q3w；PROSTVAC，subq，q3w；MVA-BN-Brachyury，subq，q3w | 最终病理 CD8+LyT 的变化 | mpMRI |

注：DRE 为直肠指检；Bx 为活组织检查；GGG 为 Gleason 分级分组；SUV 为标准摄取体积；GS 为 Gleason 评分；q3w 为每 3 周；qid 为每日 4 次；IV 为静脉注射；PO 为口服；subq 为皮下；RP 为根治性前列腺切除术；LyT 为 T 淋巴细胞；NCCN 为美国国家综合癌症网络；PSA 为前列腺特异性抗原。

# 参考文献

［1］LOEB S，BJURLIN M A，NICHOLSON J，et al. Overdiagnosis and overtreatment of prostate cancer［J］. Eur Urol，2014，65（6）：1046-1055.

［2］VAN DEN BERGH R，GANDAGLIA G，TILKI D，et al. Trends in radical prostatectomy risk group distribution in a European multicenter analysis of 28572 patients：towards tailored treatment［J］. Eur Urol Focus，2019，5（2）：171-178.

［3］GANDAGLIA G，ZAFFUTO E，FOSSATI N，et al. Identifying candidates for super- extended staging pelvic lymph node dissection among patients with high-risk prostate cancer［J］. BJU Int，2018，121（3）：421-427.

［4］TOUIJER K A，MAZZOLA C R，SJOBERG D D，et al. Long-term outcomes of patients with lymph node metastasis treated with radical prostatectomy without adjuvant androgen- deprivation therapy［J］. Eur Urol，2014，65（1）：20-25.

［5］BRIGANTI A，KARNES R J，GANDAGLIA G，et al. Natural history of surgically treated high-risk prostate cancer［J］. Urol Oncol，2015，33（4）：163.e7- 163.e13.

［6］JONIAU S，BRIGANTI A，GONTERO P，et al. Stratification of high-risk prostate cancer into prognostic categories：a European multi-institutional study［J］. Eur Urol，2015，67（1）：157-164.

［7］MESSING E M，MANOLA J，YAO J，et al. Immediate versus deferred androgen deprivation treatment in patients with node-positive prostate cancer after radical prostatectomy and pelvic lymphadenectomy［J］. Lancet Oncol，2006，7（6）：472-479.

［8］BANDINI M，FOSSATI N，GANDAGLIA G，et al. Neoadjuvant and adjuvant treatment in high-risk prostate cancer［J］. Expert Rev Clin Pharmacol，2018，11（4）：425-438.

［9］KUMAR S，SHELLEY M，HARRISON C，et al. Neo-adjuvant and adjuvant hormone therapy for localised and locally advanced prostate cancer［J］. Cochrane Database Syst Rev，2006（4）：CD006019.

［10］SHELLEY M D，KUMAR S，WILT T，et al. A systematic review and meta-analysis of randomised trials of neo-adjuvant hormone therapy for localised and locally advanced prostate carcinoma［J］. Cancer Treat Rev，2009，35（1）：9-17.

［11］EASTHAM J A，HELLER G，HALABI S，et al. Cancer and leukemia group B 90203（Alliance）：radical prostatectomy with or without neoadjuvant chemohormonal therapy in localized，high-risk prostate cancer［J］. J Clin Oncol，2020，38（26）：3042-3050.

［12］TAPLIN M E，MONTGOMERY B，LOGOTHETIS C J，et al. Intense androgen- deprivation therapy with abiraterone acetate plus leuprolide acetate in patients with localized high-risk prostate cancer：results of a randomized phase Ⅱ neoadjuvant study［J］. J Clin Oncol，2014，32（33）：3705-3715.

［13］EFSTATHIOU E，DAVIS J W，PISTERS L，et al. Clinical and biological characterisation of localised high-risk prostate cancer：results of a randomised preoperative study of a luteinising hormone-releasing hormone agonist with or without abiraterone acetate plus prednisone［J］. Eur Urol，2019，76（4）：418-424.

［14］ROACH M，BAE K，SPEIGHT J，et al. Short-term neoadjuvant androgen deprivation therapy and external-beam radiotherapy for locally advanced prostate cancer：long-term results of RTOG 8610［J］. J Clin Oncol，2008，26（4）：585-591.

［15］LAVERDIÈRE J，NABID A，DE BEDOYA L D，et al. The efficacy and sequencing of a short course of androgen suppression on freedom from biochemical failure when administered with radiation therapy for T2-T3 prostate cancer [J]. J Urol, 2004, 171（3）：1137-1140.

[16] DENHAM J W, STEIGLER A, LAMB D S, et al. Short-term androgen deprivation and radiotherapy for locally advanced prostate cancer: results from the Trans-Tasman Radiation Oncology Group 96.01 randomised controlled trial [J]. Lancet Oncol, 2005, 6（11）：841-850.

[17] DENHAM J W, STEIGLER A, LAMB D S, et al. Short-term neoadjuvant androgen deprivation and radiotherapy for locally advanced prostate cancer: 10-year data from the TROG 96.01 randomised trial [J]. Lancet Oncol, 2011, 12（5）：451-459.

[18] JONES C U, HUNT D, MCGOWAN D G, et al. Radiotherapy and short-term androgen deprivation for localized prostate cancer [J]. N Engl J Med, 2011, 365（2）：107-118.

[19] PISANSKY T M, HUNT D, GOMELLA L G, et al. Duration of androgen suppression before radiotherapy for localized prostate cancer: radiation therapy oncology group randomized clinical trial 9910 [J]. J Clin Oncol, 2015, 33（4）：332-339.

[20] FIZAZI K, FAIVRE L, LESAUNIER F, et al. Androgen deprivation therapy plus docetaxel and estramustine versus androgen deprivation therapy alone for high-risk localised prostate cancer( GETUG 12）：a phase 3 randomised controlled trial [J]. Lancet Oncol, 2015, 16（7）：787-794.

[21] MOTTET N, VAN DEN BERGH R C N, BRIERS E, et al. EAU-EANM-ESTRO- ESUR-SIOG guidelines on prostate cancer—2020 update. Part 1：screening, diagnosis, and local treatment with curative intent [J]. Eur Urol, 2020, 79（2）：243-262.

[22] MESSING E M, MANOLA J, SAROSDY M, et al. Immediate hormonal therapy versus observation after radical prostatectomy and pelvic lymphadenectomy for node positive prostate cancer: at 10 years results of EST3886 [J]. J Clin Oncol, 2004, 22（14_Suppl）：4570.

[23] MARRA G, VALERIO M, HEIDEGGER I, et al. Management of patients with node- positive prostate cancer at radical prostatectomy and pelvic lymph node dissection: a systematic review [J]. Eur Urol Oncol, 2020, 3（5）：565-581.

[24] ABDOLLAH F, KARNES R J, SUARDI N, et al. Impact of adjuvant radiotherapy on survival of patients with node-positive prostate cancer [J]. J Clin Oncol, 2014, 32（35）：3939-3947.

[25] SCHWEIZER M T, HUANG P, KATTAN M W, et al. Adjuvant leuprolide with or without docetaxel in patients with high-risk prostate cancer after radical prostatectomy（TAX-3501）：important lessons for future trials [J]. Cancer, 2013, 119（20）：3610-3618.

[26] HUSSAIN M, TANGEN C M, THOMPSON I M, et al. Phase Ⅲ intergroup trial of adjuvant androgen deprivation with or without mitoxantrone plus prednisone in patients with high-risk prostate cancer after radical prostatectomy: SWOG S9921 [J]. J Clin Oncol, 2018, 36（15）：1498-1504.

[27] KELLOKUMPU-LEHTINEN P-L, HJÄLM-ERIKSSON M, THELLENBERG-KARLSSON C, et al. Docetaxel versus surveillance after radical radiotherapy for intermediate-or high-risk prostate cancer—results from the prospective, randomised, open-label phase Ⅲ SPCG-13 trial [J]. Eur Urol, 2019, 76（6）：823-830.

[28] PILEPICH M V, WINTER K, LAWTON C A, et al. Androgen suppression adjuvant to definitive radiotherapy in prostate carcinoma -long-term results of phase Ⅲ RTOG 85-31 [J]. Int J Radiat Oncol Biol Phys, 2005, 61（5）：1285-1290.

[29] BOLLAM, VAN TIENHOVEN G, WARDE P, et al. External irradiation with or without long-term androgen suppression for prostate cancer with high metastatic risk: 10-year results of an EORTC randomised study [J]. Lancet Oncol, 2010, 11（11）：1066-1073.

[30] BOLLA M, DE REIJKE T M, VAN TIENHOVEN G, et al. Duration of androgen suppression in the treatment of prostate cancer [J]. The New England Journal of Medicine, 2009, 360（24）：2516-2527.

［31］HORWITZ E M，BAE K，HANKS G E，et al. Ten-year follow-up of radiation therapy oncology group protocol 92-02：a phase Ⅲ trial of the duration of elective androgen deprivation in locally advanced prostate cancer［J］. J Clin Oncol，2008，26（15）：2497-2504.

［32］DENHAM J W，JOSEPH D，LAMB D S，et al. Short-term androgen suppression and radiotherapy versus intermediate-term androgen suppression and radiotherapy，with or without zoledronic acid，in men with locally advanced prostate cancer（TROG 03.04 RADAR）：10-year results from a randomised，phase 3，factorial trial［J］. Lancet Oncol，2019，20（2）：267-281.

［33］ZAPATERO A，GUERRERO A，MALDONADO X，et al. Phase Ⅲ trial comparing long-term versus short-term androgen deprivation combined with high-dose radiotherapy for localized prostate cancer：GICOR protocol DART01/05［J］. J Clin Oncol，2011，29（15_Suppl）：4580.

［34］SPRATT D E，MALONE S，ROY S，et al. Short-term adjuvant versus neoadjuvant hormone therapy in localized prostate cancer：a pooled individual patient analysis of two phase Ⅲ trials［J］. J Clin Oncol，2020，38（15_Suppl）：5584.

［35］ROSENTHAL S A，HUNT D，SARTOR A O，et al. A phase 3 trial of 2 years of androgen suppression and radiation therapy with or without adjuvant chemotherapy for high-risk prostate cancer：final results of radiation therapy oncology group phase 3 randomized trial NRG oncology RTOG 9902［J］. Int J Radiat Oncol Biol Phys，2015，93（2）：294-302.

［36］JAMES N D，SYDES M R，CLARKE N W，et al. Addition of docetaxel，zoledronic acid，or both to first-line long-term hormone therapy in prostate cancer（STAMPEDE）：survival results from an adaptive，multiarm，multistage，platform randomised controlled trial［J］. Lancet，2016，387（10024）：1163-1177.

［37］MORIS L，CUMBERBATCH M G，VAN DEN BROECK T，et al. Benefits and risks of primary treatments for high-risk localized and locally advanced prostate cancer：an international multidisciplinary systematic review［J］. European Urology，2020，77（5）：614-627.

［38］BECKMANN K，GARMO H，ADOLFSSON J，et al. Androgen deprivation therapies and changes in comorbidity：a comparison of gonadotropin-releasing hormone agonists and antiandrogen monotherapy as primary therapy in men with high-risk prostate cancer［J］. European Urology，2019，75（4）：676-683.

［39］KANTOFF P W，HIGANO C S，SHORE N D，et al. Sipuleucel-T immunotherapy for castration-resistant prostate cancer［J］. The New England Journal of Medicine，2010，363（5）：411-422.

［40］REDMAN J M，GULLEY J L，MADAN R A. Combining immunotherapies for the treatment of prostate cancer［J］. Urol Oncol，2017，35（12）：694-700.

［41］KANTOFF P W，SCHUETZ T J，Blumenstein B A，et al. Overall survival analysis of a phase Ⅱ randomized controlled trial of a Poxviral-based PSA-targeted immunotherapy in metastatic castration-resistant prostate cancer［J］. Journal of clinical oncology，2010，28（7）：1099-1105.

［42］CAROSELLA E D，PLOUSSARD G，LEMAOULT J，et al. A systematic review of immunotherapy in urologic cancer：evolving roles for targeting of CTLA-4，PD-1/PD-L1，and HLA-G［J］. Eur Urol，2015，68（2）：267-279.

［43］RIZVI N A，HELLMANN M D，SNYDER A，et al. Cancer immunology. Mutational landscape determines sensitivity to PD-1 blockade in non-small cell lung cancer［J］. Science，2015，348（6230）：124-128.

［44］COMISKEY M C，DALLOS M C，DRAKE C G. Immunotherapy in prostate cancer：teaching an old dog new tricks［J］. Curr Oncol Rep，2018，20（9）：75.

［45］GEVENSLEBEN H，DIETRICH D，GOLLETZ C，et al. The immune checkpoint regulator PD-L1 is highly expressed in aggressive primary prostate cancer［J］.Clin Cancer Res，2016，22（8）：1969-1977.

［46］NESS N, ANDERSEN S, KHANEHKENARI M R, et al. The prognostic role of immune checkpoint markers programmed cell death protein 1( PD-1 ) and programmed death ligand 1( PD-L1 ) in a large, multicenter prostate cancer cohort［J］. Oncotarget, 2017, 8（16）: 26789-26801.

［47］PETITPREZ F, FOSSATI N, VANO Y, et al. PD-L1 expression and CD8+ T-cell infiltrate are associated with clinical progression in patients with node-positive prostate cancer［J］. Eur Urol Focus, 2019, 5（2）: 192-196.

［48］VICIER C, RAVI P, KWAK L, et al. Association between CD8 and PD-L1 expression and outcomes after radical prostatectomy for localized prostate cancer［J］. Prostate, 2021, 81（1）: 50-57.

［49］ANTONARAKIS E S, PIULATS J M, GROSS-GOUPIL M, et al. Pembrolizumab for treatment-refractory metastatic castration-resistant prostate cancer: multicohort, open- label phase II KEYNOTE-199 study［J］. Journal of clinical oncology, 2020, 38（5）: 395-405.

［50］SATER H A, MARTÉ J L, DONAHUE R N, et al. Neoadjuvant PROSTVAC prior to radical prostatectomy enhances T-cell infiltration into the tumor immune microenvironment in men with prostate cancer［J］. Journal for immuno therapy of cancer, 2020, 8（1）: e000655.

［51］BANDINI M, GIBB E A, GALLINA A, et al. Does the administration of preoperative pembrolizumab lead to sustained remission post-cystectomy? First survival outcomes from the PURE-01 study☆［J］. Ann Oncol, 2020, 31（12）: 1755-1763.

［52］NGUYEN D P, LI J Y, TEWARI A K. Inflammation and prostate cancer: the role of interleukin 6（IL-6）［J］. BJU Int, 2014, 113（6）: 986-992.

# 第十三章

# 非转移性前列腺癌免疫治疗疗效预测

Susan F. Slovin

## 一、引言

前列腺癌是首个获得批准采用自体免疫细胞疗法的实体肿瘤。尽管使用肿瘤疫苗制剂 Sipuleucel-T 治疗前列腺癌能够带来一定的生存优势，但该疗法在治疗 mCRPC 方面的疗效却不尽如人意[1]。同样，免疫检查点抑制剂在诱发 mCRPC 患者机体免疫应答方面的响应率较低[2-5]。MSI-H/dMMR 分子表型在 mCRPC 患者中占比为 5% ~ 10%，对于这一人群，PD-1 抑制剂帕博利珠单抗被视为前列腺癌治疗史上最具价值的药物[6]。

基于基础研究数据，临床上迫切需要寻找潜在的生物标志物以预测治疗反应。这些生物标志物可以是某类免疫因子，如可溶性因子（即细胞因子）、外周血淋巴细胞亚群、免疫信号通路相关调控因子等，也可以是瘤体本身或肿瘤微环境的相关产物。骨组织中的免疫细胞群与肝脏或淋巴结等软组织中的免疫细胞群存在差异，特异性越高的生物标志物与瘤体生物学改变的关系越密切。

由于不同发病部位（包括骨髓）对免疫治疗药物的响应程度各异，因此需要更灵敏的成像技术来检测治疗差异。我们所知的生物学标志物还包括放射生物学标志物，如 PSMA[7-8] 和前列腺六段跨膜上皮抗原[9]，或利用最新的放射性配体疗法来标记氨基酸代谢产物[10]和胆碱能受体[11]。鉴于基因组生物标志物（如 BRCA1、BRCA2 和 MSI-H 等）和免疫分析图谱（如肿瘤原发灶及转移灶等）的潜在临床影响，近期开展的临床研究正将其纳入研究设计的考量中。

## 二、探索前列腺癌新型生物标志物

与尿路上皮癌和肾癌不同，前列腺癌肿瘤细胞表面缺乏明确的免疫靶标，如 PD-1/

PD-L1、FGFR2、FGFR3 等。这些标志物的低表达和过表达之间并无直接相关性，亦不一定与临床获益相关[12]。尽管 PD-L1 已被视为评估免疫治疗效果的潜在标志物，并在一定程度上获得了临床验证，但在不同恶性肿瘤中，PD-L1 的表达仍存在差异性。

前列腺癌被视为免疫治疗的"冷肿瘤"或免疫荒漠型肿瘤。从疫苗到嵌合抗原受体 T 细胞，再到 BiTE 类型的双特异性抗体单药疗法、联合生物制剂 / 免疫检查点抑制剂联合疗法，均未能使前列腺癌从"冷肿瘤"转变为"热肿瘤"。炎症反应常被视为恶性肿瘤的癌前病变[13]，仅有少数患者体内的炎症反应具有抗肿瘤作用（见图 13.1）。炎症反应的程度与 T 细胞浸润所致的肿瘤微环境变化密切相关[14]，这一表型被称为肿瘤 T 细胞炎性微环境[15]，常用于预测抗肿瘤治疗的疗效。

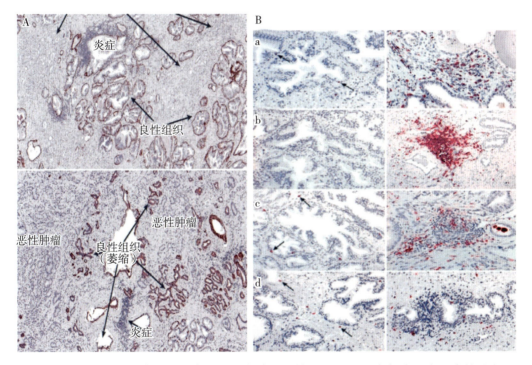

**图 13.1　前列腺正常组织和炎性组织免疫微环境和微生物组中免疫反应细胞的分布**

注：A. 作为炎症微环境和微生物组的一部分，免疫细胞在正常和炎性前列腺组织中的分布，以及前列腺癌与良性组织、炎症组织的免疫组织化学。高相对分子质量细胞角蛋白标志物 CK903 染色阳性，提示存在基底细胞。缺乏基底细胞的前列腺癌可通过缺乏 CK903 染色来识别。炎症区域的特征是基质中密集的炎症细胞簇。显微镜照片放大倍数为 40 倍[13]。B. 评估炎症过程引起的变化以及免疫细胞的影响和分布。a. 在外观正常的前列腺中有 CD8+T 细胞，但稀疏散在，通常位于上皮腔内（箭头）。相比之下，这些细胞在慢性炎症区域富集。b. 在外观正常的前列腺中，CD20+B 细胞非常稀少或不存在，但在炎症组织中可能非常普遍。c. CD68+ 巨噬细胞。d. 类胰蛋白酶阳性肥大细胞稀疏分布于外观正常的前列腺（箭头）；其数量在炎性前列腺组织中增加[13]。显微镜照片放大倍数为 200 倍[13]。

事实上，由于 CD8 + T 细胞浸润与免疫检查点阻断治疗反应相关，临床上常采用 T 细胞标志物或 T 细胞基因组标签作为预测免疫检查点阻断治疗反应的生物标志物。在 T 细胞炎性微环境相关的免疫信号通路中，研究最为深入且备受关注的是 Wnt / β-catenin 信号通路（见图 13.2）。与此同时，黑色素瘤和其他实体肿瘤已显示出对检查点抑制剂的临床反应，这通过肿瘤细胞内浸润的抗原特异性 T 细胞[15]得以证明。目前研究发现，肿瘤细胞激活 Wnt / β-catenin 信号通路，介导无效 T 细胞浸润，导致肿瘤细胞免疫逃逸。因此，在新药开发领域，Wnt / β-catenin 信号通路仍是研究者关注的热点。TCGA 数据分析显示，在人转移性黑色素瘤样本中的非 T 细胞炎性亚群中，可检测到富集的肿瘤细胞 β-catenin 信号通路[16]。类似的研究结果可能也适用于前列腺癌[16-17]。

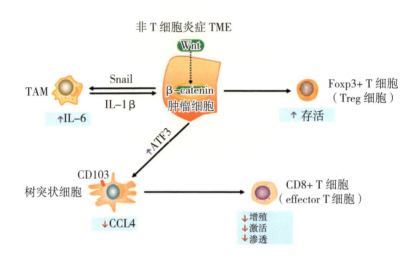

**图 13.2　Wnt / β–catenin 信号通路所致的免疫逃逸机制图**

注：（1）Batf 3 依赖性的 CD103+ 树突细胞通过诱导转录调控因子 ATF 3 的表达来抑制 CCL4 的产生，这导致 CD8+T 细胞的发生、发展及浸润减少。（2）Snail（一种可溶性因子和 Wnt 调控基因的产物）与 TAM 之间的相互作用增加，从而通过 IL–1β 增强 β–catenin 活性。（3）增强 Treg 细胞存活能力[14]。TAM 为肿瘤相关巨噬细胞，CCL4 为 C–C 型趋化因子受体配体 4，ATF 3 为激活转录因子 3，TME 为肿瘤微环境。

在肿瘤细胞转移状态下，检测细胞的免疫群体可能更具挑战性。前列腺癌作为一种骨破坏性疾病，其肿瘤细胞会侵犯骨髓，并阻止或抑制免疫细胞浸润。部分学者认为，肿瘤细胞侵犯的骨髓可能提供更多的抗原刺激，从而激活免疫系统。然而，由于纤维组织的密集分布，以及免疫抑制细胞群的存在（如肿瘤相关巨噬细胞、髓源性抑制细胞和

Treg 细胞等），骨髓病变也可能表现出免疫抑制作用，这一现象在转移性胰腺癌中同样被观察到[18]。此外，糖酵解途径中醛缩酶表达水平或活性的上调，会营造一个不利于T 细胞功能代谢的微环境，导致肿瘤中浸润的 T 细胞线粒体活性和生物合成受到抑制[19]，进而引发 T 细胞功能代谢不足。值得注意的是，这种现象仅通过 PD-1 阻断治疗是无法得到有效改善的[20]。

## 三、免疫微环境的改变

荟萃分析显示，睾酮作为免疫系统的免疫抑制剂，对免疫功能产生直接或间接影响[21]，具体机制尚不明确，这取决于免疫功能的研究方向。大量证据表明，雄激素会影响免疫细胞的发育及免疫激活过程。慢性炎症引发的肿瘤可能导致睾酮水平下降。雄激素介导的免疫反应及抑制炎症反应，可能降低良性组织向恶性转化的风险[22]。接受雄激素剥夺治疗后，血清睾酮水平降低，可能对前列腺癌的发展起到调节作用[23]。在同时进行雄激素剥夺治疗和放疗的情况下，这种调节作用可能更为明显。雄激素受体在前列腺癌治疗中扮演关键角色，β - 连环蛋白作为转录共激活因子，但其是否能调节雄激素受体功能，研究者仍存疑虑。实际上，前列腺癌细胞内含有复杂的 β - 连环蛋白和雄激素受体结构，雄激素剥夺治疗间接激活了肿瘤免疫反应[24]，减少免疫细胞（尤其是 T 细胞亚群）浸润，并产生多种炎性细胞因子，参与自身免疫性疾病的发生及肿瘤细胞增殖的调节[24-29]。

对 844 名接受雄激素受体靶向治疗的去势抵抗性前列腺癌患者进行的回顾性分析[30]显示，其中 36 名（约占 4.3%）患者患有自身免疫性疾病，47 名（约占 5.6%）患者患有双重癌症。研究表明，前列腺癌患者激素敏感期的持续时间与其患自身免疫性疾病的风险直接相关。研究者认为，在开始雄激素受体靶向治疗前已患自身免疫性疾病的去势抵抗性前列腺癌患者预后可能较差。

如前所述，慢性炎症在前列腺癌和自身免疫性疾病的发展中均起着重要作用，这一过程可能通过多种细胞因子（如 IL-1、IL-6 和 IL-17 等）诱导炎症来实现。事实上，肿瘤炎性微环境会释放 IL-1、IL-6、IL-17 等炎症细胞因子，从而促进前列腺癌的发展[24-25]。

有报道指出，雄激素参与了 T 细胞免疫调节，并可能影响 T 细胞的免疫功能[26-30]。雄激素剥夺治疗已被证实能够降低 Th1 型和 Th17 型细胞因子的反应，参与调控多种自身免疫性疾病中炎症细胞因子的水平，如 IL-1β、IL-2、肿瘤坏死因子（TNF）-α 和干扰素（IFN）-γ 等。

## 四、反映肿瘤微环境变化的生物标志物及其与临床反应的相关性

目前，在前列腺癌研究领域，首要任务依然是探寻特定疗法的潜在生物标志物，这一挑战性问题备受关注[31-34]。除了放射生物标志物，判断是否存在对免疫调节剂产生"免疫反应"的生物标志物也极为困难。尽管众多评估 T 细胞亚群及其比例的基因检测提供了宝贵信息，但仍无法预测免疫治疗的实际疗效。例如，癌症患者接种疫苗后，体内虽产生高滴度特异性抗体，但若无临床症状的改善和癌症生物学指标的变化，则难以确认免疫疗法是否有效。当前免疫疗法致力直接靶向 T 细胞，却尚未克服由 T 细胞、免疫抑制细胞、腺苷、细胞因子等引发的多重免疫抑制作用。

某些研究表明，无论 PD-1/PD-L1 表达与否，仍有 5% ～ 10% 的前列腺癌患者对免疫治疗有反应，且这类患者并未伴有 DDR、乳腺癌相关基因等基因突变或 MSI-H 表型。因此，PD-1/PD-L1 表达不能作为预测免疫治疗反应的唯一生物标志物。Mateo 等[35]发现，携带 BRCA2 基因突变的患者对 PARP 抑制剂表现出敏感性。在多种癌种中，MSI-H 表型已被确认为预测实体瘤患者接受免疫治疗（如帕博利珠单抗治疗）疗效的重要生物标志物之一，并有助于识别可能从免疫检查点抑制剂中获益的患者群体。然而，对于无基因突变的患者，目前尚不清楚哪些个体可能从免疫检查点抑制剂治疗中获益。Sanchez-Magraner 等[36]开发了一种实时体外定量双位点标记检测方法，通过直接成像技术展示免疫检查点的相互作用，从而证实若 PD-1/PD-L1 相互作用受到限制，接受免疫治疗的晚期非小细胞肺癌患者的预后会更差。该检测方法可在使用特定药物前进行，不仅有助于筛选可能从免疫治疗中获益的患者，还可能作为一种潜在的生物标志物，用于预测特定检查点抑制剂的治疗反应。

## 五、CDK12 基因——晚期前列腺癌免疫治疗反应的潜在生物标志物

CDK12 具备多种功能域，能够响应 DNA 损伤来调控转录过程，从而维护基因组的稳定性。在卵巢癌中，CDK12 基因的缺失与对 PARP 抑制剂的敏感性增强密切相关[37-38]。在肿瘤细胞中，CDK12 基因的缺失会导致基因组稳定性下降和基因融合突变增多，进而增加新抗原的产生，这使得 CDK12 基因成为免疫检查点抑制剂治疗的重要靶点[39-40]。值得注意的是，CDK12 基因双等位基因缺失的肿瘤不仅与更高的免疫细胞浸润水平相关，还伴随肿瘤浸润淋巴细胞数量的增加，以及化学趋化因子信号的改变。

Wu 等[41]通过对 CDK12 双等位基因缺失的肿瘤样本进行检测，首次验证了利用 RNA-seq 数据库预测新抗原的临床价值，进一步证实了这类肿瘤在免疫检查点抑制剂治疗中表现出更佳的响应效果。

## 六、免疫反应相关的生物标志物及免疫抑制性生物标志物

通过免疫组织化学检测，确定免疫细胞和肿瘤细胞是否表达 PD-1 和 PD-L1，并设定一个量化阈值，可以精确区分哪些患者将对免疫治疗产生反应。目前，研究者尚不清楚是否存在可靠的可溶性标志物或与肿瘤相关的生物标志物，用于预测治疗反应。研究者普遍认为，肿瘤免疫耐受和免疫抑制导致癌症患者的免疫细胞激活存在缺陷，这在 CTLA-4、PD-1、PD-L1/2 和 TGF-β 的免疫抑制作用中得以体现。肿瘤细胞可通过产生"诱饵"分子，有效对抗免疫细胞对肿瘤的杀伤作用。这些"诱饵"分子会干扰肿瘤细胞的 Fas 和肿瘤坏死因子相关凋亡诱导配体诱导的凋亡途径。此外，肿瘤细胞会产生针对 Fas 和肿瘤坏死因子相关凋亡诱导配体诱导凋亡途径的假配体分子（如 DcR3、DcR4 或 TRAILR4 等），削弱免疫细胞杀伤肿瘤的能力[42-43]。

Bou-Dargham 等近期研究展示了一种名为"免疫逃避机制分析"的方法。该方法结合序列双聚类、差异表达、免疫细胞类型鉴定和机器学习等技术，分析从 TCGA 获取的前列腺癌 RNA-seq 数据[44-45]（见图 13.3）。通过免疫逃避机制分析患者免疫基因表达的变化，将前列腺癌患者分为 8 个不同免疫逃逸机制亚群。他们使用决策树分类和预测算法对患者群体进行分类，找出最有可能对各种免疫疗法产生反应的生物标志物[45]。同时，构建了一个分类树模型，用于预测患者是否属于特定的免疫逃逸人群，该算法的总体准确率为 77%。图 13.4 展示了所选基因标志物及其表达阈值，这些标志物包括 CD48、SP140、KIRREL、RHOB、FBXO17、ANAPC1、EGFR、SOCS3、ALOX15 和 UBR2 等。该研究亚群中值得注意的是缺乏 CTLA-4 和 PD-1 的亚群。研究指出，基于免疫逃避机制分析测算的免疫疗法可提供更个性化的治疗方案，并有助于更好地理解免疫疗法失败的原因。例如，那些在前列腺癌中 CTLA-4 或 PD-1 表达上调的患者（尽管较少见）可能有其他免疫逃逸途径。研究者还注意到，所有 CTLA-4 表达上调的亚群都具有另一种免疫逃逸机制——免疫忽视，这证实了先前临床试验的结果，即单独使用抗 CTLA-4 或抗 PD-1 药物治疗前列腺癌将产生预期的抗肿瘤反应[46]。

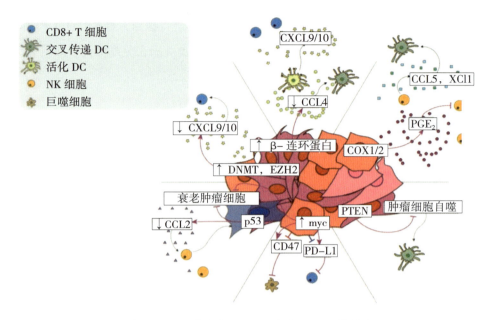

**图 13.3　多个信号通路参与抑制 T 细胞激活和招募的交互作用图**

注：激活的 β－连环蛋白信号通路导致 CCL4 表达减少。CCL4 招募具有交叉传递功能的 CD103+DCs，这些 DCs 对于激活 CD8+T 细胞至关重要。这些 DCs 产生 T 细胞趋化因子 CXCL9 和 CXCL10，导致 T 细胞招募减少。COX1/2 的活性增强会产生免疫抑制性 PGE 2，而抑制 NK 细胞的招募和活性会导致 CCL5 和 XCL1 等趋化因子的减少，由于这些趋化因子吸引 CD103+DC，使 T 细胞的激活和招募减少[45]。DC 为树突细胞。

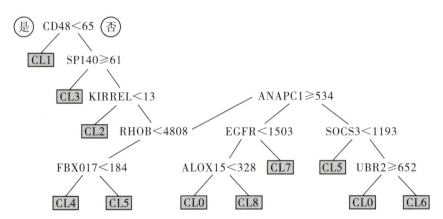

**图 13.4　通过决策树分选出 10 个肿瘤免疫逃逸集群（CL）和免疫治疗响应的生物标志物**

注：这些生物标志物包含细胞黏附分子 48（CD48）、斑点状 140 kDa 蛋白（SP 140）、IRRE 样激酶（KIRREL）、Rho 相关鸟苷三磷酸酶结合蛋白 RhoB（RHOB）、F-box 蛋白 17（FBXO17）、有丝分裂促进复合物亚基 1（ANAPC 1）、表皮生长因子受体（EGFR）、细胞因子信号抑制因子 3（SOCS3）、花生四烯酸 15- 脂氧合酶（ALOX15）和泛素蛋白连接酶 E3 复合物识别蛋白 2（UBR2）。从这些生物标志物中可以看出，即使对 CTLA-4 和 PD-1 表达上调的亚群，这些分子也不是选择抗 CTLA-4 或抗 PD-1 治疗的最佳生物标志物[44]。

## 七、免疫制剂所带来的影响

众所周知，免疫系统对黑色素瘤的肿瘤生物学行为具有影响。Tumeh 等[47]的早期研究显示，黑色素瘤患者在影像扫描中常出现假性进展[48]。然而，假性进展的肿瘤组织中可检测到免疫细胞的浸润，并在随后几周至数月内出现肿瘤缩小的现象。与黑色素瘤不同，前列腺癌由于存在免疫调节配体，可能更擅长"免疫逃逸"。

通常而言，评估免疫效应需考虑药物的作用机制、半衰期，以及其是否能引发体液免疫和（或）细胞免疫反应。需检测的参数包括抗体亲和力、对 B 细胞和 T 细胞的激活能力、淋巴细胞增殖能力及细胞因子反应等，还需进一步评估 T 细胞的特异性、克隆性、多样性及功能等。尽管这些方法可作为评估抗肿瘤疗效的替代手段，但组织学分析仍具有吸引力。组织学分析涉及评估肿瘤浸润免疫细胞群，然而，受限于样本量和技术评估能力，此方法存在一定局限性。

免疫抑制细胞通过单独抑制 NK 细胞或与 T 细胞结合，以及通过细胞因子实现免疫抑制，在抑制适应性免疫和固有免疫方面具有潜在作用。研究者认为，肿瘤通过细胞因子刺激骨髓或瘤体内髓源性抑制细胞增殖，是肿瘤进展的早期事件[49]。然而，髓源性抑制细胞作为生物标志物，其特异性不足，因为在非肿瘤性炎症环境下，髓源性抑制细胞数量也会增加，且因其无法呈递被初始 T 细胞识别的免疫原性抗原，导致免疫治疗响应率低。长期以来，人们认为免疫抑制不仅局限于肿瘤微环境和瘤体本身，肿瘤间质和循环中的髓源性抑制细胞也可能导致免疫功能失调。

"组织特异性免疫"是否存在尚无定论，目前缺乏足够的证据支持对肿瘤不同转移灶进行活检并评估其免疫治疗反应。"器官特异性反应"是指不同肿瘤病灶对免疫治疗的反应有差异。研究发现，使用免疫检查点抑制剂时，尿路上皮癌淋巴结转移的患者可以达到完全缓解，相比之下，肝转移患者的治疗难度更大。Balar 等[50]研究发现，前列腺癌肿瘤原发灶对免疫治疗有反应，而肝转移灶对免疫治疗无反应[50-51]。免疫治疗反应可能与前列腺癌某些转移灶的免疫细胞浸润亚群和数量的不同有关，如淋巴结、皮肤和肺转移灶的免疫细胞浸润程度较高则治疗效果较好，而肝脏和骨骼等浸润程度较低的部位则治疗效果欠佳。此外，临床试验结果显示，可以通过对每个患者的肿瘤样本进行 DNA 测序，以评估免疫治疗效果，但这项技术具有局限性。

## 八、结论与非转移性前列腺癌靶向药物治疗的前景

目前，针对前列腺癌免疫治疗的研究致力在癌症患者的血液样本和组织样本中检测

与免疫治疗反应相关的生物标志物，以识别可能从特异性免疫疗法中获益的患者。通过定量分析不同类型的细胞（如 B 细胞、T 细胞、髓源性抑制细胞、肿瘤内的 TILs 等），评估肿瘤微环境的状态，并深入探究免疫系统在全身及肿瘤内部的运作机制。循环肿瘤细胞中的免疫靶分子有望成为潜在的生物标志物，如近期头颈肿瘤相关研究表明，循环肿瘤细胞中的 PD-1/PD-L1 等免疫标志物与疾病分期密切相关，在预后评估方面展现出潜在的价值[52]。然而，除 PD 家族外，循环肿瘤细胞中是否还存在其他免疫标志物尚待进一步明确。

癌症患者在早期阶段大多没有症状或仅有轻微症状，因此需要提供"无毒"的治疗手段。这正是免疫治疗药物 Sipuleucel-T 被开发和持续使用的原因。多项研究表明，Sipuleucel-T 不仅能诱导针对靶标（PAP）或免疫抗原（PA 2024）的外周免疫反应，还能促进树突状细胞或抗原呈递细胞的产生。值得注意的是，Sipuleucel-T 可以激活机体细胞毒性 T 淋巴细胞的活性，推测其还能驱动 PAP 和 PA 2024 抗原的扩散，并增强对次级或旁观蛋白的抗体反应[53]。

临床研究中的生存数据进一步证实，某些男性患者能从 Sipuleucel-T 治疗中获益。同样，在接受 Sipuleucel-T 治疗后序贯其他药物治疗的患者中，也观察到了生存获益。这些药物包括雄激素受体阻滞剂，如阿比特龙、恩杂鲁胺，以及其他标准治疗药物（如多西他赛、卡巴他赛和镭 -223 等）。研究中，分别有 32.5% 和 17.4% 的患者实现了 1 年和 2 年的无治疗间隔期[54]。

PSMA 是免疫学和影像学研究领域备受关注的靶点之一。美国两所学术机构最近批准了 68 Gallium-PSMA PET 成像技术在根治术后生化复发且前列腺特异性抗原不小于 0.2 ng/mL 的前列腺癌患者中使用。与 choline 和 fluciclovine PET 相比，68 Gallium-PSMA PET 成像技术具有更高的敏感性和特异性，有助于研究者识别哪些患者可能从挽救性放疗中获益。然而，该技术尚未批准用于监测经治的 mCRPC 患者。PSMA 是一种独特的 II 型跨膜蛋白，是前列腺癌细胞中的免疫学靶点。针对其细胞内外的不同结构域，已开发出单克隆抗体或小分子药物，后者因无中和性抗体风险而日益受到青睐。尽管 68 Gallium-PSMA PET 成像技术尚未成为常规筛查手段，但在一些双特异性抗体和嵌合抗原受体 T 细胞治疗 mCRPC 的研究中，已用于筛选 PSMA 阳性患者。

在肿瘤低负荷状态下，针对肿瘤微环境的治疗策略包括应用整合素类药物及调节上皮 – 间质转化的药物。研究表明，间质细胞中的雄激素受体信号通路具有促进肿瘤生长的作用。此外，Sipuleucel-T、其他生物制剂或骨转移靶向制剂的联合疗法能够有效改变肿瘤微环境。Hedgehog 信号通路在这一临床研究领域备受关注，因其参与了前列腺在胚胎期的发育过程，且研究证实了肿瘤生长速度与 Hedgehog 信号通路活性呈正相关。其他涉及的信号通路包括 FDF 基因家族、Src 家族、TGF-β 和胰岛素样生长因子信号通路等，针对这些通路已开发出多种阻断剂，但尚未成功研发出干扰上皮 – 间质转化作用的药物[55-57]。研究显示，这些特异性抑制剂仅显示出一定的靶标效应，并未直接表现出明显的抗肿瘤作用。

对于早期激素敏感型或晚期激素抵抗型非转移性前列腺癌患者，治疗的主要目标是抑制雄激素受体的信号转导，因此雄激素受体信号通路抑制剂在其中扮演着至关重要的角色。其中，第一代抑制 CYP17（17α- 羟化酶 /C17，20- 裂解酶）的雄激素生物合成抑制代表性药物为阿比特龙制剂；而雄激素受体信号抑制剂则涵盖了第一代药物恩杂鲁胺和第二代药物阿帕他胺、达罗他胺。这些药物通过与雄激素受体的配体结合，能够有效取代常见的配体（即睾酮和二氢睾酮），并阻止雄激素受体易位至细胞核，从而调控基因转录。目前，阿帕他胺和恩杂鲁胺已被批准用于治疗早期激素敏感型转移性前列腺癌，而达罗他胺则获批用于治疗 nmCRPC。

目前，针对非转移性前列腺癌的研究重点主要集中在雄激素受体的配体结合域、氨基端域、雄激素受体剪接变异体[55, 57]，以及 GA 的相关领域。PARP 抑制剂与免疫检查点抑制剂及其他生物制剂的联合试验目前正处于临床试验阶段。近期研究表明，糖皮质激素受体[58-59]能够持续激活雄激素受体信号通路，为雄激素受体协同治疗策略提供了新的研究方向。目前，一项探讨恩扎卢胺治疗无效但仍在接受治疗的前列腺癌患者，是否可通过糖皮质激素抑制剂进行"挽救治疗"的临床研究正在开展。

随着免疫学、基因组学和靶向治疗技术的不断进步，生物标志物有望与特定治疗策略紧密关联[60]。我们将持续致力探索如何更有效地识别新型生物标志物，以优化靶向癌症的治疗策略。

# 参考文献

[1] KANTOFF P W, HIGANO C S, SHORE N D, et al. Sipuleucel-T immunotherapy for castration-resistant prostate cancer [J]. New England journal of medicine, 2010, 363 (5): 411-422.

[2] SLOVIN S F, HIGANO C S, HAMID O, et al. Ipilimumab alone or in combination with radiotherapy in metastatic castration-resistant prostate cancer: results from an open-label, multicenter phase I / II study [J]. Ann Oncol, 2013, 24 (7): 1813-1821.

[3] KWON E D, DRAKE C G, SCHER H I, et al. Ipilimumab versus placebo after radiotherapy in patients with metastatic castration-resistant prostate cancer that had progressed after docetaxel chemotherapy (CA184-043): a multicenter, randomized, double-blind, phase 3 trial [J]. Lancet Oncol, 2014, 15 (7): 700-712.

［4］BEER T M, KWON E D, DRAKE C G, et al. Randomized, double-blind, phase Ⅲ trial of ipilimumab versus placebo in asymptomatic or minimally symptomatic patients with metastatic chemotherapy-naïve castration-resistant prostate cancer［J］. J Clin Oncol, 2017, 35（1）：40-47.

［5］FIZAZI K, DRAKE C G, BEER T M, et al. Final analysis of the ipilimumab versus placebo following radiotherapy phase Ⅲ trial in postdocetaxel metastatic castration-resistant prostate cancer identifies an excess of long-term survivors［J］. European Urology, 2020（78）：822-830.

［6］MARCUS L, LEMERY S J, KEEGAN P, et al. FDA approval summary：pembrolizumab for the treatment of microsatellite instability-high solid tumors［J］. Clin Cancer Res, 2019, 25（13）：3753-3758.

［7］LENZO N P, MEYRICK D, TURNER J H. Review of gallium-68 PSMAPET/CT imaging in the management of prostate cancer［J］. Diagnostics, 2018（8）：16.

［8］HOFMAN M S, LAWRENTSCHUK N, FRANCIS R J, et al. Prostate-specific membrane antigen PET-CT in patients with high-risk prostate cancer before curative-intent surgery or radiotherapy（proPSMA）：a prospective, randomized, multicenter study［J］. Lancet, 2020, 395（10231）：1208-1216.

［9］YUAN Y, LIU Y, ZHU X-M, et al. Six-transmembrane epithelial antigen of the prostate-1（STEAP-1）-targeted ultrasound imaging microbubble improves detection of prostate cancer in vivo［J］. Journal of Ultrasound in Medicine, 2019, 38（2）：299-305.

［10］GUSMAN M, AMINSHARIF J A, PEACOCK J G, et al. Review of 18F-Fluciclovine PET for detection of recurrent prostate cancer［J］. Radiographics, 2019（39）：822-841.

［11］SCHWARZENBÖCK S, SOUVATZOGLOU M, KRAUSE B J. Choline PET and PET/CT in primary diagnosis and staging of prostate cancer［J］. Theranostics, 2012, 2（3）：318-330.

［12］MOTZER R J, ESCUDIER B, MCDERMOTT D F, et al. Nivolumab versus everolimus in advanced renal-cell carcinoma［J］. New England journal of medicine, 2015, 373（19）：1803-1813.

［13］SFANOS K S, YEGNASUBRAMANIAN S, NELSON W G, et al. The inflammatory microenvironment and microbiome in prostate cancer development［J］. Nature reviews urology, 2018, 15（1）：11-24.

［14］LI X, XIANG Y, LI F, et al. WNT/β-catenin signaling pathway regulating T cell inflammation in the tumor microenvironment［J］. Frontiers in immunology, 2019（10）：2293.

［15］LUKE J J, BAO R, SWEIS R F, et al. WNT/beta-catenin pathway activation correlates with immune exclusion across human cancers［J］. Clinical cancer research, 2019, 25（10）：3074-3083.

［16］SPRANGER S, DAI D, HORTON B, et al. Tumor-residing Batf 3 dendritic cells are required for effector T cell trafficking and adoptive T cell therapy［J］. Cancer cell, 2017, 31（5）：711-723.

［17］KYPTA R M, WAXMAN J. Wnt/β-catenin signalling in prostate cancer［J］. Nature reviews urology, 2012, 9（8）：418-428.

［18］CLARK C E, HINGORANI S R, MICK R, et al. Dynamics of the immune reaction to pancreatic cancer from inception to invasion［J］. Cancer, 2007, 67（19）：9518-9527.

［19］JAISWAL A R, PUDAKALAKATTI S, DUTTA P, et al. Metabolic adaptations establish immunotherapy resistance in melanoma［J］. Cancer immunology research, 6（9_Suppl）：3.

［20］MENK A, SCHARPING N E, DUNSTANE D, et al. 4-1BB costimulation enables PD-1 blockade therapy by inducing T cell mitochondrial function and biogenesis. SITC 2017；Poster P152.

［21］FOO Y Z, NAKAGAWA S, RHODES G, et al. The effects of sex hormones on immune function：a meta-analysis［J］. Biological reviews, 2017, 92（1）：551-557.

［22］BUPP M R G, JORGENSEN T N. Androgen-induced immunosuppression［J］. Frontiers in Immunology, 2018, 17（4）：1-10.

［23］KALINA J L, NEILSON D S, COMBER A P, et al. Immune modulation by androgen deprivation and radiation therapy: implications for prostate cancer immunotherapy［J］. Cancers, 2017, 9（2）: 13.

［24］MORSE M D, MCNEEL D G. Prostate cancer patients on androgen deprivation therapy develop persistent changes in adaptive immune responses［J］. Human immunology, 2010, 71（5）: 496-504.

［25］SALMAN H, BERGMAN M, BLUMBERGER N, et al. Do androgen deprivation drugs affect the immune cross-talk between mononuclear and prostate cancer cells？［J］. Biomedicine pharmacotherapy, 2014, 68（1）: 21-24.

［26］MANTOVANI A, PONZETTA A, INFORZATO A, et al. Innate immunity, inflammation and tumour progression: double-edged swords［J］. Journal of internal medicine, 2019, 285（5）: 524-532.

［27］KISSICK H T, SANDA M G, DUNN L K, et al. Androgens alter T-cell immunity by inhibiting T-helper 1 differentiation［J］. Proceedings of the national academy of sciences of the united states of America, 2014, 111（27）: 9887-9992.

［28］DRAKE C G, DOODY A D, MIHALYO M A, et al. Androgen ablation mitigates tolerance to a prostate/prostate cancer-restricted antigen［J］. Cancer cell, 2005, 7（3）: 239-249.

［29］TANG S, MOORE M L, GRAYSON J M, et al. Increased CD8+T-cell function following castration and immunization is countered by parallel expansion of regulatory T cells［J］. Cancer research, 2012, 72（8）: 1975-1985.

［30］CONTEDUCA V, CAFFO O, SCARPI E, et al. Immune modulation in prostate cancer patients treated with androgen receptor（AR）-targeted therapy［J］. Journal of clinical medicine, 2020, 9（6）: 1950.

［31］VERMAELEN K. Vaccine strategies to improve anti-cancer cellular immune responses［J］. Frontiers in immunology, 2019（10）: 8.

［32］HEGDE P S, CHEN D S. Top 10 challenges in cancer immunotherapy［J］. Immunity, 2020, 52（1）: 17-35.

［33］NIXON A B, SCHALPER K A, JACOBS I, et al. Peripheral immune-based biomarkers in cancer immunotherapy: can we realize their predictive potential？［J］. Journal for immunotherapy of cancer, 2019, 7（1）: 325.

［34］DE ALMEIDA D V P, FONG L, RETTIG M B, et al. Immune checkpoint blockade for prostate cancer: Niche role or next breakthrough？［J］. American society of clinical oncology educational book, 2020（40）: 1-18.

［35］MATEO J, CARREIRA S, SANDHU S, et al. DNA-repair defects and olaparib in metastatic prostate cancer［J］. New England journal of medicine, 2015, 373（18）: 1697-1708.

［36］SÁNCHEZ-MAGRANER L, MILES J, BAKER C L, et al. High PD-1/PD-L1 checkpoint interaction infers tumor selection and therapeutic sensitivity to anti-PD-1/PD- L1 treatment［J］. Cancer research, 2020, 80（19）: 4244-4257.

［37］CLARK C E, HINGORANI S R, MICK R, et al. Dynamics of the immune reaction to pancreatic cancer from inception to invasion［J］. Cancer research, 2007, 67（19）: 9518-9527.

［38］POPOVA T, MANIÉ E, BOEVA V, et al. Ovarian cancers harboring inactivating mutations in CDK12 display a distinct genomic instability pattern characterized by large tandem duplications［J］. Cancer research, 2016, 76（7）: 1882-1891.

［39］KRAJEWSKA M, DRIES R, GRASSETTI A V, et al. CDK12 loss in cancer cells affects DNA damage response genes through premature cleavage and polyadenylation［J］. Nature communications, 2019, 10（1）: 1757.

［40］BAJRAMI I, FRANKUM J R, KONDE A, et al. Genome-wide profiling of genetic synthetic lethality identifies CDK12 as a novel determinant of PARP1/2 inhibitor sensitivity［J］. Cancer research, 2014, 74（1）: 287-297.

［41］WU Y-M, CIEŚLIK M, LONIGRO L J, et al. Inactivation of CDK12 delineates a distinct immunogenic class of advanced prostate cancer［J］. Cell, 2018, 173（7）: 1770-1782.

［42］TÖPFER K, KEMPE S, MÜLLER N, et al. Tumor evasion from T cell surveillance［J］. Journal of biomedical and biotechnology, 2011（5）: 918471.

［43］IGNEY F H, KRAMMER P H. Immune escape of tumors: apoptosis resistance and tumor counterattack［J］. Journal of leukocyte biology, 2002, 71（6）: 907-920.

［44］NGUYEN K B, SPRANGER S. Modulation of the immune microenvironment by tumor-intrinsic oncogenic signaling［J］. Journal of cell biology, 2020, 219（1）: e201908224.

［45］BOU-DARGHAM M J, SHA L, SANG Q-X A, et al. Immune landscape of human prostate cancer: immune evasion mechanisms and biomarkers for personalized immunotherapy［J］. BMC cancer, 2020, 20（1）: 572.

［46］SHARMA P, PACHYNSKI R K, NARAYAN V, et al. Nivolumab plus ipilimumab for metastatic castration-resistant prostate cancer: preliminary analysis of patients in the CheckMate 650 trial［J］. Cancer cell, 2020, 38（4）: 489-499.

［47］TUMEH P C, HARVIEW C L, YEARLEY J H, et al. PD-1 blockade induces responses by inhibiting adaptive immune resistance［J］. Nature, 2014, 515（7528）: 568-571.

［48］DROMAIN C, BIEGELMAN C, POZZESSERE C, et al. Imaging of tumour response to immunotherapy［J］. European radiology experimental, 2020, 4（1）: 2.

［49］CHA E, KLINGER M, HOU Y, et al. Improved survival with T cell clonotype stability after anti-CTLA-4 treatment in cancer patients［J］. Science translational medicine, 2014, 6（238）: 238ra70.

［50］BALAR A V, GALSKY M D, ROSENBERG J E, et al. Atezolizumab as first-line treatment in cisplatin-ineligible patients with locally advanced and metastatic urothelial carcinoma: a single-arm, multicenter, phase 2 trial［J］. Lancet oncology, 2017, 389（10064）: 67-76.

［51］TUMEH P C, HELLMANN M D, HAMID O, et al. Liver metastasis and treatment outcome with anti-PD-1 monoclonal antibody in patients with melanoma and NSCLC［J］. Cancer immunology research, 2017, 5（5）: 417-424.

［52］PAYNE K, PUGH M, BROOKS J, et al. Circulating tumour cell expression of immune markers as prognostic and therapeutic biomarkers in head and neck squamous cell carcinoma: a systematic review and meta-analysis［J］. International journal of molecular Sciences, 2020, 21（21）: 8229.

［53］MADAN R A, ANTONARAKIS E S, DRAKE C G, et al. Putting the pieces together: completing the mechanism of action jigsaw for Sipuleucel-T［J］. Journal of the national cancer Institute, 2020, 112（6）: 562-573.

［54］HIGANO C S, ARMSTRONG A J, SARTOR A O, et al. Real-world outcomes of sipuleucel-T treatment in PROCEED, a prospective registry of men with metastatic castration-resistant prostate cancer［J］. Cancer, 2019, 125（23）: 4172-4180.

［55］SHAH H, VAISHAMPAYAN U. Therapy of advanced prostate cancer: targeting the androgen receptor axis in earlier lines of treatment［J］. Targeted oncology, 2018, 13（6）: 679-689.

［56］KARLOU M, TZELEPI V, EFSTATHIOU E. Therapeutic targeting of the prostate cancer microenvironment［J］. Nature reviews urology, 2010, 7（9）: 494-509.

［57］SADAR M D. Discovery of drugs that directly target the intrinsically disorder region of the androgen receptor［J］. Expert opinion on drug discovery, 2020, 15（5）: 551-560.

［58］ARORA V K, SCHENKEIN E, MURALI R, et al. Glucocorticoid receptor confers resistance to anti-androgens by bypassing androgen receptor blockade［J］. Cell, 2013, 155（6）: 1309-1322.

［59］KUMAR R. Emerging role of glucocorticoid receptor in castration resistant prostate cancer: a potential therapeutic target［J］. Journal of cancer, 2020, 11（3）: 696-701.

［60］ALFORD A V, BRITO J M, YADAV K K, et al. The use of biomarkers in prostate cancer screening and treatment［J］. Reviews in urology, 2017, 19（4）: 221-234.

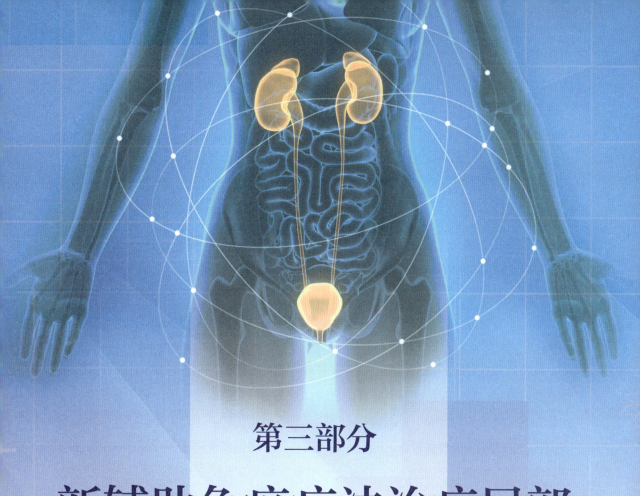

第三部分

# 新辅助免疫疗法治疗局部泌尿生殖系统癌症

# 第十四章 减瘤性肾切除术在靶向免疫治疗 时代转移性肾细胞癌中的地位

Umberto Capitanio

复发转移性肾细胞癌的系统治疗主要依赖于免疫药物或靶向 VEGF 通路的药物[1]。早期研究显示，对于初诊即发现转移的患者，减瘤性肾切除术可作为一种治疗选择。在初诊存在远处转移的情况下，减瘤性肾切除术具备以下优势：①清除原发病灶，缓解患者症状；②消除肿瘤与转移灶之间潜在的相互作用，增强系统疗法的疗效；③消除潜在新转移克隆的来源；④其他[2]。然而，近年来随着多种系统疗法的广泛应用，减瘤性肾切除术的治疗地位面临挑战。

## 一、第一代免疫疗法（白介素和干扰素）

在既往系统治疗效果有限的情况下，通过减少局部肿瘤负荷，可以改变肿瘤生物动力学，从而使患者即便出现肿瘤远处转移，也能接受减瘤性肾切除术治疗。干扰素和白介素依然是转移性肾细胞癌的临床规范治疗药物。2001 年，SWOG8949 研究对比了单独接受 IFN-α 治疗与接受减瘤性肾切除术联合 IFN-α 治疗的疗效[3]。结果显示，接受减瘤性肾切除术联合 IFN-α 治疗的患者的中位总生存期较单独接受 IFN-α 治疗的患者有所改善（11.1 个月 vs 8.1 个月，$P$=0.05）。此外，在多个亚组中，减瘤性肾切除术联合组也表现出总生存期获益。EORTC30947 研究同样表明，与仅接受单纯系统治疗的患者相比，接受减瘤性肾切除术联合 IFN-α 治疗的患者在 mPFS 和中位总生存期方面均显示出明显获益[4]。

2004 年发表的一项荟萃分析表明，接受减瘤性肾切除术治疗的患者中位总生存期为 13.6 个月，而仅接受 IFN-α 治疗的患者中位总生存期为 7.8 个月，死亡风险降低了 31%（$P$=0.002）[5]。

基于这两项随机临床研究结果，减瘤性肾切除术在 2001—2018 年成为转移性肾细胞癌患者的标准治疗方案，并得到广泛应用。

## 二、酪氨酸激酶抑制剂时代

在经历第一代免疫疗法之后，哺乳动物雷帕霉素靶蛋白抑制剂（如依维莫司和坦西莫司等）及酪氨酸激酶抑制剂（如舒尼替尼、索拉非尼、阿昔替尼等）开始应用于转移性肾细胞癌的治疗[1]。随着这些靶向治疗药物的出现，减瘤性肾切除术的临床价值开始受到质疑，因此在临床上开展了多项回顾性分析。据 2016 年的一项系统评价和荟萃分析（该研究纳入了近 40000 名患者）显示，接受减瘤性肾切除术联合靶向治疗的患者相较于仅接受靶向治疗的患者具有明显的生存获益（HR=0.46，95% CI：0.32 ~ 0.64；$P < 0.01$）[6]。2018 年，美国国家癌症数据库的分析进一步证实，与仅接受靶向治疗的患者相比，初期进行减瘤性肾切除术的患者中位总生存期更长（9.2 个月 vs 16.5 个月，HR=0.61，$P < 0.001$）[7]。然而，以上数据均源自回顾性队列研究，在泌尿生殖系统肿瘤靶向治疗的时代背景下，这些证据仍显得不够充分。

2018 年，研究者发布了关于肾切除术必要性的临床研究结果，该研究为 CARMENA 研究（NCT0093033）。CARMENA 研究是一项 III 期非劣效性随机研究，旨在比较在转移性肾细胞癌患者中，立即进行减瘤性肾切除术后接受舒尼替尼治疗（联合治疗组）与单独使用舒尼替尼治疗（单药治疗组）的效果。最终结果显示，单药治疗组患者在总生存期获益方面的效果不亚于联合治疗组患者[8]。该研究当时计划纳入 450 名中、高风险的转移性肾细胞癌患者，其中 226 名患者先进行减瘤性肾切除术后接受舒尼替尼治疗，224 名患者单独接受舒尼替尼治疗。两组的中位肿瘤负荷均为 140 mL，其中原发肾脏肿瘤负荷为 80 mL。遗憾的是，该研究因未达到预定患者招募数量而提前终止。

CARMENA 研究的进一步分析结果显示，联合治疗组患者的中位总生存期为 13.9 个月，而单药治疗组患者的中位总生存期为 18.4 个月（HR=0.89，95% CI：0.71 ~ 1.10）。对于中风险患者，联合治疗组患者的中位总生存期为 19 个月，单药治疗组患者的中位总生存期为 23.4 个月（HR=0.92，95% CI：0.60 ~ 1.24）；对于高风险患者，联合治疗组患者与单药治疗组患者的中位总生存期分别为 10.2 个月和 13.3 个月（HR=0.86，95% CI：0.62 ~ 1.17）。联合治疗组患者与单药治疗组患者的 mPFS 分别为 7 个月和 8 个月（HR=0.82，95% CI：0.67 ~ 1.00）。

在单药治疗组中，约有 17% 的患者因肿瘤急症或为达到病理学完全（或接近完全）缓解而需进行二次减瘤性肾切除术。在联合治疗的 226 名患者中，16 名患者（约占 7.1%）未接受减瘤性肾切除术治疗，40 名患者（约占 17.7%）未接受舒尼替尼治疗。而在单药治疗组中，约有 4.9% 的患者最终未接受舒尼替尼治疗；38 名患者（约占 17%）因症状进展，在中位 11 个月内进行了减瘤性肾切除术。

SURTIME 研究（NCT01099423）将患者随机分配到减瘤性肾切除术后接受舒尼替尼治疗组或接受 3 个周期舒尼替尼治疗后再择期手术组。入组标准包括身体状况良好、无中枢神经系统受累、预期寿命超过 3 个月等。排除标准为超过 3 个外科手术风险因素（包括与转移相关的症状、腹膜后或膈上淋巴结肿大、低蛋白血症、器官功能损伤或 cT3～cT4 期疾病等）[9]。在 CARMENA 研究中，这些入组标准及手术风险因素并非排除标准，因此被归类为健康状况较差的患者。SURTIME 研究中的大多数患者被归类为中风险，仅 13% 被识别为高风险。遗憾的是，该研究纳入患者的数量较少（n=99），因此研究结果只能视为探索性结果。

该研究显示，两种治疗方式的无进展生存期无明显差异，仅为 42% 与 43% 的差别，但择期进行减瘤性肾切除术组的中位总生存期明显优于立即进行减瘤性肾切除术组（HR=0.57，95% CI：0.34～0.95，P=0.03）。与立即进行减瘤性肾切除术组的患者的 15 个月的生存期相比，择期进行减瘤性肾切除术组的患者产生了约为 17 个月的生存优势。在 49 名择期进行减瘤性肾切除术组的患者中，有 48 名（约占 98%）接受了舒尼替尼治疗，而立即进行减瘤性肾切除术组的 50 名患者中仅有 40 名（占 80%）接受了舒尼替尼治疗。相反，在择期进行减瘤性肾切除术组中，有 29% 的患者因疾病进展而失去手术时机。此外，立即进行减瘤性肾切除术组中大约有 8% 的患者因疾病迅速进展或拒绝手术而未接受减瘤性肾切除术，有 18% 的患者未按最初分配的治疗方案接受治疗。

遗憾的是，无论是 CARMENA 研究还是 SURTIME 研究，在招募方面都遇到了困难，并且随着免疫治疗的实施，系统治疗的格局在过去几年发生了明显变化。种种因素使得 SURTIME 研究和 CARMENA 研究不适用（或仅部分适用）于当代肾细胞癌患者。此外，参与 SURTIME 研究和 CARMENA 研究的患者大多数为中、高危患者，这限制了研究在低肿瘤负荷患者中的适用性。

## 三、二次免疫治疗时代

近年来，新型肿瘤免疫疗法已成为系统治疗的新支柱，同时引发了时下对减瘤性肾切除术的热烈讨论。例如，减瘤性肾切除术可能在免疫治疗中发挥协同作用[10]。除减少肿瘤体积以限制新生物克隆的产生外，减瘤性肾切除术还能消除免疫"沉没效应"，即原发肿瘤将循环中的免疫细胞从远处的转移病灶吸引过来。已有研究证明，原发肿瘤通过积极分泌细胞因子，具有免疫抑制作用。此外，新辅助免疫疗法的理论基础还包括在手术前激活免疫系统，提高肿瘤的抗原性[10]。在这一背景下，开展了 3 项临床研究，即 PROSPER 研究（NCT03055013）、NORDIC-SUN 研究（NCT03977571）和 CYTOSHRINK 研究（NCT04090710），这 3 项研究均应用新辅助免疫疗法，有望提供更多相关见解。

## 四、系统治疗后进行减瘤性肾切除术的并发症、不良事件和手术挑战

相较于未接受肾切除术的患者，减瘤性肾切除术与较高的并发症发生率密切相关[11-12]。例如，Roussel 等[11] 评估了减瘤性肾切除术相关的并发症，研究对象为来自 14 个机构的 736 名转移性肾细胞癌患者，相关数据记录在 REMARCC 数据库中。研究结果显示，69 名患者在术中出现并发症，217 名患者在手术过程中遭遇不同程度的并发症，围手术期死亡率为 1.4%。此外，41 名患者在术后 30 天内再次入院。亚组分析表明，仅接受靶向治疗时，减瘤性肾切除术的病例数与较低的严重并发症发生率相关，并突显了复杂手术集中化的优势[11]。另有综述指出，Larcher 等报告称，与未发生转移而接受根治性肾切除术的患者相比，接受减瘤性肾切除术治疗的患者并发症的发生率更高（术中并发症的发生率为 6% ～ 30%，重大并发症的发生率为 3% ～ 29%，围手术期死亡率为 1% ～ 13%）[12]。

在 CARMENA 研究中，研究者报告了围手术期结果，其中减瘤性肾切除术后 30 天的患者死亡率为 2%，39% 的患者至少出现了 1 种并发症。在 SURTIME 研究中，立即进行减瘤性肾切除术组和择期进行减瘤性肾切除术组发生与手术相关的不良事件发生率分别为 52% 和 53%。在立即手术组中，术后 3 ～ 4 级不良事件的发生率、30 天再入院率及住院死亡率分别为 17%、9% 和 2%，而在择期手术组中则分别为 17.5%、5% 和 2.5%。最近的一项系统综述评估了接受 VEGF 抑制剂（如贝伐珠单抗、索拉非尼、舒尼替尼和帕佐帕尼等）治疗的患者的围手术期并发症发生率，结果显示手术并发症并未增加[13]。然而，部分患者因伤口愈合问题（占 7%）[14]，通常会在围手术期停用 VEGF 抑制剂。

同时，减瘤性肾切除术与免疫治疗结合的优势可能被手术创伤引发的医源性感染和代谢紊乱所抵消。在参与研究的病例组中，已观察到明显的纤维化和结缔组织反应[10, 15]。其净效应表现为患者在术后即刻出现免疫抑制，且这种效应会通过调节性髓样细胞 PD-1/CTLA-4 表达的扩增、T 细胞活性受损，以及自然杀伤细胞功能的降低而持续数周[15, 16]。Pignot 等近期报道了一项多中心患者队列研究（n=11），研究对象为接

受免疫疗法后进行手术治疗的患者。平均手术失血量为 909 mL，其中 81.8% 的患者被外科医生评估为治疗难度较高的病例。这些患者术后 30 天并发症的发生率为 55%，手术相关死亡率为 9%[17]，说明在免疫治疗背景下此类手术的高风险性。然而，免疫治疗作为重要的系统性治疗手段，越来越多地应用于围手术期。例如，PROSPER 研究（NCT03055013）的结果表明，接受纳武利尤单抗治疗的患者在治疗后仅 1 周即可进行手术。

　　与手术相关的免疫治疗毒性反应同样需要严密监测。免疫治疗相关不良事件的发生率约为 80%，其中多达 35% 的患者需使用大剂量皮质类固醇[15-16]。在围手术期，尤其是长期使用免疫检查点抑制剂治疗后计划进行手术时，必须高度重视这些毒性反应及大剂量使用皮质类固醇所带来的问题。例如，肾功能不全和低氧血症可能不仅与手术应激或肺栓塞（手术并发症）相关，还可能与免疫治疗方案（免疫疗法的医源性效应）有关。免疫治疗相关的不良事件通常需使用大剂量糖皮质激素，这可能会影响手术效果，如引发高血糖、胰岛素潴留和肾上腺功能不全等[15-16]，同时机会性感染的风险也不容忽视。有研究数据显示，抗生素可能会影响免疫治疗的效果，特别是在治疗早期或术中使用的情况下[18]。深入了解手术相关的免疫治疗毒性反应及其临床表现，以及模拟常见的手术并发症，对于研究者探索有效的多学科治疗方法至关重要[19]。

## 五、减瘤性肾切除术在症状控制或姑息治疗中的作用

　　对于有症状的转移性肾细胞癌患者，除控制肿瘤进展外，减瘤性肾切除术还可用于缓解症状。Larcher 等[12]研究了减瘤性肾切除术对症状改善及围手术期并发症发生率的影响，并对其利弊进行了权衡。研究结果显示，行减瘤性肾切除术后患者的任何体征或症状的消失和改善的比例分别为 43% 和 71%，局部体征或症状的消失和改善的比例则分别为 91% 和 95%。此外，行减瘤性肾切除术后发生任何并发症和重大并发症的 HR 分别为 0.37 和 0.1。在所有患者中，有 2/3 出现体征或症状，有 1/3 表现为局部体征或症状。由此可见，减瘤性肾切除术在症状控制方面具有积极的治疗效果[11]。

## 六、减瘤性肾切除术的适应证和未来展望

　　有关减瘤性肾切除术的效果及其适应证的所有证据均源自 VEGF 时代。如今，免疫疗法（无论是单独使用还是联合使用）已成为治疗转移性肾细胞癌的标准方案。因此，目前减瘤性肾切除术的适应证只能通过分析现有文献来推断。然而，在未来，随着多项正在进行中的免疫治疗临床研究结果的公布，减瘤性肾切除术的适应证很可能会发

生明显变化。

目前，不应将立即进行减瘤性肾切除术治疗作为中危和低危转移性肾细胞癌患者的标准治疗方案，这些患者的首选治疗方案依然是系统治疗，只有经过严格筛选的患者才考虑接受减瘤性肾切除术治疗。相反，对于能够通过积极监测或局部治疗（如立体定向放射治疗或转移灶治疗等）的低风险和（或）寡转移患者，减瘤性肾切除术才是首选方案。这类患者无需接受系统治疗，且不会影响总生存期。在某些情况下，也会根据患者的局部症状来选择是否接受减瘤性肾切除术。

综上所述，我们必须从正在进行的免疫治疗临床研究和回顾性分析中获取更多数据，以便更深入地了解如何精准选择手术患者及制订手术方案，从而有效降低发病率和并发症发生率，为更多患者带来希望。

# 参考文献

［1］CAPITANIO U，MONTORSI F. Seminar renal cancer［J］. Lancet oncology, 2016, 17（6）: 894-906.

［2］PSUTKA S P，CHANG S L，CAHN D，et al. Reassessing the role of cytoreductive nephrectomy for metastatic renal cell carcinoma in 2019［J］. American society of clinical oncology educational book, 2019（39）: 276-283.

［3］FLANIGAN R C，SALMON S E，BLUMENSTEIN B A，et al. Nephrectomy followed by interferon Alfa-2b compared with interferon Alfa-2b alone for metastatic renal-cell cancer［J］. New England journal of medicine, 2001, 345（23）: 1655-1659.

［4］MICKISCH G H，GARIN A，VAN POPPEL H，et al. Radical nephrectomy plus interferon-alfa-based immunotherapy compared with interferon alfa alone in metastatic renal-cell carcinoma: a randomised trial［J］. Lancet, 2001, 358（9286）: 966-970.

［5］FLANIGAN R C，MICKISCH G，SYLVESTER R，et al. Cytoreductive nephrectomy in patients with metastatic renal cancer: a combined analysis［J］. Journal of urology, 2004, 171（3）: 1071-1076.

［6］PETRELLI F，COINU A，VAVASSORI I，et al. Cytoreductive nephrectomy in metastatic renal cell carcinoma treated with targeted therapies: a systematic review with a meta- analysis［J］. Clinical genitourinary cancer, 2016, 14（6）: 465-472.

［7］BHINDI B，HABERMANN E B，MASON R J，et al. Comparative survival following initial cytoreductive nephrectomy versus initial targeted therapy for metastatic renal cell carcinoma［J］. Journal of urology, 2018, 200（3）: 528-534.

［8］MÉJEAN A，RAVAUD A，THEZENAS S，et al. Sunitinib alone or after nephrectomy in metastatic renal-cell carcinoma［J］. New England journal of medicine, 2018, 379（5）: 417-427.

［9］CULP S H，TANNIR N M，ABEL E J，et al. Can we better select patients with metastatic renal cell carcinoma for cytoreductive nephrectomy？［J］. Cancer, 2010, 116（14）: 3378-3388.

［10］MCKAY R R，BOSSÉ D，CHOUEIRI T K. Evolving systemic treatment landscape for patients with advanced renal cell carcinoma［J］. Journal of clinical oncology, 2018, 36（36）: 3615-3623.

［11］ROUSSEL E，CAMPI R，LARCHER A，et al. Rates and predictors of perioperative complications in cytoreductive nephrectomy: analysis of the registry for metastatic renal cell carcinoma［J］. Eur Urol oncology, 2020, 3（4）：523-529.

［12］LARCHER A, WALLIS C J D, BEX A, et al. Individualised indications for cytoreductive nephrectomy: which criteria define the optimal candidates？［J］. Eur Urol oncology, 2019, 2（4）：365-378.

［13］MCCORMICK B, MEISSNER M A, KARAM J A, et al. Surgical complications of presurgical systemic therapy for renal cell carcinoma: a systematic review［J］. Kidney cancer, 2017, 1（2）：115-121.

［14］JONASCH E, WOOD C G, MATIN S F, et al. Phase Ⅱ presurgical feasibility study of bevacizumab in untreated patients with metastatic renal cell carcinoma［J］. Journal of clinical oncology, 2009, 27（25）：4076-4081.

［15］BAKOS O, LAWSON C, ROULEAU S, et al. Combining surgery and immunotherapy: turning an immunosuppressive effect into a therapeutic opportunity［J］. Journal for immuno therapy of cancer, 2018, 6（1）：86.

［16］KLATTE T, ITTENSON A, RÖHL F W, et al. Perioperative immunomodulation with interleukin-2 in patients with renal cell carcinoma: results of a controlled phase Ⅱ trial［J］. British journal of cancer, 2006, 95（9）：1167-1173.

［17］PIGNOT G, THIERY-VUILLEMIN A, WALZ J, et al. Nephrectomy after complete response to immune checkpoint inhibitors for metastatic renal cell carcinoma（mRCC）: a new surgical challenge？［J］. Journal of clinical oncology, 2020, 77（6）：761- 763.

［18］LALANI A-K A, XIE W, BRAUN D A, et al. Effect of antibiotic use on outcomes with systemic therapies in metastatic renal cell carcinoma［J］. Eur Urol oncology, 2020, 3（3）：372-381.

［19］CAPITANIO U, MONTORSI F, LARCHER A. Surgical safety of cytoreductive nephrectomy following systemic therapy: what should we look for？［J］. Eur Urol, 2019, 76（4）：441-442.

## 第十五章　临床病例思辨：局限性肾细胞癌的新辅助与辅助免疫治疗

William Paul Skelton IV，Aaron Dahmen，Monica Chatwal，Rohit K. Jain，Jad Chahoud，Philippe E. Spiess

## 一、引言

肾细胞癌患者的生存和预后因疾病分期的不同而有明显差异。在初诊的肾细胞癌患者中，约 65% 为局限性肾细胞癌，16% 为局部进展期肾细胞癌，16% 为转移性肾细胞癌[1]。局限性肾细胞癌患者的 5 年生存率高达 93%，而转移性肾细胞癌患者的 5 年生存率仅为 12%[1]。手术治疗是局限性肾细胞癌和局部进展期肾细胞癌的主要治疗策略[2-5]。手术方式包括保留肾单位的手术（肾部分切除术）和根治性肾切除术。手术方式的选择取决于肿瘤的范围、位置，以及其他合并症（如患者是否仅有一个肾脏）。然而，即使局限性肾细胞癌和局部进展期肾细胞癌患者接受手术治疗，仍会有许多患者出现局部复发或远处复发情况。对于出现局部复发或远处复发，以及初诊时确诊为转移性肾细胞癌的患者，需接受系统性治疗。目前，一线系统治疗的主要策略有 VEGF 受体酪氨酸激酶抑制剂、免疫治疗及 VEGF 受体酪氨酸激酶抑制剂与免疫联合治疗。

30% ～ 40% 的局限性肾细胞癌患者在肾切除术后仍会出现转移，一旦发生转移，患者的预后往往不佳[6]。为降低患者术后肿瘤复发风险，应根据病理分期、Fuhrman 核分级及 ECOG PS 等因素综合评估患者的复发风险，进而选择相应的新辅助或辅助治疗策略，以期实现远期生存获益。

## 二、新辅助治疗

男性患者，71 岁，既往因透明细胞肾细胞癌接受右肾根治性切除术，现发现左侧肾实质性肿块，直径为 4.8 cm。活检病理为透明细胞肾细胞癌。检查未发现远处转移，但患者有轻度肾功能不全，肌酐水平为 1.4 mg/dL。鉴于肿块较大，无论是选择肾部分切除术还是根治性肾切除术，均需考虑术后肾储备不足的风险增加。由于肿块在 60 个月内从 2 cm 增长至 4.8 cm，呈现惰性生长特点，因此适合采用口服阿昔替尼（每日 2 次，每次 5 mg）的新辅助治疗方案。以此方案治疗 3 个月后，影像学复查显示肿瘤直径为 3.5 cm，病灶明显缩小；治疗 4 个月后，患者接受了肾部分切除术（见图 15.1）。最终病理报告确诊为透明细胞肾细胞癌 2 级 pT1aNxMx，术后肌酐水平为 1.6 mg/dL。在阿昔替尼靶向治疗期间，患者未出现明显不良反应，耐受性良好。这充分说明新辅助治疗在优化手术效果和预防复发方面的潜在益处。

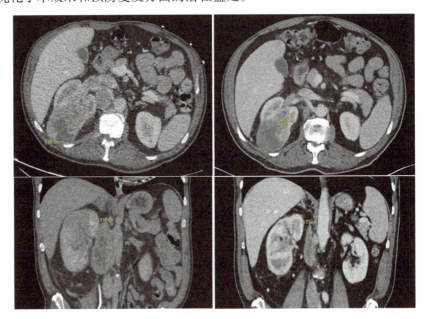

图 15.1　阿昔替尼新辅助治疗患者的反应

　　根据局限性肾细胞癌病变范围的不同，可选择行肾部分切除术或根治性肾切除术。然而，肿瘤负荷大、肿瘤侵犯或极度贴近邻近器官、手术复杂或伴有微转移的肾细胞癌患者更适合采用新辅助免疫治疗，因为新辅助治疗具有降低肿瘤负荷、降低疾病分期及缩小手术范围的优点。对于 T4 期患者，新辅助治疗可能有助于保留更多肾单位，从而维持更多肾功能，最终降低复发风险，甚至实现临床治愈[7]。此外，新辅助治疗也可作为无法进行手术切除患者的桥接治疗方案。

　　尽管目前尚无标准的新辅助治疗方案，但已有众多临床研究致力探索术前新辅助治疗在改善预后方面的作用（见图 15.2）。其中，大部分证据源自不同 VEGF-TKI 的 II 期临床研究，主要研究目标在于观察新辅助治疗是否能够改变疾病分期，以及监测不良事件导致的药物减量或停药等情况。以下是针对局限性肾细胞癌患者新辅助治疗相关的重要临床研究概述。

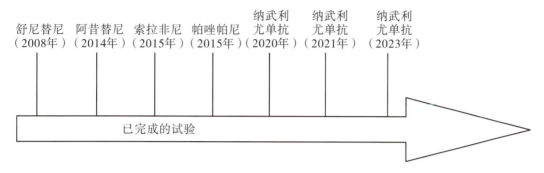

**图 15.2　已完成的局部晚期肾细胞癌新辅助治疗临床试验时间表**

## （一）舒尼替尼

2008 年，首个针对肾细胞癌的新辅助治疗的临床研究圆满完成。该研究旨在评估舒尼替尼在不可切除的肾细胞癌治疗中的疗效的 Ⅱ 期临床研究[8]。研究对象包括不适合进行肾切除术的肾细胞癌患者，以及涵盖所有组织学亚型的肾细胞癌患者。入组患者接受每日 50 mg 的舒尼替尼治疗，连续 4 周，每 6 周为 1 个治疗周期。舒尼替尼的中位治疗周期为 2 个（一般为 1 ～ 8 个周期）。

在纳入研究的 19 名患者中，未出现病情完全缓解的病例（0%），3 名患者部分缓解（16%），7 名患者病情稳定（37%），9 名患者病情进展（47%）。中位随访时间为 6 个月，其中 4 名（约占 21%）患者最终接受了肾切除术。舒尼替尼治疗最常见的不良反应包括疲劳（占 74%）、味觉障碍（占 43%）、手足综合征（占 32%）和腹泻（占 31%）。在 19名患者中，3 名患者因毒性反应将舒尼替尼的剂量降至每日 37.5 mg，仅有 1 例患者因 3 级手足综合征而停药（约占 5%）。

值得注意的是，本研究纳入了局部晚期肾细胞癌和转移性肾细胞癌患者。部分接受舒尼替尼治疗的晚期肾细胞癌患者肿瘤分期有所降低，最终成功进行了肾切除术。

## （二）阿昔替尼

第二项临床研究是一项关于阿昔替尼新辅助治疗局部晚期透明细胞肾细胞癌患者的临床研究[9]，该研究于 2014 年完成。与舒尼替尼新辅助治疗肾细胞癌的临床研究不同，此研究仅纳入局部进展期肾细胞癌患者，排除了转移性肾细胞癌患者。在这项为期近 2 年（2011 年 5 月至 2013 年 4 月）的 Ⅱ 期临床研究中，入组患者接受了为期 12 周的阿昔替尼治疗，每次剂量为 5 mg，每日 2 次，最后一次给药时间在肾切除术前 36 小时。

在纳入的 24 名患者中，11 名患者达到部分缓解，13 名患者的病情稳定，无患者出现疾病进展。所有患者均具备手术切除条件，其中 19 名患者接受了根治性肾切除术，5 名患者进行了肾部分切除术。研究中最常见的不良反应包括高血压（占 79%）、声音嘶哑（占 79%）、疲劳（占 75%）、黏膜炎（占 71%）、甲状腺功能减退（占 71%）和手足综合征（占 63%）。3 级及以上不良事件发生率分别为高血压（占 42%）、转氨酶升高（占8%）和腹痛（占 8%）。

该研究结果表明，在局部进展期肾细胞癌患者中，阿昔替尼新辅助治疗不仅疗效可靠，而且耐受性良好。

## （三）培唑帕尼

Rini 等开展了一项旨在评估培唑帕尼新辅助治疗对局限性肾细胞癌患者疗效的 II 期临床研究，其主要目标是缩小肿瘤体积并保留更多肾单位[10]。该研究共纳入 25 名局限性透明细胞肾细胞癌患者，术前给予培唑帕尼 800 mg，每日 1 次，持续 8～16 周。研究结果显示，在 13 名新辅助治疗前无法进行肾部分切除术的患者中，有 6 名在接受培唑帕尼治疗后具备了进行肾部分切除术的条件。因此，该研究提示培唑帕尼新辅助治疗有助于缩小肿瘤体积，从而使原本需接受根治性肾切除术的患者得以进行肾部分切除术。

## （四）索拉非尼

2015 年，Zhang 等[11]探讨了索拉非尼新辅助免疫治疗在高危肾细胞癌患者中的疗效。入组人群均为高危肾细胞癌患者，具体定义：①2 级或更高级别的肾细胞癌伴下腔静脉（IVC）癌栓；②肿瘤直径超过 7 cm；③接受保留肾单位手术的患者体内存在多个肿瘤；④肿瘤位于功能性孤立肾但不适合接受保留肾单位手术；⑤广泛转移性肾细胞癌。

这项 II 期临床研究从 2007 年 4 月持续至 2013 年 10 月，历时 6 年。共有 37 名患者入组，他们口服索拉非尼，每次 400 mg，每日 2 次，平均治疗时间为 96 天（范围为30～278 天）。手术前停用索拉非尼，平均停用时间为 12 天（范围为 7～30 天）。

研究结果显示，接受索拉非尼新辅助治疗的患者客观缓解率为 22%，其中 4 名患者部分缓解（约占 22%），13 名患者的病情稳定（约占 72%）。肿瘤平均大小从 7.8 cm 缩小至 6.2 cm。18 名患者（约占 48%）成功接受了手术，并对这些患者的临床特征进行了分析，其中 11 名患者行根治性肾切除术，5 名患者行根治性肾切除术合并静脉癌栓切除术，2 名患者行肾部分切除术。

值得注意的是，在 5 名伴有下腔静脉癌栓的患者中，有 4 名在新辅助治疗后肿瘤癌栓的负荷明显下降。该研究表明，索拉非尼新辅助治疗不仅有助于缩小原发性肿瘤的大小，还能减少癌栓的发生，从而改善手术效果及患者的预后。

## 三、新辅助治疗的作用

多项针对初始不可切除的肾细胞癌患者进行的Ⅱ期临床研究显示，术前应用舒尼替尼、阿昔替尼、培唑帕尼和索拉非尼等药物在降低肿瘤负荷方面的效果相近。这些药物为术前新辅助治疗提供了更多选择，有助于增加肾部分切除术的可能性，减少根治性肾切除术的比例。然而，目前 VEGFR 受体酪氨酸激酶抑制剂新辅助治疗尚未成为标准治疗方案。此外，新辅助免疫治疗的效果仍在研究之中，相较于术后进行辅助免疫治疗的Ⅲ期临床研究，新辅助免疫治疗的相关研究仍是当前的热点方向。

肾细胞癌易发生血管侵犯，常表现为下腔静脉癌栓。研究数据显示，10% ~ 25%的肾细胞癌患者合并下腔静脉癌栓[12]。关于 VEGF 受体酪氨酸激酶抑制剂新辅助治疗对下腔静脉癌栓的影响，现有数据缺乏一致性[13]。相比之下，舒尼替尼新辅助治疗的数据显示出更多的获益[14-15]，而索拉非尼新辅助治疗的研究结果则存在不一致性[11, 16]。此外，也有个案报道指出，纳武利尤单抗和伊匹木单抗新辅助治疗能使下腔静脉癌栓患者达到完全缓解[17]。

## 四、新辅助免疫治疗

男性患者，60 岁，影像检查发现右肾存在大肿块，伴随下腔静脉癌栓及腹膜后淋巴结肿大，下腔静脉受压前移。遂行腹膜后淋巴结活检，病理结果显示为透明细胞肾细胞癌伴局灶性横纹肌样分化。鉴于患者的肾脏肿瘤体积较大，且伴有淋巴结转移及下腔静脉癌栓，术前予以纳武利尤单抗（3 mg/kg）联合伊匹木单抗（1 mg/kg）进行免疫治疗，每 3 周 1 次，共计 4 次；随后调整为纳武利尤单抗 240 mg，每 2 周 1 次，或480 mg，每周 1 次，维持治疗至术前。经过 4 个周期的纳武利尤单抗联合伊匹木单抗治疗后，CT 分期扫描显示肾脏肿块缩小了 3 mm，腹膜后淋巴结从 9.5 cm 缩小至 6.7 cm（见图 15.3）。随后，患者接受了根治性肾切除术、下腔静脉癌栓切除术、右侧肾上腺切除术及腹膜后淋巴结清扫术。术后病理结果显示为透明细胞肾细胞癌伴局灶性横纹肌样分化和广泛坏死。腹膜后淋巴结和癌栓的病理特征与原发灶一致，提示新辅助免疫治疗可能为肾细胞癌患者带来获益。

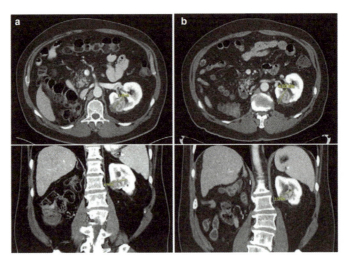

图 15.3　纳武利尤单抗联合伊匹木单抗新辅助治疗的效果

大多数探索新辅助免疫治疗的临床研究均涉及纳武利尤单抗（见表 15.1 和图 15.2）。一项 I 期研究于 2016 年 2 月启动，旨在评估纳武利尤单抗新辅助治疗在非转移性高危透明细胞肾细胞癌中的安全性。该研究纳入 T2a-T4N（任何）M0 或 T（任何）N1M0、ECOG PS 评分为 0～1 分、器官和骨髓功能良好且计划接受肾部分切除术或根治性肾切除术的患者。该研究共招募了 17 名患者，术前接受纳武利尤单抗免疫治疗，剂量为 3 mg/kg，每 2 周 1 次，共计 3 个周期。主要研究终点为安全性，次要终点包括客观缓解率、生活质量、无复发生存期和总生存期等。

表 15.1　新辅助免疫治疗的临床试验

| 试验编号 | 分期 | 治疗方案 | 人数 | 主要终点 | 截止日期 |
|---|---|---|---|---|---|
| NCT02575222 | I 期 | 纳武利尤单抗 | 17 | 安全性 | 2020 年 6 月 |
| NCT02595918 | I 期 | 纳武利尤单抗 | 29 | 安全性 | 2021 年 4 月 |
| NCT03055013（PROSPER） | III 期 | 纳武利尤单抗 | 805 | 无事件生存率 | 2023 年 11 月 |
| NCT02762006 | Ib 期 | 度伐利尤单抗 +/- 曲美木单抗 | 29 | 剂量限制毒性 | 2020 年 11 月 |

另一项 I 期研究于 2016 年 5 月启动，旨在探讨纳武利尤单抗在高危肾细胞癌患者新辅助治疗中的安全性。入组患者均已确诊为转移性透明细胞肾细胞癌，并计划接受减瘤术或转移灶切除术。患者的 ECOG PS 评分为 0～1 分，且血常规、肝肾功能等均正常。患者接受纳武利尤单抗治疗，每 2 周 1 次，共计 4 次。主要研究终点为评估患者是否能够接受至少 3 次纳武利尤单抗治疗并随即进行肾切除手术，次要研究终点则包括患

者的毒性反应、客观缓解率和无复发生存期等。

PROSPER 研究（NCT03055013）是一项旨在探讨纳武利尤单抗在肾细胞癌患者围手术期疗效的Ⅲ期临床试验。该研究自 2017 年 2 月起招募患者，计划纳入 805 名受试者，随机分配至纳武利尤单抗治疗组和观察组。治疗组患者术前接受纳武利尤单抗治疗，每 2 周 1 次，共 2 个周期；随后在 1～4 周内进行肾部分切除术或根治性肾切除术。术后继续给予患者纳武利尤单抗治疗，每 2 周 1 次，共 6 个周期，之后每月 1 次，再持续 6 个周期，也可根据患者的情况继续使用，直至出现不可耐受的毒性反应或疾病进展。该研究的主要终点为无事件生存期，次要终点包括总生存期和毒性反应。

度伐利尤单抗联合或不联合伊匹木单抗的治疗方案在局部晚期肾细胞癌的新辅助治疗领域进行了积极探索。一项Ⅰ期研究（NCT02762006）已于 2016 年 12 月启动，并圆满完成患者招募工作。该研究将 29 名患者随机分配至多个治疗队列，包括度伐利尤单抗单药治疗组、度伐利尤单抗与伊匹木单抗联合治疗（作为新辅助治疗手段）组，以及度伐利尤单抗与伊匹木单抗联合治疗（作为肾切除术后 4～6 周内的辅助治疗手段）组。该研究的主要终点为评估毒性反应，次要终点则包括术后并发症及客观缓解率等。

## 五、辅助治疗

男性患者，57 岁，因腹痛就诊，检查发现左肾存在一直径约 10 cm 的肿块，该肿块累及肾静脉，并伴有腹主动脉旁淋巴结肿大。随后，患者接受了开放性左肾根治性切除术及左侧肾上腺切除术。结合病理报告，患者被诊断为透明细胞肾细胞癌（pT3NxMx）。鉴于患者具有高危复发风险，肿瘤学团队进行了进一步的治疗评估。经过讨论，决定对患者实施舒尼替尼辅助治疗。在患者接受舒尼替尼辅助治疗的 1 年中，出现了 2 级中性粒细胞减少症和 1 级手足综合征。此后，患者定期接受随访，治疗 1 年后未发现疾病复发或转移的证据，也未观察到与长期治疗相关的不良反应。这表明辅助治疗能够有效降低术后高危患者的复发风险。

辅助治疗的临床研究正蓬勃开展（见图 15.4），然而其疗效及安全性仍存在争议。在肾细胞癌Ⅰ期的临床研究中，肾切除术（包括肾部分切除术和根治性肾切除术）是主要的治疗手段，但对于部分患者而言，选择不进行手术而采取主动监测病情也是一种可行的策略。对于肾细胞癌Ⅱ期患者，建议在肾切除术后进行病情监测。然而，对于肾细胞癌Ⅲ期患者，尽管肾切除术依旧被视为标准治疗方法，但是多项临床研究已着手探讨辅助治疗相较于术后监测的效果。目前，辅助治疗领域面临的挑战主要包括临床研究入选标准的不统一，以及缺乏有效的临床放射学手段来评估病灶状况。

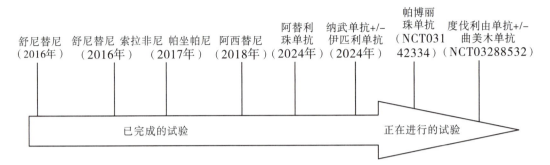

图 15.4　已完成和正在进行的局部晚期肾细胞癌辅助治疗临床试验时间表

## （一）ECOG-ACRIN E2805 ASSURE 研究

基于既往研究数据，索拉非尼或舒尼替尼治疗转移性肾细胞癌患者能够明显改善无进展生存期。ECOG–ACRIN E2805 ASSURE 研究是首个针对局限性肾细胞癌辅助治疗的临床研究[18]。该研究旨在分析 VEGFR 受体酪氨酸激酶抑制剂（如索拉非尼或舒尼替尼）在高危复发风险的局限性肾细胞癌术后辅助治疗中的生存获益情况。

这项研究开展于 2006 年 4 月至 2010 年 9 月期间，从美国和加拿大的 226 家中心招募了 1943 名患者，包括高复发风险的透明细胞肾细胞癌患者或非透明细胞肾细胞癌患者，并在入组后 12 周内完成手术切除。高风险定义为 pT1b G3-4 N0（或临床上为 N0 的 pNX）M0 至 T（任何）G（任何）N+（完全切除）M0。入组患者均为初治患者，心功能良好（左心室射血分数＞ 50%），ECOG PS 评分为 0 ～ 1 分，血常规、肝功能等均达标，肾功能 CrCl ＞ 30 mL/min。排除标准包括未控制的高血压、甲状腺疾病或 HIV 感染。

遵循双盲原则，1943 名患者被随机分为 3 组：第 1 组接受舒尼替尼治疗，每次剂量为 50 mg，每日 1 次；第 2 组接受索拉非尼治疗，每次剂量为 400 mg，每日 2 次；第 3 组则接受安慰剂治疗，连续用药 4 周，以 6 周为 1 个周期。研究进行 3 年后，鉴于舒尼替尼的毒性反应较大，其起始剂量被调整为每日 37.5 mg，同样以 4 周为 1 个周期。若患者在第 1 或第 2 个周期后表现出良好的药物耐受性，剂量将恢复至 50 mg，并持续接受 54 周的治疗。

该研究的主要终点为无病生存期，次要终点包括总生存期和毒性反应。舒尼替尼组的中位无病生存期为 70 个月（约 5.8 年），索拉非尼组的中位无病生存期为 73.4 个月（约 6.1 年），安慰剂组的中位无病生存期为 79.6 个月（约 6.6 年）。经统计学分析，3 组的无病生存期未见明显差异。舒尼替尼与安慰剂相比，HR=1.02，95% CI：0.85 ～ 1.23，$P$=0.804；索拉非尼与安慰剂相比，HR=0.97，95% CI：0.80 ～ 1.17，$P$=0.718。在 5 年总生存期方面，同样未观察到明显的组间差异，具体数据如下：舒尼替尼组的总生存率为 77.9%（95% CI：74.1% ～ 81.9%），索拉非尼组的总生存率为 80.5%（95% CI：76.8% ～ 84.2%），安慰剂组的总生存率为 80.3%（95% CI：76.7% ～ 84.0%）。

这项研究监测到多种副作用，其中一部分患者因治疗产生的毒性反应而退出研究。在舒尼替尼组中，最常见的 3 级或以上毒性反应包括高血压（占 17%）、疲乏（占 17%）、手足综合征（占 15%）和腹泻（占 10%）。而在索拉非尼组，3 级或以上的常见副作用则表现为手足综合征（占 33%）、高血压（占 16%）、皮疹（占 15%）和腹泻（占 9%）。至 2009 年 5 月，即研究开展 3 年后，因毒性反应，试验中对药物剂量进行了调整。结果显示，舒尼替尼组有 44% 的患者、索拉非尼组有 45% 的患者、安慰剂组有 11% 的患者因治疗相关不良事件退出研究。药物剂量调整后，因治疗相关不良事件退出研究的患者数量明显减少，具体表现为舒尼替尼组减少了 34%，索拉非尼组减少了 30%，安慰剂组减少了 10%。统计学分析显示，舒尼替尼组（$P=0.014$）和索拉非尼组（$P=0.0001$）因治疗相关不良事件退出试验的患者在药物减量后明显减少，而安慰剂组则未见明显变化（$P=0.696$）。

ECOG-ACRIN E2805 ASSURE 研究的结果显示，相较于安慰剂，索拉非尼或舒尼替尼的辅助治疗并未带来无病生存期和总生存期的获益。此外，酪氨酸激酶抑制剂辅助治疗不仅无法带来额外的生存优势，还可能引发明显的毒性反应。

## （二）S-TRAC 研究

S-TRAC 研究是一项针对高危复发风险患者在肾切除术后使用舒尼替尼作为辅助治疗的临床研究[19]。该研究旨在评估舒尼替尼在肾切除术后辅助治疗中的生存优势。

该研究从 2007 年 9 月到 2011 年 4 月，历时 3.5 年，与之前提及的 ASSURE 研究相仿。共有来自 21 个国家、99 个研究中心的 615 名患者参与其中。研究对象为局部进展期肾细胞癌患者（Ⅲ期或以上，或伴有区域淋巴结转移）；所有患者均顺利完成肾切除术，术后无残留病灶；患者在术后 3 ～ 12 周内入组；入组患者须为透明细胞肾细胞癌患者。相比之下，ASSURE 研究的入组患者病理类型包括透明细胞亚型和非透明细胞亚型。其他纳入标准包括 ECOG PS 评分为 0、1 或 2 分，而 ASSURE 研究仅纳入 ECOG PS 评分为 0 ～ 1 分的患者。排除标准则包括转移性疾病、组织学上为未分化肿瘤、5 年内被诊断为继发性恶性肿瘤、过去 6 个月内发生心血管疾病重大事件，以及未得到控制的高血压（血压＞150/100 mmHg）等。

根据 ECOG PS 和居住国分层，615 名患者按 1∶1 的比例随机分配至舒尼替尼（每日 50 mg）组或安慰剂组，每日 1 次，连续用药 4 周，以 6 周为 1 个周期，共治疗

1 年。该研究的主要终点为无病生存期，次要终点包括总生存期和安全性评价。舒尼替尼组的中位无病生存期为 6.8 年（95% CI：5.8 ～未达到），安慰剂组为 5.6 年（95% CI：3.8 ～ 6.6）。HR=0.76，95% CI：0.59 ～ 0.98，*P*=0.03。独立评审中心和研究者均认为舒尼替尼组的无病生存期较安慰剂组有所改善，但仅有独立评审中心的结果显示该差异具有统计学意义，而研究者的结果未显示明显差异（HR=0.81，95% CI：0.64 ～ 1.02，*P*=0.08）。数据截止时，总生存期数据尚不成熟（HR=1.01，95% CI：0.72 ～ 1.44，*P*=0.94）。

在舒尼替尼组中，99.7% 的患者出现了不良事件，而安慰剂组为 88.5%。舒尼替尼组中最常见的 3 级或更高级别的不良事件包括手足综合征（约占 16%）、中性粒细胞减少（约占 8.5%）、高血压（约占 7.8%）、血小板减少（约占 6.2%）、疲劳（约占 4.9%）、口腔黏膜炎（约占 4.6%）和腹泻（约占 3.9%）。

S-TRAC 研究结果显示，在肾切除术后，舒尼替尼辅助治疗相比安慰剂能够延长无病生存期。然而，在 ASSURE 研究中，肾癌术后使用舒尼替尼、索拉非尼辅助治疗及安慰剂均未观察到无病生存期的获益。S-TRAC 研究的作者提出了多种可能导致这种结果差异的原因，包括不同的研究设计和舒尼替尼的剂量差异。在 S-TRAC 研究中，所有患者均接受舒尼替尼（每日 50 mg）治疗；而在 ASSURE 研究中，舒尼替尼组最初以 50 mg 作为起始剂量，但由于治疗相关不良事件，在研究进行到第 3 年后，舒尼替尼的剂量降低至每日 37.5 mg。此外，ASSURE 研究还纳入了非透明细胞肾细胞癌的患者（约占 21%），而 S-TRAC 研究仅纳入透明细胞肾细胞癌的患者。

基于 S-TRAC 研究结果，美国食品药品监督管理局于 2017 年 11 月批准舒尼替尼用于辅助治疗。然而，值得注意的是，在临床实践中，由于多种因素，舒尼替尼的使用并不普遍。这些因素将在后续章中进行详细探讨。

## （三）PROTECT 研究

在 ASSURE 和 S-TRAC 研究之后进行的 PROTECT 研究，评估了培唑帕尼在肾细胞癌辅助治疗中的效果[21]。该研究开展于 2010 年 12 月至 2013 年 9 月，在 26 个国家的 263 个中心招募了 1538 名患者。纳入标准包括已切除的非转移性透明细胞肾细胞癌或以透明细胞肾细胞癌为主的肾细胞癌，卡氏评分大于 80，且具备足够的器官功能。

患者最初被随机分配至培唑帕尼组（每日 800 mg）或安慰剂组，但由于治疗相关不良事件及患者退出研究，培唑帕尼的起始剂量降至每日 600 mg。若患者对 600 mg 剂量耐受良好，则可在 8 ～ 12 周后递增至 800 mg。共有 403 名患者在起始剂量为 800 mg

时进行随机分组，其中 198 名分配至培唑帕尼组，205 名分配至安慰剂组。随后入组的 1135 名患者则随机分配至起始剂量（600 mg）较低组，具体为培唑帕尼组 571 名，安慰剂组 564 名。患者的治疗周期为 1 年。该研究的主要终点为无病生存期。最初，主要研究终点是接受培唑帕尼（每日 800 mg）组的无病生存期，但剂量调整后，主要终点改为 600 mg 组的无病生存期。次要终点包括总生存期、800 mg 组的无病生存期、年度时间点的无病生存期、安全性和患者生活质量。结果显示，主要终点 600 mg 组的无病生存期的 HR=0.86，95% CI：0.70 ～ 1.06，$P$=0.16，但未达到统计学差异。而次要终点 800 mg 组的无病生存期则显示出培唑帕尼的获益（HR=0.69，95% CI：0.51 ～ 0.94，$P$=0.02）。

当两个亚组（600 mg 组和 800 mg 组）合并时，HR=0.80，95% CI：0.68 ～ 0.95，$P$=0.01。然而，所有亚组均未显示出总生存期获益。具体而言，600 mg 组的总生存期的 HR=0.79，95% CI：0.57 ～ 1.09，$P$=0.16；800 mg 组的总生存期的 HR=0.89，95% CI：0.54 ～ 1.46，$P$=0.65；总人群的总生存期的 HR=0.82，95% CI：0.62 ～ 1.07，$P$=0.15。

在培唑帕尼组中，98% 的患者发生了至少一起不良事件，而在安慰剂组中，这一比例为 90%。就不同培唑帕尼剂量组而言，600 mg 组中有 51% 的患者在治疗期间进行了减量，800 mg 组中则有 60% 的患者进行了减量。此外，600 mg 组中有 35% 的患者因治疗相关不良事件而停药，800 mg 组中则有 39% 的患者因治疗相关不良事件而停药。值得注意的是，由于耐受性良好，600 mg 培唑帕尼组中有 21% 的患者在第 12 周时进行了剂量递增。

最常见的不良事件包括腹泻（约占 64%）、高血压（约占 52%）、毛发颜色改变（约占 41%）、恶心（约占 40%）和疲乏（约占 39%）。而在 3 级及以上的不良事件中，高血压最为常见（约占 25%），其次是丙氨酸氨基转移酶升高（约占 16%）、腹泻（约占 7%）和天门冬氨酸氨基转移酶升高（约占 6%）。

PROTECT 研究结果表明，相较于安慰剂组，接受培唑帕尼（每日 600 mg）组的患者在无病生存期方面未见明显延长。然而，接受培唑帕尼（每日 800 mg）组患者的无病生存期明显延长，成功达到了该研究的次要终点。值得注意的是，由于毒性和治疗相关不良事件的影响，接受每日 800 mg 剂量组的患者人数约为接受每日 600 mg 剂量组患者人数的 1/3。

## （四）ATLAS 研究

与之前的 ASSURE、S-TRAC 和 PROTECT 研究相比，ATLAS 研究的研究者旨在评估在转移性肾细胞癌中获益的 VEGFR 受体酪氨酸激酶抑制剂——阿昔替尼，是否适用于肾癌的辅助治疗。ATLAS 研究是一项探讨肾切除术后辅助阿昔替尼治疗的Ⅲ期随机对照临床研究。该研究评估了阿昔替尼在肾切除术后具有高危复发风险的局部进展期肾细胞癌患者中的疗效[22]。

该研究在 8 个国家的 137 个中心共招募了 724 名患者。纳入标准包括透明细胞成分占比超过 50% 的肾细胞癌；肾切除术后未发现转移性病灶；既往未接受过任何全身性治疗；ECOG PS 评分为 0 ～ 1 分。患者按 1:1 的比例随机分配，接受阿昔替尼（每日 2 次，每次 5 mg）治疗或安慰剂治疗。根据患者和研究者的个体化决策，治疗时长设定为 1 ～ 3 年。在阿昔替尼组中，31% 的患者治疗时间不足 1 年，27% 的患者治疗时间为 1 ～ 2 年，23% 的患者治疗时间为 2 ～ 3 年，另有 20% 的患者完成了 3 年的全程治疗。该研究的主要终点为无病生存期，次要终点为总生存期和安全性。

该研究在达到 203 例无病生存期事件时进行了中期分析，由于阿昔替尼治疗未显示出获益，因此研究被提前终止，HR=0.87，95% CI：0.66 ～ 1.147，$P$=0.321。预先设定的高危复发风险亚组和低危复发风险亚组分析表明，根据独立审查委员会和研究者评估的结果，HR 存在潜在差异。在高危复发风险亚组中，局限性肾细胞癌的回顾分析显示 HR=0.735，95% CI：0.525 ～ 1.028，$P$=0.07，而研究者评估显示 HR=0.641，95% CI：0.468 ～ 0.879，$P$=0.005。在低危复发风险亚组中，阿昔替尼与安慰剂之间无统计学差异，局限性肾细胞癌的回顾分析显示 HR=1.016，95% CI：0.62 ～ 1.666，$P$=0.948，研究者评估显示 HR=1.048，95% CI：0.654 ～ 1.681，$P$=0.845。

阿昔替尼最常见的副作用包括高血压（约占 64%）、腹泻（约占 47%）、发音困难（约占 42%）和手足综合征（约占 32%）。阿昔替尼治疗最常见的相关不良事件是高血压（约占 60%）和语音障碍（约占 38%）。由于不良事件的发生，56% 的患者需减少阿昔替尼的剂量，51% 的患者中断了治疗，23% 的患者最终停止了治疗。导致阿昔替尼停药的最常见不良事件为高血压（约占 4%）、蛋白尿（约占 3%）和手足综合征（约占 2%）。

在预定进行的中期分析中，ATLAS 研究因未观察到获益而提前终止，未能达到改善无病生存期的主要终点。然而，预先设定的亚组分析表明，在高危复发风险组中，无病生存期似乎有所改善，但这一效应存在不确定性。具体而言，研究者的审查结果显示该效应具有统计学意义，而独立评审委员会的审查结果则认为该效应不具备统计学意义。

## （五）VEGFR 受体酪氨酸激酶抑制剂在辅助治疗中的作用

有 4 项研究探讨了 VEGFR 受体酪氨酸激酶抑制剂作为局限性肾细胞癌肾切除术后

辅助治疗的疗效。ASSURE 研究显示，无论是舒尼替尼还是索拉非尼辅助治疗，均未带来明显获益。S-TRAC 研究则发现，肾切除术后采用舒尼替尼辅助治疗能够明显改善无病生存期。PROTECT 研究未能达到其主要终点，即在培唑帕尼（每日 600 mg）治疗的患者中，无病生存期未见改善，但在每日 800 mg 剂量下，无病生存期表现出改善趋势。最后，ATLAS 研究因无效而提前终止，且未达到阿昔替尼改善无病生存期的主要终点。然而，预先设定的亚组分析揭示，在高危复发风险组中存在潜在的获益迹象。

相较而言，这些研究均存在一定的局限性。ASSURE、S-TRAC、PROTECT 和 ATLAS 等研究的入选标准存在明显差异，主要因为它们对高危疾病的定义和肾细胞癌的分期策略有所区别（局限性 vs 局部进展期）。此外，各研究之间的组织学类型也不尽相同：S-TRAC 仅纳入纯透明细胞肾细胞癌，PROTECT 主要涉及透明细胞肾细胞癌，ATLAS 则包括透明细胞成分超过 50% 的肾细胞癌，而 ASSURE 则允许所有类型的肾细胞癌组织学（其中 21% 的患者为非透明细胞肾细胞癌）。

ASSURE 和 S-TRAC 研究要求患者在术后 12 周内启动辅助治疗，而 PROTECT 和 ATLAS 研究则未设定此强制要求。各研究的治疗时长亦存在差异：在 S-TRAC 研究中，舒尼替尼治疗持续 1 年；在 PROTECT 研究中，培唑帕尼治疗同样为期 1 年；在 ASSURE 研究中，患者接受舒尼替尼或索拉非尼治疗共 54 周；在 ATLAS 研究中，阿昔替尼的治疗周期则长达 3 年。

目前，美国食品药品监督管理局仅批准舒尼替尼作为 Ⅲ 期肾细胞癌患者肾切除术后的辅助治疗[20]。然而，舒尼替尼的使用仍存在争议，在美国国家综合癌症网络指南中仅被列为 3 类推荐[5]。尽管在某些亚组中观察到潜在获益，但索拉非尼、阿昔替尼或培唑帕尼的使用并未成为标准治疗方案。Sun 等对 ASSURE、S-TRAC 和 PROTECT 等研究进行荟萃分析发现，VEGFR 受体酪氨酸激酶抑制剂的辅助治疗并未明显改善无病生存期（HR=0.92，95% CI：0.82 ～ 1.03，$P$=0.16）或总生存期（HR=0.98，95% CI：0.8 ～ 1.15，$P$=0.84），反而增加了 3 级和 4 级不良事件发生的风险（OR=5.89，95% CI：4.85 ～ 7.15，$P$ < 0.001）。在探索性分析中，他们发现，接受全剂量 VEGFR 受体酪氨酸激酶抑制剂辅助治疗的患者无病生存期有所改善（HR=0.83，95% CI：0.73 ～ 0.95，$P$=0.005）。基于这 4 项研究的结果，辅助治疗伴随诸多不良反应，其治疗获益仍存疑虑，许多肿瘤学家并不认为其是理想的治疗选择，因此在标准治疗中并未常规采用。

## （六）KEYNOTE-564

KEYNOTE-564 是一项 3 期、多中心、随机、双盲、安慰剂对照的临床研究，旨在评估肾切除术后帕博利珠单抗辅助治疗的效果[23]。该研究是首个探讨肾切除术后辅助免疫治疗作用的临床试验。

2017年6月至2019年9月，该研究共纳入994名患者。在预先设定的2020年12月进行的中期分析时，中位随访时间为24.1个月（范围为14.9～41.5个月）。入组条件包括活检证实为透明细胞肾细胞癌（允许存在肉瘤样成分）、中/高危疾病（肾切除术及软组织转移灶切除术后无病灶存在的M1转移性疾病）、既往未接受过全身治疗、肾切除术后时间少于12周且ECOG PS评分为0～1分。

患者被随机分配接受帕博利珠单抗（每日200 mg）治疗或安慰剂治疗，每3周1次，最多进行17个周期。主要终点为无病生存期（由研究者评估），次要终点包括总生存期、安全性和耐受性等。两组均未达到无病生存期终点，帕博利珠单抗组在24个月的无病生存期约为77.3%，而安慰剂组为68.1%（HR=0.68，95% CI：0.53%～0.87%，P=0.0010）。两组均未达到中位总生存期，帕博利珠单抗组与安慰剂组在24个月的总生存期分别约为96.6%和93.5%（HR=0.54，95% CI：0.30%～0.96%，P=0.0164）。

79.1%的帕博利珠单抗治疗组患者和53.4%的安慰剂组患者报告了治疗相关不良事件。在帕博利珠单抗治疗组中，3～5级不良事件的发生率为18.9%，而在安慰剂组中，3～5级不良事件的发生率为1.2%。最常见的治疗相关不良事件包括疲乏（帕博利珠单抗组约占20.3%，安慰剂组约占14.3%）、瘙痒（帕博利珠单抗组约占18.6%，安慰剂组约占11.5%）、腹泻（帕博利珠单抗组约占15.8%，安慰剂组约占10.3%）和皮疹（帕博利珠单抗组约占15.0%，安慰剂组约占7.3%）。最常见的免疫相关不良事件则为甲状腺功能减退（帕博利珠单抗组约占21.1%，安慰剂组约占3.6%）、甲状腺功能亢进（帕博利珠单抗组约占11.9%，安慰剂组约占0.2%）及肺炎（帕博利珠单抗组约占2.3%，安慰剂组约占1%）。

KEYNOTE-564的研究成果预示了一种全新的治疗范式，即将免疫治疗应用于具有高危复发风险的局限性肾细胞癌的辅助治疗，而这一领域目前尚缺乏有力的证据支持。尽管数据尚未完全成熟，但初步迹象表明，在无疾病生存期和总生存期方面有望实现统计学上的明显获益。因此，持续追踪该研究的最终结果显得尤为重要。为了明确帕博利珠单抗对此类患者的具体影响，该研究以及探讨肾切除术后辅助免疫治疗的其他临床研究数据（详见下文）对于评估免疫治疗是否具备潜在疗效，以及是否能够改善患者预后，将起到关键作用。

## 六、探讨肾切除术后辅助免疫治疗的研究

目前，多项针对局限性肾细胞癌或局部进展期肾细胞癌患者肾切除术后辅助免疫治疗的临床研究正在积极开展（见表 15.2）。NCT03024996（IMmotion 010）是一项关于阿替利珠单抗的 3 期、多中心、随机、安慰剂对照的双盲研究。随机分配至治疗组的患者接受阿替利珠单抗（每次 1200 mg）治疗，每 3 周 1 次，持续 16 个周期或 1 年，以先发生者为准。主要研究终点为独立评审委员会评估的无病生存期。该研究自 2017 年 1 月启动，累计招募 778 名患者。目前，已停止招募受试者，并将于 2024 年 2 月完成。

表 15.2　已完成或正在进行的探索辅助免疫治疗的临床试验

| 试验编号 | 分期 | 试验方案 | 人数 | 主要终点 | 截止日期 |
|---|---|---|---|---|---|
| NCT03024996（IMmotion 010） | Ⅱ期 | 阿替利珠单抗对比安慰剂 | 778 | 无病生存期 | 2024 年 2 月 |
| NCT03142334（KEYNOTE-564） | Ⅲ期 | 帕博利珠单抗对比安慰剂 | 950 | 无病生存期 | 2025 年 12 月 |
| NCT03138512（CheckMate 914） | Ⅲ期 | "纳武利尤单抗+伊匹木单抗"对比纳武利尤单抗对比安慰剂 | 1600 | 无病生存期 | 2024 年 7 月 |
| NCT03288532（RAMPART） | Ⅲ期 | "度伐利尤单抗+曲美木单抗"对比单药度伐利尤单抗对比安慰剂 | 1750 | 无病生存期和总生存期 | 2034 年 12 月 |

注：KEYNOTE-564 的研究结果于 2021 年 6 月由美国临床肿瘤学会公布。

NCT03138512（CheckMate 914）是一项针对局限性肾细胞癌肾切除术后高危复发风险患者，对比纳武利尤单抗单药治疗、纳武利尤单抗与伊匹木单抗联合治疗以及安慰剂治疗的 3 期、随机、双盲研究。主要研究终点为独立评审委员会评估的无病生存期。该研究于 2017 年 7 月启动，纳入了 1600 名受试者，并于 2024 年 7 月完成。

NCT03288532（RAMPART）是一项 3 期、随机、开放标签的临床研究，旨在探索在肾细胞癌切除术后的患者中，辅助使用度伐利尤单抗、度伐利尤单抗联合曲美木单抗治疗以及安慰剂的效果。度伐利尤单抗的剂量为每次 1500 mg，每 4 周静脉给药 1 次，最多持续 13 个周期（约 1 年）；曲美木单抗的剂量为每次 75 mg，每 4 周静脉给药 1 次，共 2 个周期。该研究的主要研究终点包括无病生存期和总生存期。该研究于 2018 年 7 月启动，预计纳入 1750 名受试者。目前正处于招募阶段，计划于 2034 年 12 月完成。

以上提到的研究在肾细胞癌组织学亚型的入选标准上存在差异。NCT03024996 研究和 NCT03138512 研究要求患者的病理类型为透明细胞肾细胞癌，但同时允许存在肉瘤样成分。相比之下，NCT03288532 研究则更为宽泛，允许除集合管癌、纯嗜酸细胞腺瘤、髓样癌和移行细胞癌之外的所有肾细胞癌病理亚型入组。

## 七、结语

目前，局部进展期肾细胞癌的治疗模式主要依赖于手术治疗，术后需按期进行影像学复查。我们应更加关注并识别高危复发风险的患者，同时寻找与治疗反应相关的分子和影像组学标志物。多个临床研究探讨了新辅助和辅助治疗在高危复发风险患者中的潜在作用。尽管帕博利珠单抗治疗可能带来获益，但其他研究结果均未能改变临床实践或被纳入标准治疗方案。关于阿昔替尼、培唑帕尼、索拉非尼和舒尼替尼等新辅助治疗研究表明，这些酪氨酸激酶抑制剂的新辅助治疗能够实现肿瘤降期，使部分原本无法手术的患者在接受酪氨酸激酶抑制剂新辅助治疗后能够进行肾切除术，甚至有患者选择肾部分切除术而非根治性肾切除术。然而，这些研究存在诸多局限性，包括样本量小、研究终点各异，以及缺乏新辅助免疫治疗（单药）的数据。

舒尼替尼、索拉非尼、培唑帕尼和阿昔替尼这 4 种酪氨酸激酶抑制剂的术后辅助治疗研究呈现矛盾的结果，因此至今尚未改变肾切除术后的治疗标准。S-TRAC 研究显示，舒尼替尼辅助治疗在无病生存期方面有获益，但在 ASSURE 研究中未观察到类似获益。PROTECT 研究则表明，高剂量培唑帕尼辅助治疗的次要结局具有潜在获益。此外，ATLAS 研究揭示了阿昔替尼辅助治疗在高风险患者中的潜在获益。因此，筛选能够从辅助治疗中获益的高危患者，特别是那些能够耐受较高剂量治疗的患者，应成为未来的研究方向。

总体而言，尽管新辅助治疗和辅助治疗目前尚未成为标准治疗，但有证据表明新辅助治疗能够降低术前分期并改善手术结局，而针对特定亚组患者的辅助治疗也可能改善预后。除 KEYNOTE-564 研究使用帕博利珠单抗辅助治疗外，现有证据主要来自 VEGFR 受体酪氨酸激酶抑制剂治疗的研究。目前，多项正在进行的临床研究正在探索新辅助或辅助免疫治疗的作用。在这些研究结果公布之前，术后辅助治疗可能对合并已切除转移病灶的特定人群有益，而免疫治疗与 VEGF TKI 的联合治疗模式也可能是未来的新选择。由于不同药物的耐药机制各异，接受新辅助治疗的患者若出现疾病复发或进展，其后续治疗方案的选择需综合考虑新辅助治疗药物的使用情况。因此，追踪新辅助治疗的研究进展并选择合适的新辅助治疗药物显得尤为重要。

# 参考文献

［1］Surveillance，Epidemiology，and End Results（SEER）program populations（1969—2018）（www. seer. cancer. gov/），National Cancer Institute，DCCPS，Surveillance Research Program. Cancer Stat Facts：kidney and renal pelvis cancer.

［2］MOTZER R J，RINI B I，MCDERMOTT D F，et al. Nivolumab plus ipilimumab versus sunitinib in first-line treatment for advanced renal cell carcinoma：extended follow-up of efficacy and safety results from a randomised，controlled，phase 3 trial［J］. Lancet Oncol，2019，20（10）：1370-1385.

［3］MOTZER R J，PENKOV K，HAANEN J，et al. Avelumab plus axitinib versus sunitinib for advanced renal-cell carcinoma［J］. New England journal of medicine，2019，380（12）：1103-1115.

［4］RINI B I，PLIMACK E R，STUS V，et al. Pembrolizumab plus axitinib versus sunitinib for advanced renal-cell carcinoma［J］. New England journal of medicine，2019，380（12）：1116-1127.

［5］National Comprehensive Cancer Network. Kidney cancer. Version 1. 2021. https://www.nccn. org/ professionals/physician_gls/pdf/kidney_blocks.pdf.

［6］ABARA E，CHIVULESCU I，CLERK N，et al. Recurrent renal cell cancer：10 years or more after nephrectomy［J］. Canadian urological association journal，2010，4（2）：E45-E49.

［7］GRIVAS N K. Neoadjuvant targeted therapy for advanced renal cell carcinoma：where do we stand［J］. Urology annals，2019，11（1）：115-116.

［8］THOMAS A A，RINI B I，LANE B R，et al. Response of the primary tumor to neoadjuvant sunitinib in patients with advanced renal cell carcinoma［J］. Journal of urology，2009，181（2）：518-523.

［9］KARAM J A，DEVINE C E，URBAUER D L，et al. Phase 2 trial of neoadjuvant axitinib in patients with locally advanced nonmetastatic clear cell renal cell carcinoma［J］. European urology，2014，66（5）：874-880.

［10］RINI B I，PLIMACK E R，TAKAGI T，et al. A phase Ⅱ study of pazopanib in patients with localized renal cell carcinoma to optimize preservation of renal parenchyma［J］. Journal of urology，2015，194（2）：297-303.

［11］ZHANG Y，LI Y，DENG J，et al. Sorafenib neoadjuvant therapy in the treatment of high risk renal cell carcinoma［J］. PLoS One，2015，10（2）：e0115896.

［12］PSUTKA S P，LEIBOVICH B C. Management of inferior vena cava tumor thrombus in locally advanced renal cell carcinoma［J］. Therapeutic advances in urology，2015，7（4）：216-229.

［13］BERQUIST S W，YIM K，RYAN S T，et al. Systemic therapy in the management of localized and locally advanced renal cell carcinoma：current state and future perspectives［J］. International journal of urology，2019，26（5）：532-542.

［14］COST N G，DELACROIX S E，SLEEPER J P，et al. The impact of targeted molecular therapies on the level of renal cell carcinoma vena caval tumor thrombus［J］. European urology，2011，59（6）：912-918.

［15］FIELD C A，COTTA B H，JIMENEZ J，et al. Neoadjuvant sunitinib decreases inferior vena caval thrombus size and is associated with improved oncologic outcomes：a multicenter comparative analysis［J］. Clinical genitourinary cancer，2019，17（3）：e505-e512.

［16］BIGOT P，FARDOUN T，BERNHARD J C，et al. Neoadjuvant targeted molecular therapies in patients undergoing nephrectomy and inferior vena cava thrombectomy：is it useful？［J］. World journal of urology，2014，32（1）：109-114.

［17］LABBATE C，HATOGAI K，WERNTZ R，et al. Complete response of renal cell carcinoma vena cava tumor thrombus to neoadjuvant immunotherapy［J］. Journal for immuno therapy of cancer，2019，7（1）：66.

［18］HAAS N B，MANOLA J，UZZO R G，et al. Adjuvant sunitinib or sorafenib for high-risk，non-metastatic renal-cell carcinoma（ECOG-ACRIN E2805）：a double-blind，placebo-controlled，randomised，phase 3 trial［J］. Lancet，2016，387（10032）：2008-2016.

［19］RAVAUD A，MOTZER R J，PANDHA H S，et al. Adjuvant sunitinib in high-risk renal-cell carcinoma after nephrectomy［J］. New England journal of medicine，2016，375（23）：2246-2254.

［20］U.S. Food and Drug Administration，Center for Drug Evaluation and Research. FDA expands approval of Sutent to reduce the risk of kidney cancer returning. 2017. https://www.fda.gov/news-events/press-announcements/fda-expands-approval-sutent-reduce-risk-kidney-cancer-returning.

［21］MOTZER R J，HAAS N B，DONSKOV F，et al. Randomized phase Ⅲ trial of adjuvant pazopanib versus placebo after nephrectomy in patients with localized or locally advanced renal cell carcinoma［J］. J Clin Oncol，2017，35（35）：3916-3923.

［22］GROSS-GOUPIL M，KWON T G，ETO M，et al. Axitinib versus placebo as an adjuvant treatment of renal cell carcinoma：results from the phase Ⅲ，randomized ATLAS trial［J］. Ann Oncol，2018，29（12）：2371-2378.

［23］CHOUEIRI T K，TOMCZAK P，PARK S H，et al. Adjuvant Pembrolizumab after Nephrectomy in Renal-Cell Carcinoma［J］. New England journal of medicine，2021，385（8）：683-694.

# 第十六章 肾细胞癌围手术期免疫治疗最佳策略的探索

Georgia Sofa Karachaliou，Deborah R. Kaye，Daniel J. George，Tian Zhang

## 一、引言

根治性肾切除术一直是局限性肾细胞癌的首选治疗方法[1-4]。然而，30% ～ 40% 的区域淋巴结转移或病理提示高级别的局部进展期肾细胞癌患者术后仍会出现复发或转移。目前，旨在消除微转移灶、提高治愈率的围手术期系统性治疗已成为乳腺癌、肺癌、结肠癌和膀胱癌等实体肿瘤的常见治疗手段[5]，而肾细胞癌围手术期的系统性治疗方法仍在探索阶段。

作用于 VEGF 通路的酪氨酸激酶抑制剂能够改善转移性肾细胞癌患者的临床结局[6]。例如，术后采用舒尼替尼进行辅助治疗已被证实可提升患者的无病生存期，但未能提升总生存期。近年来，多种免疫检查点抑制剂的联合治疗方案（如伊匹木单抗联合纳武利尤单抗治疗）或免疫检查点抑制剂与酪氨酸激酶抑制剂（如帕博利珠单抗与阿昔替尼联用、阿维鲁单抗与阿昔替尼联用等）的联合应用在转移性肾细胞癌治疗中已展现出临床获益[7]。然而，截至目前，围手术期治疗尚未被证实能够延长患者的总生存期[8]。因此，在局限性肾细胞癌的治疗中，早期引入免疫治疗有望带来更明显的临床获益，并改善患者的临床预后。本章将重点探讨局限性肾细胞癌和转移性肾细胞癌围手术期免疫治疗的最佳策略，并介绍当前正在进行的临床研究。

## 二、局限性肾细胞癌 / 局部进展期肾细胞癌患者的围手术期免疫治疗策略

目前，针对局限性肾细胞癌及局部进展期肾细胞癌患者的新辅助治疗仍存在争议。争议的核心在于，新辅助治疗可能导致手术时机延迟，进而使肿瘤在切除前进展，从而

影响手术疗效[9-10]。此外，新辅助药物治疗潜在的毒性和手术并发症的增加，也使得其应用备受争议[11]。

然而，一些临床系列病例报道和Ⅱ期临床研究表明，针对 VEGF 通路的酪氨酸激酶抑制剂新辅助治疗已被证实可以通过抑制血管生成来缩小肿瘤病灶，从而使最初无法手术的局部进展期肾细胞癌具备手术条件[12-23]。在此过程中，抑制血管生成的作用尤为关键，因为原发肿瘤病灶可能释放血管生成因子或促炎细胞因子，这些因子强化了新辅助治疗的靶向性。同时，原位肿瘤能够表达新生的肿瘤抗原，而这正是靶向免疫治疗的关键。

由于免疫检查点抑制剂在转移性肾细胞癌中展现出良好的免疫介导反应、改善的预后及可耐受的毒性，因此在围手术期使用免疫检查点抑制剂具有一定的合理性和理论依据。

## 三、局部进展期肾细胞癌的新辅助治疗

肾细胞癌新辅助治疗的主要目的在于手术切除前降低肿瘤负荷，从而使原本无法手术切除的肿瘤具备手术条件，并通过筛选对治疗反应良好的患者，以期在根治性肾切除术中取得更佳的临床效果[12-13]。早期研究显示，采用舒尼替尼和培唑帕尼等抗血管生成药物，能有效缩小大体积肿瘤，从而使患者具备接受根治性肾切除术的条件，甚至可行保留肾单位的肾部分切除术[13-23]。此外，研究发现，接受手术的肾细胞癌患者在疾病进展期，循环中的"PD-1+ 髓系单核细胞"、效应 T 细胞和自然杀伤细胞的数量较高，但在原发肿瘤切除后，这些细胞的数量有所下降[24]。

新辅助免疫治疗能够增强抑制肿瘤的炎症反应，包括效应 T 细胞的增殖、外周淋巴结中 T 细胞的启动，以及调节 T 细胞数量的减少和功能的抑制。此外，新辅助免疫检查点抑制剂治疗在术前可增强患者的免疫反应。最终，若 PD-1 靶向免疫检查点抑制和 T 细胞活化依赖于肿瘤抗原的存在及淋巴细胞浸润的肿瘤微环境，新辅助免疫治疗有望显著改善患者的总体临床结局。

两项Ⅰ期临床研究（NCT 02575222 和 NCT 02595918）探讨了围手术期 PD-1 抑制剂纳武利尤单抗在局限性肾细胞癌或局部进展期肾细胞癌患者中新辅助治疗的疗效。其中，一项研究的初步结果显示，纳武利尤单抗作为新辅助治疗在可行性和安全性方面表现良好，未延误手术时机或引发其他意外并发症[25]。此外，PD-1 抑制剂的新辅助单药治疗或联合 CTLA-4 抑制剂治疗也备受关注，例如度伐利尤单抗单药治疗或联合曲美木单抗治疗（NCT02762006），以及纳武利尤单抗单药治疗或联合伊匹木单抗治疗（NCT02210117）。

与此同时，一项旨在评估局部进展期肾细胞癌患者围手术期免疫疗法疗效的PROSPER RCC 研究正在进行中。PROSPER RCC 是一项非盲、随机Ⅲ期临床研究，纳入了临床分期高于 T2 期或伴有任何淋巴结受累、计划行根治性肾切除或肾部分切除术的肾细胞癌患者（除嗜酸细胞瘤患者外）。研究将患者随机分为两组：一组仅接受手术治疗，另一组则在术前和术后 9 个月内接受纳武利尤单抗治疗。两组患者均在术后接受标准的随访和监测[26]。PROSPER RCC 研究的目标是通过术前使用纳武利尤单抗激活免疫系统，从而改善患者的临床结局，并在高危肾细胞癌患者中继续使用纳武利尤单抗辅助治疗进行免疫系统的持续激活。这些患者的结局将与仅行标准手术治疗的患者进行对比。

具有寡转移（转移灶≤ 3 个，且无脑、骨或肝转移），但所有转移灶都能在手术时切除的患者也被纳入研究中，主要终点事件是无复发生存期。随机分组的 766 名患者（最多纳入 805 名），发现 5 年无复发生存率为 14.4% 的绝对获益统计功效为 84.2%（基于 ASSURE 研究中 56% 的无复发生存率）（HR=0.7）。研究的次要终点事件包括总生存期，以及关键的围手术期安全性、可行性和生活质量指标等。

此外，PROSPER RCC 研究还嵌入了大量转化研究，旨在评估基线免疫环境和抗PD-1 治疗的新辅助预处理对肿瘤微环境的影响。如果研究结果积极，纳武利尤单抗有望成为局限性肾细胞癌的首个新辅助治疗方案。

## 四、辅助治疗中免疫疗法的应用

目前，基于 S-TRAC 研究结果，舒尼替尼是唯一获批准的、治疗周期为 1 年的辅助治疗药物[27]。免疫疗法改善了转移性透明细胞肾细胞癌的预后，进一步推动了免疫检查点抑制剂在辅助治疗中的临床疗效探索。小鼠模型研究显示，PD-1 阻断后，效应T 细胞在肿瘤微环境中增殖并迁移，从而引发对微转移灶的细胞毒性[28]。此外，这些效应 T 细胞还能转化为记忆细胞，持续抑制或消除转移灶，降低复发风险。

目前，多项正在进行的临床研究旨在探讨免疫治疗在肾细胞癌辅助治疗中的应用（见表 16.1）。IMmotion 010（NCT03024996）是一项Ⅲ期、多中心、随机、双盲、安慰剂对照研究，主要评估阿替利珠单抗与安慰剂在根治性肾切除术后高复发风险肾细胞癌患者中的疗效和安全性。实验组的患者每 3 周静脉注射 1 次 1200 mg 的阿替利珠单抗，而对照组的患者每 3 周接受 1 次安慰剂治疗，共 16 个周期或一年（以先完成的一项为准）。

KEYNOTE-564（NCT03142334）是另一项独立的Ⅲ期、随机、双盲、安慰剂对照

表 16.1 　肾癌患者围手术期免疫检查点抑制剂的临床试验

| | 阶段<br>（参与者人数） | 治疗 | 设置状态<br>（新辅助治疗 /<br>辅助治疗） | Clinicaltrials.gov<br>登记 |
|---|---|---|---|---|
| 局限性肾细胞癌 / 局部进展期肾细胞癌 | 1（n=17） | 纳武利尤单抗 | 新辅助治疗 | NCT02575222 |
| | 1（n=29） | 纳武利尤单抗 | 新辅助治疗 | NCT02595918 |
| | 1（n=29） | 度伐利尤单抗 +/-<br>曲美木单抗 | 新辅助治疗 | NCT02762006 |
| | 1（n=10） | 帕博利珠单抗 | 新辅助治疗 | NCT02212730 |
| | 1（n=105） | 纳武利尤单抗，"纳武利尤单抗 + 贝伐珠单抗"，"纳武利尤单抗 + 伊匹木单抗" | 新辅助治疗 | NCT02210117 |
| | N/A（n=5） | AGS-003（疫苗） | 新辅助治疗 | NCT02170389 |
| | 2（n=20） | 信迪力单抗 + 纳武利尤单抗 | 新辅助治疗 | NCT03680521 |
| | 3（n=766[a]） | 纳武利尤单抗 | 新辅助治疗 /<br>辅助治疗 | NCT03055013<br>（PROSPER RCC） |
| | 3（n=778[a]） | 阿替利珠单抗 | 辅助治疗 | NCT03024996<br>（IMmotion010） |
| | 3（n=950[a]） | 帕博利珠单抗 | 辅助治疗 | NCT03142334<br>（KEYNOTE-564） |
| | 3（n=1600[a]） | 纳武利尤单抗，"纳武利尤单抗 + 伊匹木单抗" | 辅助治疗 | NCT03138512<br>（CheckMate 914） |
| 转移性肾细胞癌 | 2（n=19） | 纳武利尤单抗 | 新辅助治疗 /<br>辅助治疗 | NCT02446860<br>（ADAPTeR） |
| | 3（n=364[a]） | 免疫治疗联合减瘤性肾切除术 vs 免疫治疗 | 同步性转移 | NCT04510597<br>（PROBE） |
| | 3（n=1046[a]） | ①"纳武利尤单抗 + 伊匹木单抗"→纳武利尤单抗 vs "纳武利尤单抗 + 卡博替尼"；<br>②允许巩固性肾切除术 | 一线转移及国际转移性肾细胞癌数据库联盟中低风险 | NCT03793166<br>（PDIGREE） |
| | 3（n=400[a]） | "纳武利尤单抗 + 伊匹木单抗"→"减瘤性肾切除术 + 纳武利尤单抗（维持）" vs 那武利尤单抗（维持） | 同步性转移 | NCT03977571<br>（NORDIC-SUN） |

研究，主要评估帕博利珠单抗对接受根治性肾切除术且在转移灶切除后，无影像学证据显示中、高风险或存在微转移灶的肾细胞癌患者中的安全性和有效性。实验组患者每 3 周的第 1 天静脉注射 200 mg 帕博利珠单抗，而对照组患者接受安慰剂治疗，最长治疗 17 个周期[29]。

两项研究在主要终点无病生存期方面均显示出统计功效（IMmotion 010 由独立评审委员会评估，KEYNOTE-564 由研究者评估），并且已完成目标患者的招募工作。KEYNOTE-564 研究报告显示，与安慰剂相比，接受帕博利珠单抗治疗患者的无病生存期有所改善（HR=0.68，95% CI：0.53 ～ 0.87）。IMmotion 010 目前样本量尚不足，未能进行全面的统计分析和最终结果的公布。

一项Ⅲ期、多中心、安慰剂对照研究 CheckMate 914（NCT03138512）旨在评估纳武利尤单抗单药治疗或联合伊匹木单抗辅助治疗根治性肾切除术后肾细胞癌患者的有效性。在研究的 A 部分，患者以 1∶1 的比例被随机分配接受"纳武利尤单抗＋伊匹木单抗"或双安慰剂治疗；而在 B 部分，患者以 1∶1∶2 的比例被随机分配接受"纳武利尤单抗＋伊匹木单抗"、双安慰剂、"纳武利尤单抗＋伊匹木单抗的安慰剂"治疗。以上药物治疗均为期 24 周，或直至出现疾病复发、不可接受的毒性反应或患者退出[30]。CheckMate 914 以盲评的独立评审委员会评估的无病生存期作为主要终点指标。

随着这 3 项大型辅助免疫治疗研究的无病生存期的完成和研究的逐步成熟，大量临床研究证据足以评估免疫治疗对患者无病生存期的影响。而次要终点总生存期则需要更多时间来验证。当然，每项研究中的患者特征对于评估疾病复发的初始风险，以及免疫检查点抑制剂如何影响这些关键临床终点，都至关重要。

## 五、转移性肾细胞癌减瘤性肾切除术的免疫治疗策略

许多靶向药物在转移性肾细胞癌患者中已展现出临床疗效。因此，在过去 15 年间，转移性肾细胞癌的系统性治疗方案经历了迅速的发展[31]。最初获批的 IFN-α 和大剂量 IL-2 的细胞因子疗法，对转移性肾细胞癌的临床疗效有限。在细胞因子时代，两项对比减瘤性肾切除术联合 IFN-α 与单独应用 IFN-α 的随机研究表明，接受减瘤性肾切除术联合 IFN-α 治疗的患者，其总生存结局有所改善[32-33]。然而，随着治疗药物的进步，这一治疗模式及减瘤性肾切除术的地位面临挑战。

值得注意的是，在转移性肾细胞癌中，疾病的预后可根据已明确的临床和实验室危险因素划分为高危、中危和低危。一种常用且经过验证的预后模型，最初由国际转移性肾细胞癌数据库联盟（国际转移性肾细胞癌数据库联盟标准：从肾切除术到全身治疗时

间＜1年、较差的体能状态、高钙血症、中性粒细胞增多、贫血和血小板增多）开发[34-35]。这些国际转移性肾细胞癌数据库联盟标准现已被作为分层标准广泛应用于多个研究，并可作为预测免疫治疗应答的生物标志物。

同步进行的两项研究显示，对于新发的转移性肾细胞癌患者，减瘤性肾切除术的效果可能不及立即启动的系统性治疗。SURTIME 研究是一项开放、多中心、随机、Ⅲ期的临床研究，旨在对比接受舒尼替尼治疗的同期转移性肾细胞癌患者，在即刻与延迟进行减瘤性肾切除术之间的疗效差异。研究于 2010 年 7 月至 2016 年 3 月期间开展，患者被随机分配至即刻手术组和延迟手术组。即刻手术组患者在接受减瘤性肾切除术后开始接受舒尼替尼治疗，而延迟手术组患者则在完成 3 个周期的舒尼替尼治疗后，再接受减瘤性肾切除术，术后继续维持舒尼替尼治疗。共有来自 19 个不同机构的 99 名患者参与了该研究。

由于招募困难，研究提前终止。在最终分析时，中位随访时间为 3.3 年。延迟手术组的 48 名患者中，除 1 名患者外，所有患者术前均接受舒尼替尼治疗，其中约 83% 的患者成功完成了 3 个周期的治疗，34 名患者最终接受了延期进行的减瘤性肾切除术。术前，有 11 名患者（约占 23%）影像学显示病情部分缓解，14 名患者出现疾病进展[36]。

即刻手术组的 28 周无进展率为 42%（90% CI：30% ～ 55%），而延迟手术组的无进展率为 43%（90% CI：31% ～ 56%）。两组的无进展生存期无明显差异（HR=0.88，95% CI：0.56 ～ 1.37，$P$=0.57）。延迟手术组的中位总生存期为 32.4 个月，而即刻手术组的中位总生存期为 15 个月（HR=0.57，95% CI：0.34 ～ 0.95，$P$=0.03）。

CARMENA 研究是一项开放、多中心、随机的Ⅲ期临床研究，其采用非劣效性设计，评估了同时接受舒尼替尼和肾切除术治疗对转移性肾细胞癌患者的重要性。患者被随机分配为两组，一组是即刻进行减瘤性肾切除术后再接受舒尼替尼治疗，另一组则仅接受舒尼替尼治疗。前者在 28 日内完成减瘤性肾切除术，术后 3 ～ 6 周开始接受舒尼替尼治疗，而单用舒尼替尼组在随机分组后 21 日内开始治疗。舒尼替尼的剂量为每日 50 mg，用药 4 周后停药 2 周。在 2009 年 9 月至 2017 年 9 月期间，来自 79 个机构的 450 名患者参与了这项研究。其中，226 名患者被纳入"手术＋舒尼替尼"组，224 名患者仅接受舒尼替尼治疗。值得注意的是，"手术＋舒尼替尼"组中，MSKCC 中危患者约为 56%，MSKCC 低危患者约为 44%；而在单用舒尼替尼组中，分别有 59% 和 41% 为 MSKCC 中危患者和低危患者。

研究的中位随访时间为 50.9 个月时，单用舒尼替尼组与"手术＋舒尼替尼"组的中位总生存期分别为 18.4 个月（95% CI：14.7 ～ 23.0）和 13.9 个月（95% CI：

11.8～18.3）[37]。在"手术＋舒尼替尼"组中，16 名患者未进行计划中的手术，40 名患者未接受舒尼替尼治疗；而在单用舒尼替尼组中，11 名患者未接受治疗，38 名患者最终接受了挽救性肾切除术。两组的客观疾病缓解率相当，"手术＋舒尼替尼"组的客观疾病缓解率为 27%，单用舒尼替尼组的客观疾病缓解率为 29%。在不良事件方面，33% 的"手术＋舒尼替尼"组患者和 43% 的单用舒尼替尼组患者发生了 3 级或 4 级不良事件。

基于 SURTIME 和 CARMENA 研究，对于同期转移性肾细胞癌，前期的减瘤性肾切除术仅适用于有症状、原发灶较大的患者，以及（或）仅有一个国际转移性肾细胞癌数据库联盟危险因素的单一转移灶患者。相反，对于大多数诊断为同期转移性肾细胞癌的患者，首选有效的系统性治疗，随后对治疗反应良好的患者进行挽救性肾切除术。

一项 I 期研究评估了转移性肾细胞癌患者术前使用免疫检查点抑制剂（单用纳武利尤单抗或纳武利尤单抗与贝伐珠单抗或伊匹木单抗联合用药）的安全性[38]。在纳入的 104 名患者中，有 29 名患者接受了纳武利尤单抗治疗，45 名患者接受了纳武利尤单抗联合贝伐珠单抗治疗，30 名患者接受了纳武利尤单抗联合伊匹木单抗治疗。中位随访 29 个月时，单用纳武利尤单抗组、纳武利尤单抗联合贝伐珠单抗组和纳武利尤单抗联合伊匹木单抗组的中位无进展生存期分别为 14.5 个月（95% CI：5.5～未达到）、7.6 个月（95% CI：4.8～8.9）和 7.5 个月（95% CI：2.0～12.4）。3 组患者的 2 年总生存率分别为 72%、60% 和 56%。

在 3 组患者中，接受减瘤性肾切除术的患者（n=44）表现良好，2 年总生存率约为 84%，而未接受减瘤性肾切除术的患者（n=59）的中位总生存期为 19.6 个月（95% CI：14.2）[38]。患者出现的毒副作用一般可接受且可控。在纳武利尤单抗组、纳武利尤单抗联合贝伐珠单抗组和纳武利尤单抗联合伊匹木单抗组中，3 级及以上治疗相关不良事件的发生率分别为 28%、38% 和 43%。

该研究的相关分析显示，干扰素表达和肿瘤浸润"CD8+T 细胞"与纳武利尤单抗或纳武利尤单抗联合贝伐珠单抗的良好应答有相关性，但与纳武利尤单抗联合伊匹木单抗的治疗反应无关。PD-L1 阳性、高肿瘤突变负荷和预测的肿瘤新抗原与治疗反应无关。尽管减瘤性肾切除术患者的总体预后较好，但其临床疗效并非本研究的主要终点，进一步的前瞻性研究在同期转移患者中的术前免疫疗法仍然是必要的。

原发肿瘤的大小在任何时候都是决定是否进行减瘤性肾切除术的关键因素。近期，MSKCC 发布了一项研究，该研究基于 1989—2016 年间对 304 名转移性肾细胞癌患者进行的减瘤性肾切除术数据，评估了肿瘤大小对生存率的影响[39]。来自国际转移性肾细胞癌数据库联盟的 778 名类似患者的数据被用作验证集。研究者报告称，在 MSKCC （HR=0.35，95% CI：0.17 ～ 0.72，$P$=0.004）和国际转移性肾细胞癌数据库联盟（HR=0.54，95% CI：0.36 ～ 0.83，$P$=0.004）队列中，原发肿瘤小于或等于 4 cm 的透明细胞肾细胞癌患者的总生存期均有所延长。这一发现表明，原发灶较小的转移性肾细胞癌患者可能在任何时候都能通过减瘤性肾切除术获得更显著的临床获益。然而，这项回顾性研究由于未纳入不适合手术的患者，主要局限性在于其特有的选择偏倚。

## 六、转移性肾细胞癌围手术期免疫治疗药物

转移性肾细胞癌患者免疫治疗最佳时机的研究包括美国国家综合癌症网络的 3 项治疗性临床研究（见表 16.1）。PROBE 研究（NCT04510597）于 2020 年 11 月启动，将国际转移性肾细胞癌数据库联盟中危及高危转移性肾细胞癌患者随机分组，一组接受伊匹木单抗联合纳武利尤单抗治疗，另一组则在接受伊匹木单抗联合纳武利尤单抗治疗 12 ～ 18 周后，接受挽救性肾切除术并继续维持纳武利尤单抗治疗。

另一项Ⅲ期 NORDIC-SUN 临床研究（NCT03977571）正在研究接受伊匹木单抗治疗和纳武利尤单抗治疗的转移性肾细胞癌患者中，减瘤性肾切除术的作用。该研究纳入肿瘤可切除且国际转移性肾细胞癌数据库联盟风险特征少于 3 个的患者，在完成 4 个周期的纳武利尤单抗和伊匹木单抗联合治疗后，随机接受维持纳武利尤单抗治疗或减瘤性肾切除术。NORDIC-SUN 的主要终点是总生存期，次要终点包括无进展生存期和客观缓解率。

此外，一项随机、多中心、Ⅲ期的 PDIGREE 研究（NCT03793166）正在研究未接受过治疗的中危及高危转移性肾细胞癌患者，在接受纳武利尤单抗联合伊匹木单抗治疗后，随机接受纳武利尤单抗联合或不联合卡博替尼治疗的疗效[40]。该研究的主要终点是总生存期，关键的次要终点是 1 年完全缓解率。在转移性肾细胞癌患者中，获得良好部分缓解的患者被允许停止研究治疗并接受挽救性肾切除术（见图 16.1）。

随着减瘤性肾切除术在转移性肾细胞癌初步治疗中的应用逐渐减少，选择哪些患者能从挽救性肾切除术中获益将变得愈发重要。通过对比两项Ⅲ期一线研究（CheckMate 9ER 和 CheckMate 214），发现 CheckMate 9ER 纳入的既往肾切除术患者的比例（70%）低于 CheckMate 214 研究纳入的患者比例（约占 81%）（推测同期转移性肾细胞癌患者较多）。了解这些患者在上述研究及其他正在进行的转移性肾细胞癌Ⅲ期免疫治疗研究（如 COSMIC-313、CLEAR、PDIGREE 和 PIVOT-09 等）中接受挽救性肾切除术的临床结果，将为未来可能受益于挽救性肾切除术的患者特征提供证据。PROBE 研究将为免疫检查点抑制剂治疗在挽救性肾切除术中的作用提供决定性的临床研究依据。

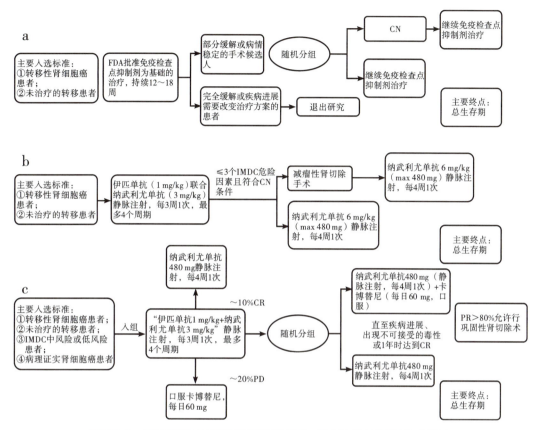

**图 16.1　正在进行的转移性肾细胞癌和 CN 患者的Ⅲ期临床研究**

注：a. PROBE 研究；b. NORDIC-SUN 研究；c. PDIGREE 研究。IMDC 为国际转移性肾细胞癌数据库联盟；CN 为减瘤性肾切除术。

## 七、肾细胞癌患者围手术期免疫治疗的展望

目前，免疫治疗已成为其他实体肿瘤新辅助治疗和辅助免疫治疗中一种成熟的治疗选择。免疫检查点抑制剂改变了转移性肾细胞癌的治疗选择。同时，众多正在进行的临床研究正在评估免疫检查点抑制剂在局限性肾细胞癌新辅助和辅助治疗中的应用效果[41-42]。在局限性肾细胞癌或转移性肾细胞癌的治疗中，尚缺乏一级证据来确定免疫治疗对于肾切除术的最佳时机。一些小型研究表明，新辅助免疫治疗可能使肿瘤降期，从而使最初无法切除的大体积肿瘤缩小至可切除的范围。随着随机研究 PROSPER RCC、KEYNOTE-564、IMmotion 010 和 CheckMate 914 的完成，将进一步明确在局限性肾细胞癌围手术期中应选用哪种免疫检查点抑制剂及其最佳使用时机。未来，随着随机Ⅲ期研究的逐渐成熟，将为局限性肾细胞癌围手术期免疫治疗时机的选择提供首选一级证据。

此外，针对非透明细胞肾细胞癌的系统性治疗研究较为有限，且现有研究结果并未显著改善患者的临床结局[43-44]。因此，对于符合手术切除条件的非透明细胞肾细胞癌患者，减瘤性肾切除术依然是首选的治疗方案[45-47]。在免疫检查点抑制剂治疗时代，评估 PD-1 或 PD-L1 抑制剂对非透明细胞肾细胞癌患者疗效的回顾性系列病例报道及研究表明，客观缓解率可达 25% ～ 30%[48-51]。目前，临床研究正在持续评估免疫检查点抑制剂单独或联合其他药物治疗对非透明细胞肾细胞癌患者的效果[52-55]。这一领域仍存在临床需求，随着更有效的非透明细胞肾细胞癌系统性治疗方法的不断探索，探讨减瘤性肾切除术的作用及其最佳时机显得尤为迫切。

对于转移性透明细胞肾细胞癌，有效的系统性治疗无疑是首选的治疗方案，而选择挽救性肾切除术的最佳时机依然是一个关键的临床问题。PROBE 研究旨在比较免疫治疗后的肾切除术与单纯免疫治疗的疗效，而 PDIGREE 等其他研究则允许在肿瘤呈现良好应答后实施挽救性肾切除术。这些研究成果将为未来的临床决策提供依据。

未来的临床研究应投入更多精力，以明确与免疫疗法及手术获益相关的临床特征和生物标志物。因此，无论是局限性肾细胞癌还是转移性肾细胞癌，综合治疗都很有可能成为未来肾细胞癌全程管理的标准。

# 参考文献

［1］MILLER D C, RUTERBUSCH J, COLT J S, et al. Contemporary clinical epidemiology of renal cell carcinoma：insight from a population based case-control study［J］. J Urol, 2010, 184（6）：2254-2258.

［2］GHALI F, PATEL S H, DERWEESH I H. Current status of immunotherapy for localized and locally advanced renal cell carcinoma［J］. J Oncol, 2019, 2019：7309205. Available from: http:// www.ncbi.nlm.nih.gov/pubmed/31057615.

［3］CHOW W-H, DONG L M, DEVESA S S. Epidemiology and risk factors for kidney cancer［J/OL］. Nat rev urol, 2010, 7（5）：245-257.

［4］KANE C J, MALLIN K, RITCHEY J, et al. Renal cell cancer stage migration：analysis of the National Cancer Data Base［J］. Cancer, 2008, 113（1）：78-83.

［5］MARTINEZ CHANZA N, TRIPATHI A, HARSHMAN L C. Adjuvant therapy options in renal cell carcinoma：where do we stand？［J］. Curr Treat Options Oncol, 2019, 20（5）：44.

［6］BERQUIST S W, YIM K, RYAN S T, et al. Systemic therapy in the management of localized and locally advanced renal cell carcinoma：current state and future perspectives［J］. Int J Urol, 2019, 26（5）：532-542.

［7］GLEESON J P, MOTZER R J, LEE C-H. The current role for adjuvant and neoadjuvant therapy in renal cell cancer［J］. Curr Opin Urol, 2019, 29（6）：636-642.

［8］HARSHMAN L C, DRAKE C G, HAAS N B, et al. Transforming the perioperative treatment paradigm in non-metastatic RCC-A possible path forward［J］. Kidney cancer, 2017, 1（1）：31-

40.

[9] SHUCH B, RIGGS S B, LAROCHELLE J C, et al. Neoadjuvant targeted therapy and advanced kidney cancer: observations and implications for a new treatment paradigm [J]. BJU Int, 2008, 102 (6): 692-696.

[10] GRIFFOEN A W, MANS L A, DE GRAAF A M A, et al. Rapid angiogenesis onset after discontinuation of sunitinib treatment of renal cell carcinoma patients [J]. Clin Cancer Res, 2012, 18 (14): 3961-3971.

[11] BORREGALES L D, ADIBI M, THOMAS A Z, et al. The role of neoadjuvant therapy in the management of locally advanced renal cell carcinoma [J]. Ther Advurol, 2016, 8 (2): 130-141.

[12] VAN DER VELDT A A M, MEIJERINK M R, VAN DEN EERTWEGH A J M, et al. Sunitinib for treatment of advanced renal cell cancer: primary tumor response [J]. Clin Cancer Res, 2008, 14 (8): 2431-2436.

[13] THOMAS A A, RINI B I, LANE B R, et al. Response of the primary tumor to neoadjuvantsunitinib inpatients with advanced renal cell carcinoma [J]. J Urol, 2009, 181 (2): 518-523.

[14] ZHANG Y, LI Y, DENG J, et al. Sorafenib neoadjuvant therapy in the treatment of high risk renal cell carcinoma [J]. PLoS One, 2015, 10 (2): e0115896.

[15] FIELD C A, COTTA B H, JIMENEZ J, et al. Neoadjuvant sunitinib decreases inferior vena caval thrombus size and is associated with improved oncologic outcomes: a multicenter comparative analysis [J]. Clin Genitourin Cancer, 2019, 17 (3): e505-e512.

[16] KARAM J A, DEVINE C E, URBAUER D L, et al. Phase 2 trial of neoadjuvant axitinib inpatients with locally advanced nonmetastatic clear cell renal cell carcinoma [J]. Eur Urol, 2014, 66 (5): 874-880.

[17] MCDONALD M L, LANE B R, JIMENEZ J, et al. Renal functional outcome of partial nephrectomy for complex R.E.N.A.L. score tumors with or without neoadjuvant sunitinib: a multicenter analysis [J]. Clin Genitourin Cancer, 2018, 16 (2): e289-e295.

[18] SILBERSTEIN J L, MILLARD F, MEHRAZIN R, et al. Feasibility and efficacy of neoadjuvantsunitinib before nephron-sparing surgery [J]. BJU Int, 2010, 106 (9): 1270-1276.

[19] RINI B I, PLIMACK E R, TAKAGI T, et al. A phase Ⅱ study of pazopanib inpatients with localized renal cell carcinoma to optimize preservation of renal parenchyma [J]. J Urol, 2015, 194 (2): 297-303.

[20] LANE B R, DERWEESH I H, KIM H L, et al. Presurgical sunitinib reduces tumor size and may facilitate partial nephrectomy inpatients with renal cell carcinoma [J]. Urol Oncol, 2015, 33 (3): 112.e15-112.e21.

[21] COST N G, DELACROIX S E, SLEEPER J P, et al. The impact of targeted molecular therapies on the level of renal cell carcinoma vena caval tumor thrombus [J]. Eur Urol, 2011, 59 (6): 912-918.

[22] BIGOT P, FARDOUN T, BERNHARD J C, et al. Neoadjuvant targeted molecular therapies in patients undergoing nephrectomy and inferior vena cava thrombectomy: is it useful? [J]. World J Urol, 2014, 32 (1): 109-114.

[23] LEBACLE C, BENSALAH K, BERNHARD J-C, et al. Evaluation of xitinib to downstage cT2a renal tumours and allow partial nephrectomy: a phase Ⅱ study [J]. BJU Int, 2019, 123 (5): 804-810.

[24] MACFARLANE A W, JILLAB M, PLIMACK E R, et al. PD-1 expression on peripheral blood cells increases with stage in renal cell carcinoma patients and is rapidly reduced after surgical tumor resection [J]. Cancer Immunol Res, 2014, 2 (4): 320-331.

［25］GORIN M A，PATEL H D，ROWE S P，et al. Neoadjuvant nivolumabin patients with high-risk non-metastatic renal cell carcinoma［J］. Eur Urol Oncol，2021，S2588-9311（21）0076-6. Epub ahead of print. PMID 34049847.

［26］PATEL H D，PULIGANDLA M，SHUCH B M，et al. The future of perioperative therapy in advanced renal cell carcinoma：how can we prosper？［J］. Future Oncol，2019，15（15）：1683-1695.

［27］RAVAUD A，MOTZER R J，PANDHA H S，et al. Adjuvant sunitinib in high-risk renal- cell carcinoma after nephrectomy［J］. N Engl J Med，2016，375（23）：2246-2254.

［28］WOO S R，TURNIS M E，GOLDBERG M V，et al. Immune inhibitory molecules LAG- 3 and PD-1 synergistically regulate T-cell function to promote tumoral immune escape［J］. Cancer Res，2012，72（4）：917-927.

［29］CHOUEIRI T K，TOMCZAK P，PARK S H，et al. Adjuvant pembrolizumab after nephrectomy in renal-cell carcinoma［J］. N Engl J Med，2021，385（8）：683-694.

［30］BEX A，RUSSO P，TOMITA Y，et al. A phase Ⅲ，randomized，placebo-controlled trial of nivolumab or nivolumab plus ipilimumab in patients with localized renal cell carcinoma at high-risk of relapse after radical or partial nephrectomy（CheckMate 914）［J］. J Clin Oncol，2020，38（15_Suppl）：TPS5099.

［31］ZHANG T，HWANG J K，GEORGE D J，et al. The landscape of contemporary clinical trials for untreated metastatic clear cell renal cell carcinoma［J］. Cancer Treat Res Commun，2020（24）：100183.

［32］FLANIGAN R C，SALMON S E，BLUMENSTEIN B A，et al. Nephrectomy followed by interferon alfa-2b compared with interferon alfa-2b alone for metastatic renal-cell cancer［J］. N Engl J Med，2001，345（23）：1655-1659.

［33］MICKISCH G H，GARIN A，VAN POPPEL H，et al. Radical nephrectomy plus interferon-alfa-based immunotherapy compared with interferon alfa alone in metastatic renal-cell carcinoma：a randomised trial［J］. Lancet，2001，358（9286）：966-970.

［34］CHOUEIRI T K，MOTZER R J. Systemic therapy for metastatic renal-cell carcinoma［J］. N Engl J Med，2017，376（4）：354-366.

［35］HENG D Y C，XIE W，REGAN M M，et al. External validation and comparison with other models of the international metastatic renal cell carcinoma database consortium prognostic model：a population-based study［J］. Lancet Oncol，2013，14（2）：141- 148.

［36］BEX A，MULDERS P，JEWETT M，et al. Comparison of immediate vs deferred cytoreductive nephrectomy in patients with synchronous metastatic renal cell carcinoma receiving sunitinib：the SURTIME randomized clinical trial［J］. JAMA Oncol，2019，5（2）：164-170.

［37］MÉJEAN A，RAVAUD A，THEZENAS S，et al. Sunitinib alone or after nephrectomy in metastatic renal-cell carcinoma［J］. N Engl J Med，2018，379（5）：417-427.

［38］GAO J，KARAM J A，TANNIR N M，et al. A pilot randomized study evaluating nivolumab（nivo）or nivo + bevacizumab（bev）or nivo + ipilimumab（ipi）in patients with metastatic renal cell carcinoma（MRCC）eligible for cytoreductive nephrectomy，metastasectomy or post-treatment biopsy（Bx）［J］. J Clin Oncol，2019，37（15_Suppl）：4501.

［39］DINATALE R G，XIE W，BECERRAM F，et al. The association between small primary tumor size and prognosis in metastatic renal cell carcinoma：insights from two independent cohorts of patients who underwent cytoreductive nephrectomy［J］. Eur Urol Oncol，2020，3（1）：47-56.

［40］ZHANG T，BALLMAN K V，CHOUDHURY A D，et al. PDIGREE：an adaptive phase Ⅲ trial of PD-inhibitor nivolumabandipilimumab（IPI-NIVO）with VEGF-TKI cabozantinib（CABO）in metastatic untreated renal cell cancer（Alliance A031704）［J］. J Clin Oncol，2020，38（15_

Suppl）：TPS5100.

［41］LARKIN J，CHIARION-SILENI V，GONZALEZ R，et al. Combined nivolumab and ipilimumab or monotherapy in untreated melanoma［J］. N Engl J Med，2015，373（1）：23-34.

［42］BORGHAEI H，PAZ-ARES L，HORN L，et al. Nivolumab versus docetaxel in advanced nonsquamous non-small-cell lung cancer［J］. N Engl J Med，2015，373（17）：1627- 1639.

［43］ZHANG T，GONG J，MAIA M C，et al. Systemic therapy for non–clear cell renal cell carcinoma［J］. Am Soc Clin Oncoleduc Book，2017（37）：337-342.

［44］GULATI S，PHILIP E，SALGIA S，et al. Evolving treatment paradigm in metastatic non clear cell renal cell carcinoma［J］. Cancer Treat Res Commun，2020（23）：100172.

［45］AIZER A A，URUN Y，MCKAY R R，et al. Cytoreductive nephrectomy inpatients with metastatic non-clear-cell renal cell carcinoma（RCC）［J］. BJU Int，2014，113（5b）：E67–74.

［46］CHOUEIRI T K，XIE W，KOLLMANNSBERGER C，et al. The impact of cytoreductive nephrectomy on survival of patients with metastatic renal cell carcinoma receiving vascular endothelial growth factor targeted therapy［J］. J Urol，2011，185（1）：60-66.

［47］KASSOUF W，SANCHEZ-ORTIZ R，TAMBOLI P，et al. Cytoreductive nephrectomy for metastatic renal cell carcinoma with nonclear cell histology［J］. J Urol，2007，178（5）：1896-1900.

［48］CHAHOUD J，MSAOUEL P，CAMPBELL M T，et al. Nivolumab for the treatment of patients with metastatic non-clear cell renal cell carcinoma（nccRCC）：a single- institutional experience and literature meta-analysis［J］. Oncologist，2020，25（3）：252-258.

［49］GUPTA R，ORNSTEIN M C，LI H，et al. Clinical activity of ipilimumab plus nivolumab in patients with metastatic non-clear cell renal cell carcinoma［J］. Clin Genitourin cancer，2020，18（6）：429-435.

［50］KOSHKIN V S，BARATA P C，ZHANG T，et al. Clinical activity of nivolumab in patients with non-clear cell renal cell carcinoma［J］. J immunother cancer，2018，6（1）：9.

［51］MCKAY R R，BOSSÉ D，XIE W，et al. The clinical activity of PD-1/PD-L1 inhibitors in metastatic non-clear cell renal cell carcinoma［J］. Cancer Immunol Res，2018，6（7）：758-765.

［52］MCGREGOR B A，MCKAY R R，BRAUN D A，et al. Results of a multicenter phase Ⅱ study of atezolizumaband bevacizumab for patients with metastatic renal cell carcinoma with variant histology and/or sarcomatoid features［J］. J Clin Oncol，2020，38（1）：63-70.

［53］POWLES T，LARKIN J M G，PATEL P，et al. A phase Ⅱ study investigating the safety and efficacy of savolitiniband durvalumabin metastatic papillary renal cancer（CALYPSO）［J］. J Clin Oncol，2019，37（7_Suppl）：545.

［54］LEE J-L，ZIOBRO M，GAFANOV R，et al. KEYNOTE-427 cohort B：first-line pembrolizumab（pembro）monotherapy for advanced non–clear cell renal cell carcinoma（NCC-RCC）［J］. J Clin Oncol，2019，37（15_Suppl）：4569.

［55］VOGELZANG N J，MCFARLANE J J，KOCHENDERFER M D，et al. Efficacy and safety of nivolumabin patients with non-clear cell renal cell carcinoma（RCC）：results from the phase Ⅲ b/IV CheckMate 374 study［J］. J Clin Oncol，2019，37（7_Suppl）：562.

# 第十七章　肾细胞癌免疫治疗疗效的预测性生物标志物及其在非转移性阶段中的作用

Jasnoor Malhotra，Luis Meza，Nicholas Salgia，Sumanta Kumar Pal

## 一、引言

据统计，2020 年共有 73750 名患者被诊断为肾细胞癌，其中约 14830 人因该疾病去世[1]。在确诊的肾细胞癌患者中，约 90% 属于局限性肾细胞癌。对于这类患者，首选的治疗方法是手术，根据病灶的大小和位置等因素，可选择肾部分切除术或根治性肾切除术。对于那些存在严重合并症且无法耐受手术，或病灶较小的患者，冷冻消融和射频消融等局部治疗方法亦可作为备选方案。尽管如此，部分局限性肾细胞癌患者仍有可能发展为转移性肾细胞癌。由于大多数转移性肾细胞癌难以治愈，如何优化其治疗方案成为一项重要的临床挑战。

对于肾细胞癌术后的辅助治疗，目前已有相关的研究和探索，并取得了一定进展。其中，基于Ⅲ期 S-TRAC 临床研究的结果[2]，美国食品药品监督管理局于 2017 年批准了靶向药舒尼替尼用于肾癌的辅助治疗。然而值得注意的是，只有在高危局限性肾细胞癌患者中，舒尼替尼的术后辅助治疗相比安慰剂在无病生存期上略有优势，而在总生存期上则未展现出明显优势。

此外，有文献指出，靶向药物的辅助治疗并未明显改善肾癌患者的预后。ASSURE 研究对比了舒尼替尼、索拉非尼与安慰剂在肾癌辅助治疗中的效果，结果显示，接受这两种经典靶向药物治疗的患者在无病生存期和总生存期上均未获得明显益处。在另一项 PROTECT 研究中，比较了培唑帕尼与安慰剂的疗效，也得出了相似的结论[3]。

鉴于靶向药物疗效的不确定性，临床研究已开始探索免疫治疗在肾细胞癌辅助治疗中的应用，评估不同免疫检查点抑制剂单药或联合治疗的疗效。初步研究结果显示了免疫治疗在肾细胞癌辅助治疗中的潜力和前景。然而，并非所有患者都能从免疫治疗中获益，因此，在辅助治疗之前预测治疗获益显得尤为重要。

已有证据表明，生物标志物可能有助于预测免疫治疗的效果。本章将重点探讨不同生物标志物在预测肾细胞癌免疫治疗效果方面的作用。

## 二、免疫治疗的预测性生物标志物 PD-L1 的表达水平

当前，免疫检查点抑制剂主要通过 3 个靶点发挥肿瘤抑制作用，即 CTLA-4（细胞毒性 T 淋巴细胞相关蛋白 4，亦称 CD152）、PD-1（程序性细胞死亡蛋白 1，亦称 CD279）、PD-L1（程序性死亡配体 1，亦称 CD274 或 B7-H1）。其中，PD-1 和 CTLA-4 位于 T 细胞表面，而 PD-L1 则表达于抗原呈递细胞上。在已有的肾细胞癌辅助治疗相关临床研究中，所使用的免疫治疗药物主要针对上述靶点。首个肾细胞癌辅助免疫治疗的临床研究是 IMmotion 010，该研究对比了阿替利珠单抗（一种针对 PD-L1 的抑制剂）与安慰剂的治疗效果。KEYNOTE-564 研究则评估了帕博利珠单抗在肾细胞癌辅助治疗中的作用。此后，多项临床研究进一步评估了纳武利尤单抗、度伐利尤单抗、曲美木单抗和伊匹木单抗等药物在肾细胞癌围手术期治疗中的效果。这些药物在转移性肾细胞癌患者中的临床数据表明，PD-L1 表达状态在预测患者治疗效果和预后方面具有重要参考价值。

对 PD-L1 表达状态的评估目前尚无统一标准，在检测肿瘤细胞和（或）免疫细胞中 PD-L1 表达状态时，不同抗体的敏感性和特异性存在差异。CheckMate 214 是一项评估纳武利尤单抗和伊匹木单抗联用效果是否优于舒尼替尼单药的 III 期临床研究。该研究对比了靶向治疗方案和免疫治疗方案的疗效，成为评估 PD-L1 表达状态对疗效预测作用的经典研究之一。

在 2020 年美国临床肿瘤学会年会的研究进展报告中，该研究采用了单独肿瘤细胞 PD-L1 评估和综合阳性评分两种策略来衡量肿瘤细胞和免疫细胞中的 PD-L1 表达情况，使用的抗体为 Dako PD-L1 IHC 28-8。结果显示，根据单独肿瘤细胞 PD-L1 评估策略，754 名患者的 PD-L1 表达小于 1%，236 名患者的 PD-L1 表达则大于或等于 1%。PD-L1 表达大于或等于 1% 的患者在免疫治疗后生存获益更明显，纳武利尤单抗和伊匹木单抗联用组的总生存期优于舒尼替尼组。使用综合阳性评分进行分层评估也得出了类似的结果。

值得注意的是，这种评分方法使患者的分布更为均衡，如 384 名患者的综合阳性评分＜ 1，而 596 名患者的得分≥ 1。

目前，KEYNOTE-426 和 JAVELIN Renal 101 两项临床研究已评估了 PD-L1 表达状态对转移性肾细胞癌一线免疫治疗疗效的影响。其中，KEYNOTE-426 研究对比了阿昔替尼与帕博利珠单抗靶免联合方案与舒尼替尼靶向单药方案的疗效，而 JAVELIN Renal 101 研究则比较了阿昔替尼与阿维鲁单抗靶免联合方案与舒尼替尼单药方案的疗效。两项研究均证实，阿昔替尼与免疫检查点抑制剂联合治疗组的患者无进展生存期更长。然而，在总生存期获益方面，目前仅有 KEYNOTE-426 中的阿昔替尼与帕博利珠单抗靶免联合组患者显示出生存优势[4]。

两项研究均评估了 PD-L1 表达状态对靶免联合治疗效果的影响，结果表明，无论是在 PD-L1 阳性组还是 PD-L1 阴性组中，靶免联合治疗效果均优于靶向单药。目前，尚无评估靶免联合治疗在非转移性肾细胞癌术后辅助治疗效果的临床研究。一项阿昔替尼与阿维鲁单抗联合用于新辅助治疗非转移性肾细胞癌的小样本临床研究正在进行中，该研究数据有望为探索靶免联合在围手术期治疗中的效果提供依据和参考。

## 三、基因转录组特征

在众多探索转移性肾细胞癌疗效预测性生物标志物的研究中，IMmotion 150 无疑是一项极具代表性的研究。IMmotion 150 是一项 Ⅱ 期、随机对照的临床试验，旨在评估贝伐珠单抗联合阿替利珠单抗与阿替利珠单抗单药的治疗效果，并以舒尼替尼治疗组作为对照。每个组纳入的患者数量均超过 100 名，样本量较大且临床相关数据丰富。

该研究通过 RNA 测序将患者分为 3 种特征亚型：①血管生成特征亚型；②高效应 T 细胞、低髓系炎症细胞特征亚型；③高效应 T 细胞、高髓系炎症细胞特征亚型。与这些特征亚型名称相对应，具有血管生成特征的患者对 VEGF 靶向治疗的反应更为明显；具有高效应 T 细胞、低髓系炎症细胞特征的患者在接受阿替利珠单抗单药治疗与接受阿替利珠单抗联合贝伐珠单抗治疗时的效果相似，联合治疗并未展现出明显优势；而高效应 T 细胞、高髓系炎症特征的患者则只有在接受贝伐珠单抗联合阿替利珠单抗治疗时才能获得更佳的疗效。

IMmotion 150 研究提出的具有免疫治疗预测作用的基因转录组特征，已被应用于近期的其他研究中。例如，JAVELIN Renal 101 研究评估了几种基因转录组特征对治疗反应的预测能力。该研究还进一步开发了一个包含多种免疫反应基因转录组特征的评分系统。该系统评估结果显示，高分的患者在使用阿昔替尼联合阿维鲁单抗治疗时，可能比使用舒尼替尼单药治疗获益更多。此外，JAVELIN Renal 101 研究还验证了 IMmotion 150 的特征亚型分类系统，结果表明，血管生成特征亚型的患者对舒尼替尼治疗的反应更佳，而其他特征亚型的患者对阿昔替尼联合阿维鲁单抗和舒尼替尼单药治疗方案的反应则无明显差异[6]。

CheckMate 214 研究发布了 109 名接受纳武利尤单抗联合伊匹木单抗治疗的患者和 104 名接受舒尼替尼单药治疗患者的 RNA 测序数据。研究验证了包括 IMmotion 150 特征亚型分类系统和 JAVELIN Renal 101 基因评分系统在内的多种基因特征，并探讨了这些基因特征对免疫联合治疗和舒尼替尼靶向治疗效果的影响。结果显示，仅根据血管生成相关基因特征进行分组的患者之间，治疗效果存在明显差异。与纳武利尤单抗联合伊匹木单抗治疗相比，血管生成评分高的患者接受舒尼替尼单药治疗的无进展生存期更优，但并无显著差异[7]，这一结果与以往研究相似。基于 IMmotion 150 Angio 基因特征的无进展生存期结果及在不同研究中的验证见表 17.1。

表 17.1　基于 IMmotion 150 Angio 基因特征的无进展生存期结果及在不同研究中的验证

| 作者（引文） | 研究 | 结果 |
| --- | --- | --- |
| McDermott (Nat Med 2018) | IMmotion 150 | HR=0.31（0.18～0.55），对接受舒尼替尼治疗的 AngioHigh 患者更有利。$P < 0.001$。在接受阿替珠单抗联合贝伐珠单抗治疗或阿替珠单抗单药治疗时，基于 Angio 基因特征，无明显无进展生存期差异。<br>HR=0.59（0.35～0.98），阿替珠单抗联合贝伐珠单抗治疗与舒尼替尼单药治疗相比，舒尼替尼更有利于 AngioLow 患者 |
| Choueiri (JCO 2019) | JAVELIN renal 101 | HR=0.64（0.48～0.85），对接受舒尼替尼单药治疗的 AngioHigh 患者更有利。$P=0.0018$。基于 Angio 基因特征分组的阿维鲁单抗联合阿昔替尼治疗组内，无明显无进展生存期差异。在 AngioLow 亚组中，与舒尼替尼相比，阿维鲁单抗联合阿昔替尼组的 PFS 更长 |
| Motzer (JCO 2020) | CheckMate 214 | HR=0.58（0.37～0.92），对接受舒尼替尼单药治疗的 AngioHigh 患者更有利。$P < 0.05$。基于 Angio 基因特征分组的患者在接受纳武利尤单抗联合伊匹木单抗治疗时，无明显无进展生存期差异 |

## 四、基因预测结果

越来越多的证据显示，除了基因转录组特征，单个基因也可能成为预测转移性肾细胞癌治疗效果的有效因子。例如，PBRM1 作为一种染色质重塑基因，可能与免疫治疗反应密切相关。一项研究通过对不同注册机构中接受纳武利尤单抗治疗的转移性肾细胞癌患者的临床数据进行前瞻性分析，发现 PBRM1 基因突变患者的免疫治疗反应更为明显。然而，近期几项Ⅲ期临床研究试图验证 PBRM1 基因突变对免疫治疗效果的预测作用，却未得出显著性结果。例如，JAVELIN Renal 101 研究中并未报告 PBRM1 突变与免疫治疗效果之间的关联[6]。同样，CheckMate 214 研究的验证结果也显示，不同 PBRM1 状态的患者在接受免疫治疗后，其无进展生存期或总生存期并无明显差异[7]。

此外，还有研究致力探索与免疫治疗效果相关的新型生物标志物。一项研究评估了 TERT 启动子突变作为免疫治疗标志物的潜在价值。该研究纳入了 91 名转移性肾细胞癌患者，其中 58 名患者接受了 VEGF 受体酪氨酸激酶抑制剂靶向和（或）免疫治疗。结果显示，TERT 启动子突变患者从免疫治疗中获益有限[8]。这一发现提示 TERT 启动子突变可能具有预测免疫治疗效果的潜在价值。然而，由于该研究样本量较小，仍需大样本前瞻性研究进一步验证其可靠性。

## 五、微生物组

在针对转移性肾细胞癌治疗效果相关生物标志物的探索中，以肠道菌群特征为研究对象的微生物组已成为一个新兴且备受关注的研究方向。目前，已有研究团队招募了 20 名接受 VEGF 受体酪氨酸激酶抑制剂治疗的小样本队列，收集了患者在不同时间点的粪便样本，并进行了 16S 核糖体 RNA 分析[9]。研究结果显示，在出现治疗相关腹泻症状患者的肠道菌群中，拟杆菌属的丰度较高，而普雷沃氏菌属的丰度则相对较低。

当前，元基因组测序技术日益成熟，主要用于分析肠道菌群的组成。该技术已被广泛应用于大样本研究中。这些研究不仅纳入转移性肾细胞癌患者，还包括转移性非小细胞肺癌患者，他们均在 Gustave Roussy 研究院接受治疗。分析结果显示，在 40 名转移性肾细胞癌患者的肠道菌群中，*Akkermansia* spp. 菌属的含量较高，且与治疗反应效果密切相关[10]。此外，该团队的另一项公开发表的研究表明，抗生素的使用可能会通过减少"免疫治疗敏感细菌"的种群[11]，间接影响抗肿瘤治疗效果。该团队最近还招募了 31 名接受免疫检查点抑制剂治疗的转移性肾细胞癌患者，在治疗起始和治疗期间的不同时间点采集患者的粪便样本，并对患者的肠道菌群进行了详细研究。结果显示，*Prevotella copri* 菌属可作为免疫治疗反应的预测因子。该研究还分析了粪便样本随治疗时间的变化，结果表明，在那些对免疫治疗有反应的患者中，*Akkermansia* spp. 菌属的丰度有所增加。此外，粪便细菌多样性也被证实与治疗反应存在一定程度的关联。

上述研究结果催生了一项探索益生菌 CBM-588 与免疫治疗联合使用的随机、Ⅰ期临床研究。该研究的主要依据是 CBM-588 属于 *Clostridium butyricum* 的孢子，理论上 *Clostridium butyricum* 的孢子可在下消化道生成并释放丁酸盐，继而可能促进与免疫治疗反应相关的双歧杆菌和其他微生物的增殖。肾细胞癌在各种临床试验中潜在生物标志物的综合概述见图 17.1。

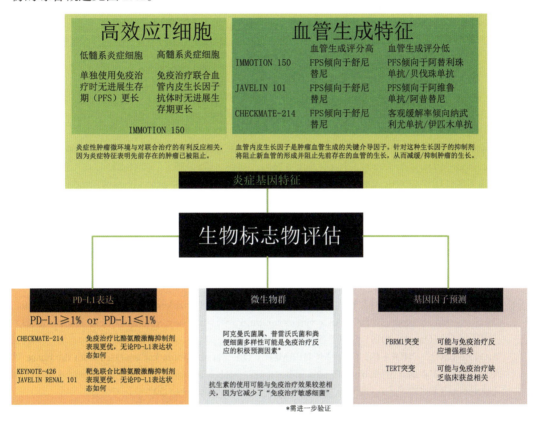

图 17.1　肾细胞癌在各种临床试验中潜在生物标志物的综合概述

## 六、结论与展望

本章重点探讨了可能预测转移性肾细胞癌患者免疫治疗效果的生物标志物，这些标志物源自不同临床研究的发现，但尚需通过更多转移性肾细胞癌免疫治疗的Ⅲ期临床研究加以验证。在此基础上，这些标志物的预测作用有望扩展至非转移性肾细胞癌患者。尽管已有小样本量的新辅助免疫治疗临床研究结果为免疫治疗在非转移性肾细胞癌围手术期的应用提供了初步见解，但目前的证据仍不足以改变免疫治疗主要应用于转移性肾细胞癌治疗的现状。

尽管许多患者能够良好地耐受免疫治疗并从中获益，但免疫治疗仍可能引发潜在的严重不良事件，例如近期文献报道的免疫治疗后出现的急性且致命的免疫性心肌炎病例。事实上，任何免疫治疗的相关毒性若得不到及时且积极的管理，都可能导致严重后果。因此，利用生物标志物来识别最有可能从免疫治疗中获益的患者，将有助于限制对这些药物的无效应用，在提升治疗精准性的同时，最大限度降低不良事件的发生率。尽管这一研究方向需要投入大量的时间、金钱和努力，但其有望为患者带来更多益处（见图 17.1 和表 17.1）。

# 参考文献

［1］SIEGEL R L, MILLER K D, JEMAL A. Cancer statistics, 2020［J］. CA Cancer J Clin, 2020, 70（1）: 7-30.

［2］RAVAUD A, MOTZER R J, PANDHA H S, et al. Adjuvant sunitinib in high-risk renal-cell carcinoma after nephrectomy［J］. N Engl J Med, 2016, 375（23）: 2246-2254.

［3］PAL S K, HAAS N B. Adjuvant therapy for renal cell carcinoma: past, present, and future［J］. Oncologist, 2014, 19（8）: 851-859.

［4］RINI B I, PLIMACK E R, STUS V, et al. Pembrolizumab plus axitinib versus sunitinib for advanced renal-cell carcinoma［J］. N Engl J Med, 2019, 380（12）: 1116-1127.

［5］MCDERMOTT D F, HUSENI M A, ATKINS M B, et al. Clinical activity and molecular correlates of response to atezolizumabalone or in combination with bevacizumab versus sunitinib in renal cell carcinoma［J］. Nat Med, 2018, 24（6）: 749-757.

［6］CHOUEIRI T K, ALBIGES L, HAANEN J B A G, et al. Biomarker analyses from JAVELIN renal 101: Avelumab + axitinib（A + Ax）versus sunitinib（S）in advanced renal cell carcinoma（aRCC）［J］. J Clin Oncol, 2019, 37（7_Suppl）: 101.

［7］MOTZER R J, CHOUEIRI T K, MCDERMOTT D F, et al. Biomarker analyses from the phase Ⅲ CheckMate 214 trial of nivolumab plus ipilimumab（N+I）or sunitinib（S）in advanced renal cell carcinoma（aRCC）［J］. J Clin Oncol, 2020, 38（15_Suppl）: 5009.

［8］DIZMAN N, LYOU Y, SALGIA N, et al. Correlates of clinical benefit from immunotherapy and targeted therapy in metastatic renal cell carcinoma: comprehensive genomic and transcriptomic analysis［J］. J Immunother Cancer, 2020, 8（2）: e000953.

［9］PAL S K, LI S M, WU X, et al. Stool bacteriomic profiling inpatients with metastatic renal cell carcinoma receiving vascular endothelial growth factor tyrosine kinase inhibitors［J］. Clin Cancer Res, 2015, 21（23）: 5286-5293.

［10］ROUTY B, CHATELIER E L, DEROSA L, et al. Gut microbiome influences efficacy of PD-1-based immunotherapy against epithelial tumors［J］. Science, 2018, 359（6371）: 91-97.

［11］DEROSA L, HELLMANN M D, SPAZIANO M, et al. Negative association of antibiotics on clinical activity of immune checkpoint inhibitors inpatients with advanced renal cell and non-small-cell lung cancer［J］. Ann Oncol, 2018, 29（6）: 1437-1444.

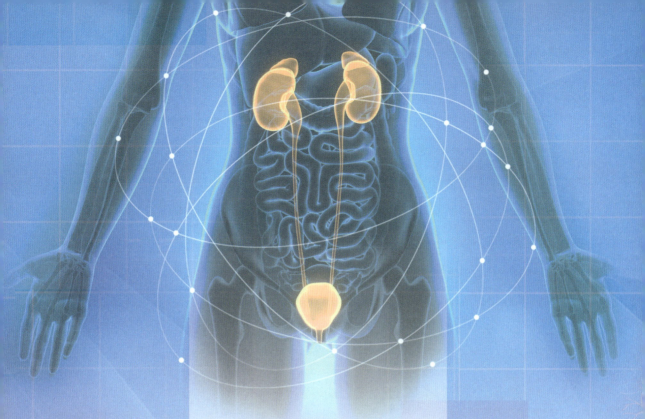

第四部分

泌尿生殖系统恶性肿瘤
围手术期应用免疫检查
点抑制剂的安全性

# 第十八章 围手术期免疫检查点抑制剂的安全性分析

Mohamed E. Ahmed，Vidhu B. Joshi，Philippe E. Spiess

## 一、免疫检查点阻断的原理

免疫检查点抑制剂已经成为现代癌症免疫治疗的中流砥柱。免疫检查点抑制剂能够通过抑制免疫检查点蛋白，如 CTLA-4、PD-1 和 PD-L1，增强全身抗肿瘤免疫反应[1]。在正常细胞中，CTLA-4、PD-1、PD-L1 通过调节免疫系统抑制免疫耐受的维持。特别是 CTLA-4 抑制 T 细胞的活化，而 PD-1 和 PD-L1 协同降低活化 T 细胞的活化和效应功能[2]。值得注意的是，癌细胞常通过在细胞表面表达 PD-L1 来逃避 T 细胞介导的肿瘤微环境破坏，这是先天免疫和获得性免疫抵抗机制的一部分[3-5]。因此，免疫检查点阻断主要是通过阻断 CTLA-4、PD-1、PD-L1，从而恢复机体抗肿瘤免疫反应。在临床实践中，免疫检查点抑制剂已经在部分患者中取得良好的疗效，并已获批用于治疗不同阶段的多种恶性肿瘤，包括泌尿生殖系统癌症[6]。

## 二、免疫检查点抑制剂治疗泌尿生殖系统恶性肿瘤的适应证

在膀胱尿路上皮癌的治疗中，美国食品药品监督管理局已批准将 PD-L1 抑制剂阿替利珠单抗和 PD-1 抑制剂帕博利珠单抗作为不适合铂类化疗的进展期或转移尿路上皮癌患者的一线用药[7]，PD-1 抑制剂纳武利尤单抗和 PD-L1 抑制剂度伐利尤单抗则作为局部进展期或转移且铂类化疗失败的尿路上皮癌患者的二线治疗方案[8-9]。此外，对于接受铂类化疗后无进展的局部进展期或转移患者，PD-L1 抑制剂阿维鲁单抗可作为维持治疗[10]。目前，帕博利珠单抗是唯一获批用于治疗局限性尿路上皮癌，特别是卡介苗无效、不适合根治性膀胱切除术的非肌层浸润性膀胱癌患者的二线可选用药。然而，免

疫检查点阻断治疗未被获批用于肌层浸润或局部进展期尿路上皮癌（cT2-T4NXM0）患者的围手术期治疗。目前，尚无 CTLA-4 拮抗剂被批准用于尿路上皮癌的治疗，但相关的临床前研究和临床研究仍在进行[11]。

在肾细胞癌的治疗中，纳武利尤单抗和 CTLA-4 抑制剂伊匹木单抗已获批联合用于治疗初治的中低危进展期肾细胞癌[12]。阿维鲁单抗联合阿昔替尼可作为初治的进展期肾细胞癌的一线治疗方案[13]。帕博利珠单抗联合阿昔替尼也可用于未接受系统性治疗的进展期肾细胞癌患者[14]。虽然进展期肾细胞癌患者有多种可选的免疫治疗方案，但是目前免疫检查点抑制剂尚未获批用于治疗不适合手术切除的局限性肾细胞癌。

与尿路上皮癌和肾细胞癌不同，仅有少数的免疫检查点抑制剂被批准用于前列腺癌治疗。例如，帕博利珠单抗仅作为多线治疗（雄激素剥夺治疗、化疗、二代激素治疗、镭 -223 治疗、Sipuleucel-T）失败且进展的去势抵抗性前列腺癌患者的可选治疗方案，且只有存在微卫星不稳定和（或）DNA 错配修复（MMR）基因突变的患者才有可能从中获益[15]。

## 三、免疫检查点抑制剂的免疫相关毒性

如前所述，免疫检查点抑制剂很少在临床研究以外用于局限性泌尿生殖系统恶性肿瘤的围手术期治疗。这在一定程度上是因为经免疫检查点抑制剂治疗后发生的小概率免疫相关不良事件，可能会延误手术时机或导致较差的手术结局。2019 年一项涉及 20128 名接受 PD-1 抑制剂和 PD-L1 抑制剂治疗患者的 125 项临床研究的荟萃分析显示，近 2/3 的患者至少出现 1 次不良事件，约 1/7 的患者经历了 3 级及以上不良事件，其中有 22 项研究是关于泌尿生殖系统恶性肿瘤的。在全等级不良事件中，患者出现乏力（占 18.3%，95% CI：16.5% ~ 20.1%）、瘙痒（占 10.6%，95% CI：9.5% ~ 11.8%）和腹泻（占 9.5%，95% CI：8.4% ~ 10.6%）等现象最为常见。而在 3 级及以上的不良事件中，患者出现乏力（占 0.9%，95% CI：0.7% ~ 1.1%）、贫血（占 0.8%，95% CI：0.6% ~ 1.02%）和天门冬氨酸氨基转移酶升高（占 0.8%，95% CI：0.6% ~ 0.9%）等现象则最为常见。

免疫相关不良事件分为内分泌功能失调免疫相关不良事件和非内分泌功能失调免疫相关不良事件（见表 18.1）。在全等级内分泌功能失调免疫相关不良事件中，甲状腺功能减退（占 6.1%，95% CI：5.4% ~ 6.9%）和甲状腺功能亢进（占 2.8%，95% CI：2.4% ~ 3.3%）是最常见的，而在 3 级及以上免疫相关不良事件中，最常见的是高血糖（占 0.24%，95% CI：0.1% ~ 0.4%）、肾上腺功能不全（占 0.18%，95% CI：0.1% ~ 0.3%）、1 型糖尿病（占 0.18%，95% CI：0.1% ~ 0.3%）、垂体炎（占 0.16%，95% CI：0.1% ~

0.3%）和甲状腺功能减退（占 0.08%，95% CI：0.04% ～ 0.1%）。在全等级非内分泌功能失调免疫相关不良事件中，腹泻（占 9.5%，95% CI：8.4% ～ 10.6%）、天门冬氨酸氨基转移酶升高（占 3.4%，95% CI：2.9% ～ 3.9%）、白癜风（占 3.3%，95% CI：2.8% ～ 3.8%）、丙氨酸氨基转移酶升高（占 3.1%，95% CI：2.7% ～ 3.6%）、肺炎（占 2.8%，95% CI：2.4% ～ 3.2%）和结肠炎（占 1.2%，95% CI：0.9% ～ 1.5%）是最常见的。而在 3 级及以上免疫相关不良事件中，最常见的是天门冬氨酸氨基转移酶升高（占 0.75%，95% CI：0.6% ～ 0.9%）、丙氨酸氨基转移酶升高（占 0.70%，95% CI：0.5% ～ 0.9%）、肺炎（占 0.67%，95% CI：0.5% ～ 0.9%）、腹泻（占 0.59%，95% CI：0.5% ～ 0.8%）和结肠炎（占 0.47%，95% CI：0.3% ～ 0.7%）。据统计，泌尿生殖系统恶性肿瘤免疫检查点抑制剂治疗后不良事件的总体平均发生率为 1.7%（95% CI：1.4% ～ 2.0%），这与其他癌症相比并无明显差异。观察到的 82 例与免疫检查点抑制剂治疗相关的死亡中，呼吸系统相关的死亡占比 48%，肺炎最为常见（占 28%）[16]。正如研究中所指出的，一些低级别的免疫相关不良事件可能是高级别免疫相关不良事件的早期表现。因此，使用现有指南及时管理免疫相关不良事件是有必要的。此外，许多免疫相关不良事件（如皮肤或黏膜反应、腹泻或结肠炎、肝毒性、肺炎等）的初始管理可能会影响免疫抑制药物的使用，如糖皮质激素治疗、临时或永久停用免疫检查点抑制剂。对于使用糖皮质激素仍不能改善的严重免疫相关不良事件，可以尝试使用其他免疫抑制剂，如英夫利西单抗[17-19]。

**表 18.1　PD-1 和 PD-L1 治疗中常见的内分泌功能失调免疫相关不良事件和非内分泌功能失调免疫相关不良事件**

| 内分泌功能失调免疫相关不良事件 | | 非内分泌功能失调免疫相关不良事件 | |
| --- | --- | --- | --- |
| 全等级 | 甲状腺功能减退（6.1%）<br>甲状腺功能亢进（2.8%）<br>高血糖（1.2%） | 全等级 | 腹泻（9.5%）<br>AST 升高（3.4%）<br>白癜风（3.3%）<br>ALT 升高（3.1%） |
| 3 级及以上 | 高血糖（0.24%）<br>肾上腺功能不全（0.18%）<br>1 型糖尿病（0.18%）<br>垂体炎（0.16%）<br>甲状腺功能减退（0.08%） | 3 级及以上 | AST 升高（0.75%）<br>ALT 升高（0.70%）<br>肺炎（0.67%）<br>腹泻（0.59%）<br>结肠炎（0.47%） |

注：AST 为天门冬氨酸氨基转移酶；ALT 为丙氨酸氨基转移酶。

基于目前的研究，相比于 PD-1 或 PD-L1 抑制剂（如纳武利尤单抗），接受 CTLA-4 抑制剂（如伊匹木单抗）治疗的患者出现免疫相关不良事件的概率更高。4 项临床研究的汇总分析结果显示，接受纳武利尤单抗治疗的患者出现免疫相关不良事件的比例为 71%，而在接受伊匹木单抗治疗的患者中，这一比例为 85%。但是，免疫相关不良事件并未对纳武利尤单抗治疗的客观缓解和伊匹木单抗治疗的总生存期造成负面影响[20-21]。其他研究同样报道了接受 CTLA-4 抑制剂治疗的患者出现免疫相关不良事件的比例更高，包括全身性免疫相关不良事件（如乏力）、皮肤或黏膜免疫相关不良事件、腹泻或结肠炎及肺炎等[22-27]。

## 四、围手术期免疫检查点抑制剂治疗的优势

鉴于围手术期免疫检查点抑制剂治疗的使用率较低，尚缺乏足够的数据来评估免疫检查点抑制剂用于新辅助和辅助治疗的潜在获益。研究表明，免疫检查点抑制剂术前新辅助治疗可能降低肿瘤负荷，使原本难以或无法手术切除的肿瘤更易于切除、消除或控制微转移性灶，甚至延长患者的无复发生存期和总生存期。这与传统新辅助化疗的潜在获益是一致的[28-30]。不同的是，新辅助免疫治疗适用于存在化疗绝对禁忌的患者，特别是肾功能损害、神经毒性、听力丧失的患者。

首先，存在化疗禁忌的患者可以选择不良反应更少的免疫检查点抑制剂作为替代治疗。实际上，一项涉及 12727 名患者的 22 项临床研究的荟萃分析结果表明，接受免疫检查点抑制剂治疗的患者出现 3 级及以上不良事件的比例（占 16.5%）要低于接受标准化疗的患者（占 41.1%）。而且，接受免疫检查点抑制剂治疗的患者发生不良事件或因不良事件而停药甚至死亡的人数更少[31]。但是，必须重视免疫检查点阻断产生的特异免疫相关不良事件[32]。其次，鉴于原发肿瘤是肿瘤抗原的主要来源。因此，相比于无原发肿瘤状态下的免疫治疗，免疫检查点抑制剂新辅助治疗更能增强肿瘤特异性 T 细胞的激活和扩增。这一现象已在临床前研究和临床可切除的实体肿瘤模型中得到证实[29, 33]。对于辅助治疗，术后即刻的免疫检查点阻断可以减轻手术应激反应的负面影响，特别是减轻对血管生成、炎症、内分泌和免疫抑制信号通路的影响，有助于灭活残留癌细胞及减少疾病复发的可能[34-37]。

目前，有许多临床研究聚焦免疫检查点抑制剂在泌尿生殖系统恶性肿瘤围手术期的应用。虽然部分疗效数据尚未发表，但是涉及免疫相关不良事件和手术并发症的早期安全性数据已经公布。因此，本文的目的是总结膀胱癌、肾癌和前列腺癌围手术期免疫治疗的临床研究，并回顾性分析可用的安全性数据。

# 五、膀胱癌围手术期的免疫治疗

美国泌尿外科学会推荐对无髂总淋巴结以外的淋巴结转移及远处转移的肌层浸润性膀胱癌行根治性膀胱切除术治疗。对于符合条件的患者，建议术前接受基于顺铂的新辅助化疗（以下简称新辅助化疗）。对于未行新辅助化疗且根治性膀胱切除术发现非局限性肿瘤 pT3/T4a 和（或）N+ 的患者，美国泌尿外科学会推荐术后行基于顺铂的辅助化疗[38]。

虽然新辅助化疗被广泛推广用于肌层浸润性膀胱癌的治疗，并已显示出整体生存获益，但是实际使用率仍然较低[39-41]。近 50% 的患者因肾功能不全等禁忌证而无法接受新辅助化疗，而接受新辅助化疗的患者也可能会面临严重的不良事件[42-43]。鉴于单一手术治疗的患者术后复发率高，肌层浸润性膀胱癌的前期积极治疗显得尤为重要[44]。因此，围手术期的免疫检查点阻断可能会放宽肌层浸润性膀胱癌新辅助或辅助治疗的适应证，甚至改善预后。由于新辅助系统性治疗的耐受性至关重要，本文旨在回顾性分析正在进行的临床研究的安全性数据。目前，有 5 项评估新辅助免疫检查点抑制剂治疗肌层浸润性膀胱癌的临床研究公布了安全性数据。然而，辅助化疗和辅助免疫检查点抑制剂治疗的前瞻性临床研究的安全性数据非常有限，因此，本文只对其中一项临床研究进行讨论。最后，回顾性分析关于围手术期免疫检查点抑制剂治疗临床研究的安全性数据（见表 18.2）。

表 18.2　肌层浸润性膀胱癌免疫治疗的临床试验中最常见的毒性反应

| 试验（NCT#） | 药物 | | 最常见的毒性反应 |
|---|---|---|---|
| PURE-01（NCT02736266） | 帕博利珠单抗（PD-1 拮抗剂） | 非手术 | 甲状腺功能障碍、AST/ALT 升高、瘙痒、发热 |
| | | 手术 | 败血症、肠梗阻 |
| ABACUS（NCT02662309） | 阿替利珠单抗（PD-L1 拮抗剂） | 非手术 | 乏力、厌食、转氨酶升高、瘙痒 |
| | | 手术 | 尿路感染、麻痹性肠梗阻、贫血、术后切口裂开 |
| NABUCCO（NCT03387761） | 伊匹木单抗（CTLA-4 拮抗剂）和纳武利尤单抗（PD-1 拮抗剂） | 非手术 | 脂肪酶升高、ALT 升高、腹泻 |
| NCT02812420 | 度伐利尤单抗（PD-L1 拮抗剂）和曲美木单抗（CTLA-4 拮抗剂） | 非手术 | 肝炎、淀粉酶/脂肪酶升高 |
| DUTRENEO（NCT03472274） | 度伐利尤单抗（PD-L1 拮抗剂）和曲美木单抗（CTLA-4 拮抗剂） | 非手术 | 21.7% 的患者发生 3～4 级免疫相关不良事件 |

续表

| 试验（NCT#） | 药物 | | 最常见的毒性反应 |
| --- | --- | --- | --- |
| IMvigor010<br>（NCT02450331） | 阿替利珠单抗（PD-L1 拮抗剂） | 非手术 | 16% 的患者发生 3～4 级免疫相关不良事件 |
| SAKK 06/17<br>（NCT03406650） | 度伐利尤单抗（PD-L1 拮抗剂） | 非手术 | 24% 的患者发生 3～4 级免疫相关不良事件 |

注：AST 为天门冬氨酸氨基转移酶；ALT 为丙氨酸氨基转移酶。

## （一）肌层浸润性膀胱癌的新辅助免疫单药治疗

PURE-01 是一项研究分期为 cT2-3bN0M0 的尿路上皮癌患者进行帕博利珠单抗新辅助治疗的开放、单臂的 I 期临床研究，治疗方案：帕博利珠单抗每 3 周 200 mg，共 3 个治疗周期[45]。纳入的 50 名患者在根治性膀胱切除术前（中位时间为 22 天，四分位距：15～30）接受帕博利珠单抗治疗。非手术不良事件方面，共观察到 1～2 级不良事件 28 例，3 级及以上不良事件 3 例。其中，甲状腺功能障碍（占 18%）最常见。一名患者因天门冬氨酸氨基转移酶 / 丙氨酸氨基转移酶升高而中止用药。此外，瘙痒（占 6%）、发热（占 6%）、口干（占 4%）均在术后 2 个月内发生。然而，帕博利珠单抗并不会延误患者的手术时机。手术相关不良事件方面，30% 的患者经历了 2 级以上 Clavien-Dindo 并发症。其中，败血症（占 20%）和肠梗阻（占 16%）最常见。此外，以往机器人辅助和开放根治性膀胱切除术的文献数据显示，帕博利珠单抗新辅助治疗并不会增加患者术后并发症的风险[46]。

ABACUS 是一项研究阿替利珠单抗新辅助治疗的开放、单臂的 II 期临床研究，其主要研究对象是分期为 cT2-4aN0M0、拒绝或不适合新辅助化疗且无淋巴结或远处转移证据的肌层浸润性膀胱癌患者[47]。共有 95 名患者接受了阿替利珠单抗治疗。其中，75 名患者接受了 2 个周期的治疗，20 名患者只接受了 1 个周期的治疗。87 名患者在接受阿替利珠单抗治疗后（中位时间为 39 天，四分位距：28～48）行根治性膀胱切除术。未行根治性膀胱切除术的 8 名患者中，有 3 名患者分别因药物相关的肺炎、心肌梗死、机体状态恶化而无法手术。非手术不良事件方面，有 52% 的患者至少出现 1 次免疫相关不良事件，有 11% 的患者经历了 3～4 级不良事件，1 名患者因呼吸困难而死亡。总体而言，共观察到 99 例 1～2 级免疫相关不良事件，14 例 3～4 级免疫相关不良事件和 1 例 5 级免疫相关不良事件。其中，乏力（占 21%）、厌食（占 8%）、转氨酶升高（占 7%）和瘙痒（占 7%）最常见。手术相关不良事件方面，45% 的患者术后出现 1～2 级

Clavien-Dindo 并发症。其中，最常见的是尿路感染（占 26%）、麻痹性肠梗阻（占 7%）和贫血（占 6%）。仅 17% 的患者出现了 3 ~ 4 级 Clavien-Dindo 并发症。其中，伤口裂开最常见。此外，1 名患者术后因心血管并发症而死亡。

## （二）肌层浸润性膀胱癌的新辅助免疫联合用药

接下来讨论的新辅助免疫治疗的临床研究都采用了联合用药方案。NABUCCO 是一项关于伊匹木单抗和纳武利尤单抗联合用药的单臂、开放的可行性临床研究，主要研究对象为 cT3-4aN0M0 或 cT1-4aN1-3M0，且拒绝或不适合新辅助化疗的尿路上皮癌患者。治疗方案：第 1 天伊匹木单抗（3 mg/kg）治疗，第 22 天伊匹木单抗（3 mg/kg）和纳武利尤单抗（1 mg/kg）联合用药治疗，第 43 天纳武利尤单抗（3 mg/kg）治疗。不同于 PURE-01 和 ABACUS 研究，NABUCCO 研究纳入了有淋巴结转移的患者（约占 42%）及 1 名上尿路尿路上皮癌患者[48]。此外，NABUCCO 研究的主要终点事件是药物治疗开始后 12 周内进行手术的可行性。共有 24 名患者接受伊匹木单抗和纳武利尤单抗联合治疗后行根治性膀胱切除术或肾输尿管切除术。其中，75% 的患者接受了全疗程的治疗，而 25% 的患者因免疫相关不良事件而中止第二剂的纳武利尤单抗治疗。总体上，所有的患者至少经历 1 次免疫相关不良事件。其中，41% 的患者经历了 3 ~ 4 级免疫相关不良事件，最常见的是脂肪酶升高（占 25%）、丙氨酸氨基转移酶升高（占 12%）、腹泻（占 12%）。此外，23 名患者在 12 周内顺利接受手术治疗，1 名患者则因溶血而延迟手术。该研究尚未公布手术相关不良事件和术后并发症的数据。

虽然 2 项关于度伐利尤单抗和曲美木单抗新辅助治疗的临床研究尚未公布最后的结果，但是有限的安全数据仍值得讨论。首先，NCT02812420 是一项单臂、开放的先导性临床研究，主要针对 cT2-4a 且不适合或拒绝新辅助化疗的肌层浸润性膀胱癌患者[11]。患者在第 1 周和第 5 周接受曲美木单抗和度伐利尤单抗治疗，并在第 9 至第 11 周行根治性膀胱切除术。据统计，NCT02812420 研究共纳入 28 名患者。其中，21 名患者在接受免疫检查点抑制剂治疗后进行了手术治疗。数据表明，17% 的患者经历了 3 ~ 4 级免疫相关不良事件，如肝炎、淀粉酶 / 脂肪酶升高，但具体发生比例尚未公布。此外，有 2 名患者因免疫相关不良事件而推迟手术 4 周以上。目前，该研究尚未公布手术相关不良事件和术后并发症的相关数据。其次，DUTRENEO 是一项纳入分期为 cT2-T4aN ≤ 1 的肌层浸润性膀胱癌患者的开放、多臂的 II 期临床研究[49]。与其他研究不同，DUTRENEO 研究纳入了符合新辅助化疗标准的患者。入组后，根据促炎症 γ 干扰素信号（TIS）对患者进行分组。"热肿瘤"患者随机接受 3 个治疗周期（每 4 周为 1 个治疗周期）的曲美木单抗 75 mg 加度伐利尤单抗 1500 mg 治疗或标准新辅助化疗，而"冷肿瘤"患者只接受标准新辅助化疗。据统计，16 名"冷肿瘤"患者和 22 名"热肿瘤"患者接受了标准新辅助化疗，23 名"热肿瘤"患者接受了免疫检查点抑制剂治疗。在非手术不良事件方面，分别有 62.5% 的"冷肿瘤"患者和 36.4% 的"热肿瘤"患者接受新辅助化疗后发生了 3～4 级不良事件，而在接受免疫检查点抑制剂治疗的"热肿瘤"患者中这一比例仅为 21.7%。大多数患者在接受新辅助化疗或免疫检查点抑制剂治疗后行根治性膀胱切除术。该研究的最终结果及手术相关不良事件和术后并发症的数据尚未公布。

## （三）肌层浸润性膀胱癌的辅助免疫治疗

目前，关于免疫检查点抑制剂辅助治疗的研究数据有限。IMvigor010 是一项关于阿替利珠单抗辅助治疗的开放、随机Ⅲ期临床研究，主要研究对象是 pT2-4a 或 pN+ 且接受新辅助化疗治疗的肌层浸润性膀胱癌患者和 pT3-4a 或 pN+ 且未接受新辅助化疗的肌层浸润性膀胱癌患者[50]。入组后，患者需在 14 周内行根治性膀胱切除术，术后随机接受阿替利珠单抗（每 3 周 1200 mg，16 个疗程）治疗或随访观察。非手术不良事件方面，有 16% 接受阿替利珠单抗治疗的患者发生了 3～4 级免疫相关不良事件。研究发现，患者通常是因皮肤和胃肠道相关免疫相关不良事件而停药。然而研究并未公布停药的具体人数。

## （四）肌层浸润性膀胱癌的围手术期免疫联合治疗

如前所述，一项评估围手术期免疫检查点抑制剂联合治疗的临床研究早期结果已经发表。SAKK06/17 是一项开放、单臂的Ⅱ期临床研究，主要研究度伐利尤单抗联合顺铂或吉西他滨治疗 cT2-T4a 的肌层浸润性膀胱癌和上尿路上皮癌患者[51]。不同于其他研究，SAKK06/17 更注重研究免疫治疗联合化疗，该研究纳入的 33 名肌层浸润性膀胱癌患者和 1 名上尿路上皮癌患者均接受了联合治疗。对于纳入的患者，术前给予 4 个周期的顺铂治疗或吉西他滨治疗，第 2 周期开始时加用度伐利尤单抗 1500 mg 治疗，术后再给予 10 个周期的度伐利尤单抗单药治疗。在非手术不良事件方面，24% 的患者发生了 3～4 级免疫相关不良事件。新辅助治疗结束后，有 30 名患者顺利接受手术治疗。而在 4 名未接受手术治疗的患者中，有 3 名患者拒绝手术治疗，1 名患者在评估后因"冰冻骨盆"而不符合手术条件。此外，27% 的患者经历了 3 级及以上 Clavien-Dindo 并发症。其中，感染最为多见，占 17%。

## 六、肾癌围手术期的免疫治疗

对于可疑的局限性肾细胞癌，美国泌尿外科学会推荐肾部分切除术或根治性肾切除术治疗。由于两种术式治疗 T1-T2N0M0 肿瘤的结局无显著差异，因此，临床上首选保留肾单位的肾部分切除术[52-53]。研究表明，部分具有中高危复发风险的患者不能从靶向药物治疗中得到生存获益，在围手术期缺乏可选择的系统性治疗[54-55]。因此，局限性肾细胞癌切除术后的免疫检查点抑制剂辅助治疗成为学者们关注的重点。本节提及的3 个临床研究仍在进行中，相应的研究数据也尚未公布。

KEYNOTE-564 是一项随机、双盲、安慰剂对照的帕博利珠单抗辅助治疗的 Ⅲ 期临床研究，主要研究对象为中高危的肾细胞癌患者，包括具有核分级 4 级或肉瘤样分化的 pT2N0N0、pT3-T4N0M0、区域淋巴结转移的 $M_0$ 期或无瘤状态下的 $M_1$ 期。对照组接受安慰剂（生理盐水）治疗，实验组每 3 周接受 1 剂帕博利珠单抗（200 mg）静脉注射治疗，持续 17 个周期。若患者出现药物相关毒副作用或肿瘤复发，则中止治疗。主要终点为无病生存期，次要终点为总生存期[56]。

IMmotion010 是一项关于阿替利珠单抗辅助治疗高危肾细胞癌的随机、双盲、安慰剂对照的 Ⅲ 期临床研究。高危因素包括核分级为 4 级的 T2 期、核分级为 3 ～ 4 级的 T3a 期、T3b/c-T4 期和伴区域淋巴结转移的任意 T 分期。患者被随机分配接受阿替利珠单抗（1200 mg）或安慰剂，每 3 周静脉注射 1 次，持续 16 个周期或 1 年。主要终点和次要终点分别是无病生存期和总生存期[57]。

RAMPART 是一项关于度伐利尤单抗单药或联合曲美木单抗治疗或主动监测中高危复发风险（基于 Leibovich 评分）患者的 Ⅲ 期随机对照临床研究[3-11]，主要终点为无病生存期和总生存期[58]。

## 七、前列腺癌围手术期的免疫治疗

由于前列腺癌的早期发现和大多数接受根治性治疗的前列腺癌患者的特异性死亡率相对较低，少有研究涉及极低危至中危局限性前列腺癌的新辅助或辅助治疗[59-66]。包括根治性前列腺切除术、放疗、雄激素剥夺治疗在内的多种治疗方法对高危甚至极高危前列腺癌患者都有良好的疗效[67]。例如，接受根治性前列腺切除术的患者 10 年特异性生存率为 83% ～ 93%[68]。因此，本节仅简要介绍一项关于前列腺癌新辅助免疫治疗的临床研究。

NCT03753243 是一项开放、单臂的 Ⅱ 期临床研究，主要研究帕博利珠单抗联合恩杂鲁胺新辅助治疗高危局限性前列腺癌。高危因素为 cT3a、Gleason 评分为 8 ～ 10 分、前列腺特异性抗原大于 20 ng/mL。纳入的患者将接受 14 ～ 16 周的帕博利珠单抗（每3 周 200 mg）和恩杂鲁胺（每日 160 mg）联合治疗。主要终点为病理学完全缓解，次要终点为安全性和生化完全缓解[69]。目前，该研究仍在进行中。

# 八、结语

本章简要汇总了有关肌层浸润性膀胱癌、肾细胞癌和前列腺癌的围手术期免疫检查点抑制剂治疗的临床研究，重点归纳了包括药物相关毒副作用和非手术并发症在内的早期安全性评价数据。研究数据表明，与其他恶性肿瘤相比，肌层浸润性膀胱癌、肾细胞癌和前列腺癌免疫检查点抑制剂相关的毒副作用的类型和发生的概率没有明显差异。接受新辅助免疫治疗通常不会延误手术时机。当然，这些数据还有待最终的报告和进一步的研究来证实，以期为围手术期免疫治疗的可行性和耐受性提供强有力的早期证据。

# 参考文献

［1］RIBAS A, WOLCHOK J D. Cancer immunotherapy using checkpoint blockade［J］. Science, 2018, 359（6382）：1350-1355.

［2］PARDOLL D M. The blockade of immune checkpoints in cancer immunotherapy［J］. Nature reviews cancer, 2012, 12（4）：252-264.

［3］IWAI Y, ISHIDA M, TANAKA Y, et al. Involvement of PD-L1 on tumor cells in the escape from host immune system and tumor immunotherapy by PD-L1 blockade［J］. Proc Natl Acad Sci U SA, 2002, 99（19）：12293-12297.

［4］PARSA A T, WALDRON J S, PANNER A, et al. Loss of tumor suppressor PTEN function increases B7-H1 expression and immunoresistance in glioma［J］. Nature medicine, 2007, 13（1）：84-88.

［5］TAUBE J M, ANDERS R A, YOUNG G D, et al. Colocalization of inflammatory response with B7-h1 expression in human melanocytic lesions supports an adaptive resistance mechanism of immune escape［J］. Science translational medicine, 2012, 4（127）：127-137.

［6］VADDEPALLY R K, KHAREL P, PANDEY R, et al. Review of indications of FDA- approved immune checkpoint inhibitors per NCCN guidelines with the level of evidence［J］. Cancers, 2020, 12（3）：738.

［7］FDA limits the use of Tecentriq and Keytruda for some urothelial cancer patients［EB/OL］.［2018-07-05］. https：//www.fda.gov/drugs/resources-information-approved-drugs/fda-limits-use-tecentriq-and-keytruda-some-urothelial-cancer-patients.

［8］Nivolumab for Treatment of Urothelial Carcinoma［EB/OL］.［2017-02-02］. https：//www.fda.gov/drugs/resourcesinformation-approved-drugs/nivolumab-treatment-urothelial-carcinoma.

［9］Durvalumab（Imfnzi）［EB/OL］.［2017-05-01］. https：//www.fda.gov/drugs/resources-information-approved-drugs/durvalumab-imfnzi.

［10］FDA approves avelumab for urothelial carcinoma maintenance treatment［EB/OL］.［2020-07-

01〕. https：//www.fda.gov/drugs/drug-approvals-and-databases/fda-approves-avelumab-urothelial-carcinomamaintenance-treatment.

〔11〕GAO J，SIEFKER-RADTKE A O，NAVAI N，et al. A pilot presurgical study evaluating anti-PD-L1 durvalumab（durva）plus anti-CTLA-4 tremelimumab（treme）inpatients（pts）with high-risk muscle-invasive bladder carcinoma（MIBC）who are ineligible for cisplatin-based neoadjuvant chemotherapy（NAC）〔J〕. J Clin Oncol，2019，37（Suppl_15）：4551.

〔12〕FDA approves nivolumab plus ipilimumab combination for intermediate or poor-risk advanced renal cell carcinoma〔EB/OL〕.〔2018-04-16〕. https：//www.fda.gov/drugs/resources-information-approved-drugs/fda-approves-nivolumab-plus-ipilimumab-combination-intermediate-or-poor-risk-advancedrenal-cell.

〔13〕FDA approves avelumab plus axitinib for renal cell carcinoma〔EB/OL〕.〔2019-05-15〕. https：//www.fda.gov/drugs/resources-information-approved-drugs/fda-approves-avelumab-plus-axitinib-renal-cellcarcinoma#：～：text=On%20May%2014%2C%202019%2C%20the，renal%20cell%20carcinoma%20（RCC）.

〔14〕FDA approves pembrolizumab plus axitinib for advanced renal cell carcinoma〔EB/OL〕.〔2019-04-22〕. https：//www.fda.gov/drugs/drug-approvals-and-databases/fda-approves-pembrolizumab-plus-axitinibadvanced-renal-cell-carcinoma.

〔15〕MARCUS L，LEMERY S J，KEEGAN P，et al. FDA approval summary：Pembrolizumab for the treatment of microsatellite instability-high solid tumors〔J〕. Clin Cancer Res，2019，25（13）：3753-3758.

〔16〕WANG Y，ZHOU S，YANG F，et al. Treatment-related adverse events of PD-1 and PD-L1 inhibitors in clinical trials：a systematic review and meta-analysis〔J〕. JAMA Oncology，2019，5（7）：1008-1019.

〔17〕HAANEN J，CARBONNEL F，ROBERT C，et al. Management of toxicities from immunotherapy：ESMO clinical practice guidelines for diagnosis，treatment and follow- up〔J〕. Ann Oncol，2017，28（Suppl_4）：iv119-iv142.

〔18〕PUZANOV I，DIAB A，ABDALLAH K，et al. Managing toxicities associated with immune check-point inhibitors：Consensus recommendations from the Society for Immunotherapy of Cancer（SITC）Toxicity Management Working Group〔J〕. Journal for immunotherapy of cancer，2017，5（1）：95.

〔19〕BRAHMER J R，LACCHETTI C，SCHNEIDER B J，et al. Management of immune- related adverse events inpatients treated with immune checkpoint inhibitor therapy：American Society of clinical oncology clinical practice guideline〔J〕. J Clin Oncol，2018，36（17）：1714-1768.

〔20〕WEBER J S，HODI F S，WOLCHOK J D，et al. Safety profile of nivolumab monotherapy：A pooled analysis of patients with advanced melanoma〔J〕. J Clin Oncol，2017，35（7）：785-792.

〔21〕HORVAT T Z，ADEL N G，DANG T O，et al. Immune-related adverse events，need for systemic immunosuppression，and effects on survival and time to treatment failure inpatients with melanoma treated with ipilimumab at Memorial Sloan Kettering Cancer Center〔J〕. J Clin Oncol，2015，33（28）：3193-3198.

〔22〕NAIDOO J，PAGE D B，LI B T，et al. Toxicities of the anti-PD-1 and anti-PD-L1 immune checkpoint antibodies〔J〕. Ann Oncol，2015，26（12）：2375-2391.

〔23〕HODI F S，O'DAY S J，MCDERMOTT D F，et al. Improved survival with ipilimumab in patients with metastatic melanoma〔J〕. New England journal of medicine，2010，363（8）：711-723.

〔24〕TOPALIAN S L，SZNOL M，MCDERMOTT D F，et al. Survival，durable tumor remission，and longterm safety in patients with advanced melanoma receiving nivolumab〔J〕. J Clin Oncol，2014，32（10）：1020-1030.

［25］ABU-SBEIH H, ALI F S, NAQASH A R, et al. Resumption of immune checkpoint inhibitor therapy after immune-mediated colitis［J］. J Clin Oncol, 2019, 37（30）：2738-2745.

［26］WEBER J S, KUDCHADKAR R R, YU B, et al. Safety, effcacy, and biomarkers of nivolumab with vaccine in ipilimumab-refractory or -naive melanoma［J］. J Clin Oncol, 2013, 31（34）：4311-4318.

［27］NAIDOO J, WANG X, WOO K M, et al. Pneumonitis inpatients treated with anti- programmed death-1/programmed death ligand 1 therapy［J］. J Clin Oncol, 2017, 35（7）：709-717.

［28］O'DONNELL J S, HOEFSMIT E P, SMYTH M J, et al. The promise of neoadjuvant immunotherapy and surgery for cancer treatment［J］.Clin Cancer Res, 2019, 25（19）：5743-5751.

［29］LIU J, BLAKE S J, YONG M C, et al. Improved efficacy of neoadjuvant compared to adjuvant immunotherapy to eradicate metastatic disease［J］. Cancer discovery, 2016, 6（12）：1382-1399.

［30］FORDE P M, CHAFT J E, SMITH K N, et al. Neoadjuvant PD-1 blockade in resectable lung cancer［J］. New England journal of medicine, 2018, 378（21）：1976-1986.

［31］MAGEE D E, HIRD A E, KLAASSEN Z, et al. Adverse event profile for immunotherapy agents compared with chemotherapy in solid organ tumors：a systematic review and meta-analysis of randomized clinical trials［J］. Ann Oncol, 2020, 31（1）：50-60.

［32］MICHOT J M, BIGENWALD C, CHAMPIAT S, et al. Immune-related adverse events with immune checkpoint blockade：a comprehensive review［J］. European journal of cancer, 2016（54）：139-148.

［33］BLANK C U, ROZEMAN E A, FANCHI L F, et al. Neoadjuvant versus adjuvant ipilimumab plus nivolumabin macroscopic stage Ⅲ melanoma［J］. Nature medicine, 2018, 24（11）：1655-1661.

［34］HOROWITZ M, NEEMAN E, SHARON E, et al. Exploiting the critical perioperative period to improve long-term cancer outcomes［J］. Nature reviews clinical oncology, 2015, 12（4）：213-226.

［35］HILLER J G, PERRY N J, POULOGIANNIS G, et al. Perioperative events influence cancer recurrence risk after surgery［J］. Nature reviews clinical oncology, 2018, 15（4）：205-218.

［36］MATZNER P, SANDBANK E, NEEMAN E, et al. Harnessing cancer immunotherapy during the unexploited immediate perioperative period［J］. Nature reviews clinical oncology, 2020, 17（5）：313-326.

［37］CHEN Z, ZHANG P, XU Y, et al. Surgical stress and cancer progression：the twisted tango［J］. Molecular cancer, 2019, 18（1）：132.

［38］CHANG S S, BOCHNER B H, CHOU R, et al. Treatment of non-metastatic muscle- invasive bladder cancer：AUA/ASCO/ASTRO/SUO guideline［J］. Journal of urology, 2017, 198（3）：552-559.

［39］MEEKS J J, BELLMUNT J, BOCHNER B H, et al. A systematic review of neoadjuvant and adjuvant chemotherapy for muscle-invasive bladder cancer［J］. European urology, 2012, 62（3）：523-533.

［40］Advanced Bladder Cancer Meta-analysis Collaboration. Neoadjuvant chemotherapy in invasive bladder cancer：a systematic review and meta-analysis［J］. Lancet, 2003, 361（9373）：1927-1934.

［41］ZAID H B, PATEL S G, STIMSON C J, et al. Trends in the utilization of neoadjuvant chemotherapy in muscle-invasive bladder cancer：results from the national cancer database［J］. Urology, 2014, 83（1）：75-80.

［42］DUIVENVOORDEN W C, DANESHMAND S, CANTER D, et al. Incidence, characteristics and implications of thromboembolic events inpatients with muscle invasive urothelial carcinoma of the bladder undergoing neoadjuvant chemotherapy［J］. Journal of urology, 2016, 196（6）：1627-1633.

［43］JANISCH F, RINK M, SHARIAT S F. The promise and challenges of neoadjuvant immunotherapy in the management of non-metastatic muscle-invasive bladder cancer［J］. BJU Int, 2020, 125（6）：753-755.

［44］STEIN J P, LIESKOVSKY G, COTE R, et al. Radical cystectomy in the treatment of invasive bladder cancer：long-term results in 1054 patients［J］. J Clin Oncol, 2001, 19（3）：666-675.

［45］NECCHI A, ANICHINI A, RAGGI D, et al. Pembrolizumab as neoadjuvant therapy before radical cystectomy inpatients with muscle-invasive urothelial bladder carcinoma（PURE-01）：An open-label, single-arm, phase Ⅱ study［J］. J Clin Oncol, 2018, 36（34）：3353-3360.

［46］PAREKH D J, REIS I M, CASTLE E P, et al. Robot-assisted radical cystectomy versus open radical cystectomy inpatients with bladder cancer（RAZOR）：an open-label, randomised, phase 3, non-inferiority trial［J］. Lancet, 2018, 391（10139）：2525-2536.

［47］POWLES T, KOCKX M, RODRIGUEZ-VIDA A, et al. Clinical efficacy and biomarker analysis of neoadjuvantatezolizumab inoperable urothelial carcinoma in the ABACUS trial［J］. Nature medicine, 2019, 25（11）：1706-1714.

［48］DIJK N V, GIL-JIMENEZ A, SILINA K, et al. Preoperative ipilimumab plus nivolumab in locoregionally advanced urothelial cancer：the NABUCCO trial［J］. Nature medicine, 2020, 26（12）：1839-1844.

［49］GRANDE E, GUERRERO F, PUENTE J, et al. DUTRENEO trial：A randomized phase Ⅱ trial of DUrvalumab and TREmelimumab versus chemotherapy as a NEOadjuvant approach to muscle-invasive urothelial bladder cancer（MIBC）patients（pts）prospectively selected by an interferon（INF）-gamma immune signature［J］. J Clin Oncol, 2020, 38（15_Suppl）：5012.

［50］HUSSAIN M H A, POWLES T, ALBERS P, et al. IMvigor010：primary analysis from a phase Ⅲ randomized study of adjuvantatezolizumab（atezo）versus observation（obs）in high-risk muscle invasive urothelial carcinoma（MIUC）［J］. J Clin Oncol, 2020, 38（Suppl_15）：5000.

［51］CATHOMAS R, PETRAUSCH U, HAYOZ S, et al. Perioperative chemoimmunotherapy with durvalumab（Durva）in combination with cisplatin/gemcitabine（Cis/Gem）for operable muscle invasive urothelial carcinoma（MIUC）：preplanned interim analysis of a single-arm phase Ⅱ trial（SAKK 06/17）［J］. J Clin Oncol, 2020, 38（Suppl_6）：499.

［52］CAMPBELL S, UZZO R G, ALLAF M E, et al. Renal mass and localized renal cancer：AUA guideline［J］. Journal of urology, 2017, 198（3）：520-529.

［53］VAN POPPEL H, DA POZZO L, ALBRECHT W, et al. A prospective, randomised EORTC intergroup phase 3 study comparing the oncologic outcome of elective nephron- sparing surgery and radical nephrectomy for low-stage renal cell carcinoma［J］. European urology, 2011, 59（4）：543-552.

［54］SMALDONE M C, FUNG C, UZZO R G, et al. Adjuvant and neoadjuvant therapies in high-risk renal cell carcinoma［J］. Hematol Oncol Clin North Am, 2011, 25（4）：765-791.

［55］PAL S K, HAAS N B. Adjuvant therapy for renal cell carcinoma：past, present, and future［J］. The oncologist, 2014, 19（8）：851-859.

［56］CHOUEIRI T K, QUINN D I, ZHANG T, et al. KEYNOTE-564：a phase 3, randomized, double blind, trial of pembrolizumab in the adjuvant treatment of renal cell carcinoma［J］. J Clin Oncol, 2018, 36（Suppl_15）：TPS4599.

［57］UZZO R, BEX A, RINI B I, et al. A phase Ⅲ study of atezolizumab（atezo）vs placebo as adjuvant therapy in renal cell carcinoma（RCC）patients（pts）at high risk of recurrence following resection（IMmotion010）［J］. J Clin Oncol, 2017, 35（Suppl_15）: TPS4598.

［58］LARKIN J, MEADE A, POWLES T, et al. RAMPART renal adjuvant multiple arm randomised trial［C］. National Cancer Research Institute Cancer Conference, 2019, UK.

［59］BOKHORST LP, VALDAGNI R, RANNIKKO A, et al. Adecade of active surveillance in the PRIAS study: an update and evaluation of the criteria used to recommend a switch to active treatment ［J］. European urology, 2016, 70（6）: 954-960.

［60］MAHRANA, TURK A, BUZZY C, et al. Younger men with prostate cancer have lower risk of upgrading while on active surveillance: a meta-analysis and systematic review of the literature［J］. Urology, 2018（121）: 11-18.

［61］SHAPPLEY W V 3rd, KENFELD S A, KASPERZYK J L, et al. Prospective study of determinants and outcomes of deferred treatment or watchful waiting among men with prostate cancer in a nationwide cohort［J］. J Clin Oncol, 2009, 27（30）: 4980-4985.

［62］BUL M, ZHU X, VALDAGNI R, et al. Active surveillance for low-risk prostate cancer worldwide: the PRIAS study［J］. European urology, 2013, 63（4）: 597-603.

［63］GODTMAN R A, HOLMBERG E, KHATAMI A, et al. Outcome following active surveillance of men with screen-detected prostate cancer. Results from the Göteborg randomised population-based prostate cancer screening trial［J］. European urology, 2013, 63（1）: 101-107.

［64］RIDER J R, SANDIN F, ANDREN O, et al. Long-term outcomes among noncuratively treated men according to prostate cancer risk category in a nationwide, population-based study［J］. European urology, 2013, 63（1）: 88-96.

［65］VAN DEN BERGH R C, ALBERTSEN P C, BANGMA C H, et al. Timing of curative treatment for prostate cancer: a systematic review［J］. European urology, 2013, 64（2）: 204-215.

［66］KLOTZ L, VESPRINI D, SETHUKAVALAN P, et al. Long-term follow-up of a large active surveillance cohort of patients with prostate cancer［J］. J Clin Oncol, 2015, 33（3）: 272-277.

［67］SANDAM G, CADEDDU J A, KIRKBY E, et al. Clinically localized prostate cancer: AUA/ASTRO/SUO guideline. Part II: recommended approaches and details of specific care options［J］. Journal of urology, 2018, 199（4）: 990-997.

［68］CHANG A J, AUTIO K A, ROACH M 3rd, et al. High-risk prostate cancer-classification and therapy［J］. Nature reviews clinical oncology, 2014, 11（6）: 308-323.

［69］Neoadjuvant Pembrolizumab Plus Androgen Axis Blockade Prior to Prostatectomy for High Risk Localized Prostate Cancer［Z］. https://clinicaltrials.gov/ct2/show/NCT03753243. Accessed.

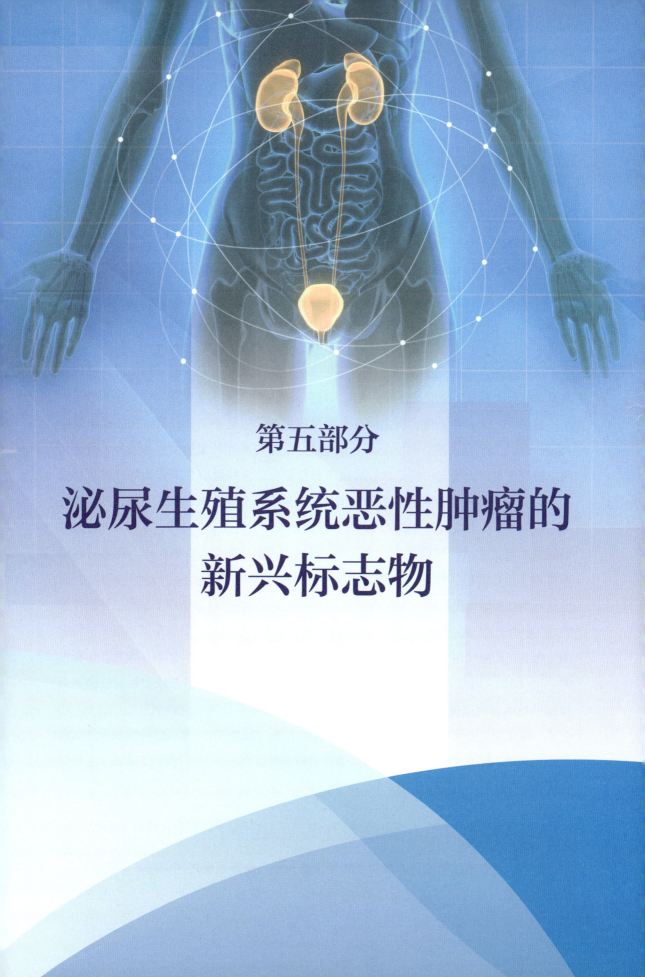

# 第五部分

# 泌尿生殖系统恶性肿瘤的新兴标志物

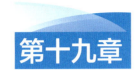

# 第十九章　泌尿生殖系统恶性肿瘤的新兴生物标志物——微生物群

Filippo Pederzoli，Valentina Murdica，Andrea Salonia，Massimo Alfano

众所周知，17 世纪下半叶微生物学先驱荷兰科学家安东尼·范·列文虎克利用自制显微镜首次对微生物世界进行了观察。此后，微生物组对人类健康和疾病的影响受到了广泛关注。人体与微生物群之间存在微生态平衡，一旦平衡被打破，人体就会发生"菌群失调"。研究发现，菌群失调可直接或间接参与恶性肿瘤的发生和发展。截至目前，研究人员已经鉴定出特定的肿瘤微生物特征[1]，并将菌群失调作为癌症的新标志之一[2]。幽门螺杆菌感染导致胃癌是细菌致癌最典型和研究最深入的案例。幽门螺杆菌的毒力因子会直接刺激胃壁细胞，并在胃内形成一个慢性炎症环境，从而共同促进胃癌的发生和发展[3]。研究显示，除了特定的细菌或微生物组有致癌作用，还有一些细菌可用于治疗肿瘤。例如，膀胱灌注卡介苗是第一个用于泌尿系肿瘤的免疫疗法[4]，也是利用细菌治疗癌症的一个典型案例，国际指南推荐该治疗方法用于非肌层浸润性膀胱癌的治疗，以减少非肌层浸润性膀胱癌的复发和进展。此外，肠道及其他组织的特定微生物组在药物代谢中同样可以发挥关键作用，如导致药物失活、影响疗效和产生毒性等[5-8]。例如，研究人员在黑色素瘤小鼠模型中发现，口服双歧杆菌或使用免疫检查点抑制剂均可显著提高肿瘤控制率，而两者联合使用几乎可以完全抑制肿瘤的生长[9]。此外，微生物组还可能介导药物的不良反应。例如，细菌的 β - 葡萄糖醛酸酶在肠腔内重新活化无活性的 SN-38G，与伊立替康剂量限制性腹泻相关[10]，凸显了肠道微生物组在药物不良反应中的关键作用。

## 一、微生物组在肿瘤发生发展和治疗中的作用

目前，已有多项研究深入探讨了特定菌群失调与病理状态之间的联系。研究显示，粪便微生物移植可通过恢复肠道微生物组有效治疗溃疡性结肠炎[11]。人类微生物组

在癌症领域的研究也愈加深入[12-14]。微生物组对癌症的影响不仅限于病理的致癌过程[15-18]，而且还涉及治疗反应的多个阶段[19-22]，并通过肿瘤内部机制[19]和肠道微生物组—免疫系统—肿瘤轴[20]发挥作用。微生物群与癌症治疗反应的密切关系引起了研究者的广泛关注，人们开始探索利用微生物群来预测和增强癌症的治疗效果。

大量研究已经揭示了肠道微生物组对免疫检查点抑制抗肿瘤治疗反应的关键调节作用[9, 20, 23-25]。这些研究采用了相似的实验设计：分析肠道菌群对病理反应、肿瘤降期及无进展生存等重要研究终点的预测价值，从而确定有利的微生物特征。然后通过在无菌或抗生素处理的动物模型中进行微生物移植，证明"响应者"的微生物组在动物模型中具有显著增强抗肿瘤的效果。尽管这一领域的研究文献日益增多，但是只有少数几种细菌能够在多个研究中得到反复验证，这提示在微生物组研究中必须考虑饮食和联合用药等其他潜在影响因素。免疫治疗与微生物组之间紧密的相互作用可以通过多种机制来解释，如通过微生物代谢产物和趋化因子直接调节 T 细胞反应或间接增加抗原呈递和 T 细胞激活的效率从而影响治疗效果[26]。

目前，肠道微生物组在肿瘤化疗反应中的重要作用已得到实验证实。Viaud 等通过动物模型研究发现[21]，抗肿瘤药物环磷酰胺可导致小肠绒毛缩短、肠上皮屏障破坏及相关微生物菌群失调，进而使多种共生的革兰氏阳性菌大量移位至肠系膜淋巴结和脾脏。在这些次级淋巴结组织中，移位的细菌激活了致病性 Th17 细胞和记忆性 Th1 细胞特定亚群，进而显著提升了环磷酰胺的抗肿瘤效果。此外，Iida 等在另一项临床前研究[22]中发现，抗生素对小鼠肠道微生物组的破坏会显著抑制 CpG 寡脱氧核苷酸的免疫治疗效果和奥沙利铂的抗肿瘤作用。同时，该研究发现抗肿瘤治疗反应与特定微生物诱导的炎症基因表达及肿瘤微环境中活性氧化物的产生显著相关。此外，肠道微生物组在抗肿瘤治疗相关毒性反应中的作用也至关重要。研究显示，定植于肠道中的拟杆菌门（*Bacteroidetes*）和双歧杆菌属（*Bifidobacterium*）均可有效降低免疫治疗引起的结肠炎的发生率[27-28]。然而，微生物组在平衡抗肿瘤效果和不良反应方面的机制是多方面的。例如，周围神经病变是奥沙利铂常见的不良反应，其发生率高达 30%。这种神经病变可能持续数年，且病变严重的患者无法接受足量奥沙利铂的治疗[29]。Shen 等[30]发现小鼠模型中的肠道微生物组能够直接影响脊髓背根神经节的炎症状态，从而介导奥沙利铂诱导的机械性痛觉过敏。在无菌或接受抗生素的动物模型中，奥沙利铂诱发的机械性痛觉过敏会得到显著缓解。不仅如此，这个研究还揭示了一个潜在的机制，即细菌组成成分，如脂多糖与奥沙利铂共同作用于巨噬细胞会导致促炎环境。综上所述，肠道微生物组在奥沙利铂抗肿瘤治疗中起到了双刃剑的作用，虽然增强了奥沙利铂的抗肿瘤效果[22]，但是也增加了奥沙利铂的神经毒性。因此，微生物组在疗效和毒性调控中的具体机制仍需进一步探索。

另一个备受关注的研究领域是肿瘤内细菌在癌症治疗中的作用，这些微生物通过其独特的代谢活动显著改变肿瘤微环境中药物的浓度和活性。Geller 等[19]发现在结肠癌动物模型中，肿瘤微环境中的细菌如 γ-变形菌（*Gammaproteobacteria*）释放的胞嘧啶脱氨酶将化疗药物吉西他滨（2',2'-二氟脱氧胞苷）转化为其非活性形式（2',2'-二氟脱氧尿苷），从而降低了抗肿瘤活性。而使用环丙沙星抑制肿瘤内的细菌活性可恢复吉西他滨的抗肿瘤治疗效果。这一发现进一步证实了细菌代谢产物与抗肿瘤治疗效果之间存在直接联系。此外，Yu 等[31]还揭示了具核梭形杆菌（*Fusobacterium nucleatum*）通过 TLR4/MYD88 信号通路和 MicroRNA 等复杂的生物反应网络增强肿瘤细胞的化疗抗性。在免疫治疗方面，肿瘤内细菌可能具有免疫抑制或免疫增敏作用。例如，某些具核梭形杆菌的凝集素菌株可通过其蛋白质 Fap2 抑制 NK 细胞在肿瘤微环境中对结肠癌细胞的杀伤作用，也可以通过与人 T 细胞免疫球蛋白和 NK 细胞表面的 TIGIT 受体相互作用，抑制其细胞毒性[32]，还可以通过与肿瘤浸润性淋巴细胞表面的 TIGIT 受体相互作用，从而进一步促进肿瘤免疫逃逸。另外，细菌在肿瘤微环境中也可发挥免疫刺激作用，促进免疫细胞的招募和激活，从而增强抗肿瘤免疫功能。Zheng 等[33]研究发现，通过基因工程改造的鼠伤寒沙门氏菌（*Salmonella typhimurium*）可分泌一种毒力因子——异源性弧菌鞭毛蛋白 B（FlaB），其可增加单核巨噬细胞和中性粒细胞在小鼠结肠癌微环境中的浸润，同时促使肿瘤内巨噬细胞向 M1 免疫活化表型转化，降低 M2 免疫抑制表型的比例。上述研究强调了肿瘤微环境中微生物组成的重要性。因此，为了避免产生不良影响，任何干预肿瘤内细菌的治疗（如抗生素、益生元和益生菌的应用等）都需要深思熟虑。

## 二、尿液微生物组的作用

长期以来，人们一直对"尿液无菌"这一观念深信不疑，直到后来此观念才被颠覆，其实尿液并非无菌。1881 年，细菌学家威廉·罗伯茨发表了"尿液无菌"的观点，这一观点在随后的一个多世纪里一直占据着主导地位[35]，即健康个体的新鲜尿液或患者的尿液中完全不含细菌或其他微小生物[34]。多年来，"尿液无菌"这一观点之所以能够稳固不变，其中一个主要原因可能是受限于当时尿液微生物学应用的标准培养技术，以及由此形成的一个误导观念——即将培养结果为阴性直接等同于"尿液无菌"的观念。然而，随着 16S rRNA 基因扩增测序等检测技术的广泛应用[36-38]及新型培养方法的引入[39]，人们逐渐发现上述观点存在本质错误。HILT 等[39]假设，常规尿液培养无菌的原因可能是接种细菌数量较少或需要特殊的培养条件，如需氧、厌氧、微需氧的培养条件和延长的孵育时间。在 80%（52/65）患有膀胱过度活动症（OAB）的女性及健康对照组的尿液样本中，通过扩展定量尿液培养（EQUC）这种个体化的培养和孵育条件可成功培养出多种细菌种类。而约 92%（48/52）的 EQUC 阳性样本在标准尿液培养方法下培养结果为阴性。此外，同一样本 EQUC 发现的大多数细菌使用 16S rRNA 基因测序也能够鉴定出来，这些结果为尿液微环境中存在活性细菌提供了证据。尽管与其他人类微生态系统相比，尿液微生物群尤其是膀胱微生物群的研究仍处于起步阶段，但其在泌尿生殖系统恶性肿瘤治疗效果的调节作用，以及预测治疗反应潜在生物标志物方面的研究正日益增加。

## 三、微生物群在肾癌诊治中的应用

在肾癌尤其是转移性肾癌的研究中，微生物组主要作为治疗反应的潜在生物标志物备受关注。Routy 等[24]的研究显示，接受抗 PD-1/PD-L1 免疫治疗前 2 个月内及治疗后 1 个月内接受 β - 内酰胺类、氟喹诺酮类或大环内酯类抗生素的晚期非小细胞肺癌、肾癌和膀胱癌患者，与未使用抗生素的患者相比，前者的无进展生存期和总生存期均较短。不仅如此，抗生素治疗可作为肺癌和肾癌免疫治疗抵抗的独立预测因子。研究发现，抗生素与免疫治疗抵抗之间的机制在于抗生素诱导的肠道菌群失调，导致嗜黏蛋白阿克曼氏菌（*Akkermansia muciniphila*）的相对丰度降低，从而减弱了对细胞毒性 T 细胞的免疫刺激作用，进而影响肿瘤的治疗反应。而给曾接受抗生素治疗的小鼠经口摄入嗜黏蛋白阿克曼氏菌（*A. muciniphila*），可以恢复抗 PD-1/PD-L1 免疫治疗的疗效，进一步证实了这一菌种对肿瘤免疫治疗反应具有关键的调节作用。

Routy 等[24]的研究结论在另一项研究[40]中也得到了证实和扩展，Derosa 等分析了 69 名接受纳武利尤单抗治疗的Ⅳ期肾癌患者的肠道菌群，证实了抗生素可降低纳武利尤单抗的治疗效果，并发现了治疗反应组和无效组相关的肠道微生物特征[40]。此外，前期使用酪氨酸激酶抑制剂（如阿昔替尼）会改变肠道微生物群，从而影响纳武利尤单抗的疗效。另一项纳入 31 名转移性肾癌患者的研究[41]证实，接受纳武利尤单抗或纳武利尤单抗联合伊匹木单抗治疗的患者肠道微生物群中存在不同的细菌类群，从免疫检查点抑制剂治疗中获益的患者肠道微生物多样性更高（Shannon 指数，*P*=0.001），进一步研究结果显示，治疗反应组的粪便中普雷沃菌（*Prevotella copri*）、青春双歧杆菌（*Bifidobacterium adolescentis*）和肠道巴恩斯氏菌（*Barnesiella intestinihominis*）均得到显著富集，而治疗无效组卵形拟杆菌（*Bacteroides ovatus*）显著富集。值得关注的是，在免疫治疗获益的患者中，与治疗反应相关的细菌——普雷沃菌（*P. copri*）和嗜黏蛋白阿克曼氏菌（*A.muciniphila*）的相对丰度普遍增加。肠道微生物群似乎还对另一类用于治疗转移性肾癌的药物发挥调节作用，即 VEGFR 酪氨酸激酶抑制剂，如阿昔替尼、舒尼替尼、培唑帕尼等（见表 19.1）。研究显示，出现酪氨酸激酶抑制剂诱导性腹泻的患者拟杆菌属（*Bacteroides* spp.）丰度较高[42]。Hahn 等[43]的研究结果显示，接受酪氨酸激酶抑制剂治疗并同时使用对拟杆菌属（*Bacteroides* spp.）有效的抗生素（β-内酰胺类、克林霉素、碳青霉烯类药物、甲硝唑、头孢菌素和四环素类药物）的患者，其无进展生存期较未接受抗生素治疗的患者有所延长。抗生素治疗队列患者无进展生存期获

表 19.1　微生物群在肾癌的主要研究结果

| 研究 | 主要发现 | 参考文献 |
|---|---|---|
| Pal et al.（2015） | 在纳入 20 名接受血管内皮生长因子 -TKI 治疗的 mRCC 患者的研究中发现，药物引起的腹泻患者粪便中，拟杆菌属菌的丰度较高，而普雷沃氏菌属菌的丰度较低 | [42] |
| Routy et al.（2018） | 该研究评估了 ABTs 对在接受 PD-1/PD-L1 单抗治疗的肿瘤患者效果的影响，其中包括 67 名肾细胞癌患者。研究显示，总体队列和仅肾细胞癌队列中，接受 ABTs 治疗的患者 PFS 和 OS 均较短。Cox 回归分析显示，ABTs 是肾癌患者对 PD-1 抑制剂的预测因子。嗜黏蛋白阿克曼氏菌是肠道共生菌中与肾癌患者抗 PD-1/PD-L1 治疗效果最显著相关的菌种 | [24] |
| Derosa et al.（2020） | 在 NIVOREN GETUG-AFU 26 研究共纳入了既往接受过一种或多种方案后病情进展的 69 名 IV 期肾细胞癌患者，接受纳武利尤单抗治疗。结果显示 ABTs 治疗（11 名患者，约 16%）降低了客观缓解率、PFS 和 OS，并影响肠道微生物群的组成。既往使用过 TKI（如阿昔替尼）会改变肾细胞癌患者肠道微生物群的组成 | [40] |
| Salgia et al.（2020） | 该研究纳入 31 名接受纳武利尤单抗或纳武利尤单抗联合伊匹木单抗治疗的 IV 期 mRCC 患者，结果显示较高的肠道微生物 α 多样性（Shannon 指数）与临床获益相关，临床获益定义为按照 RECIST v1.1 标准评价为完全缓解、部分缓解或疾病稳定，持续时间大于 4 个月。临床获益的患者粪便中显著富集青春双歧杆菌、肠道巴氏菌、内脏奥氏菌和埃格特双歧杆菌 | [41] |

注：ABTs 为抗生素；mRCC 为转移性肾细胞癌；OS 为总生存期；PFS 为无进展生存期；RECIST 为实体瘤临床疗效评价标准；TKI 为酪氨酸激酶抑制剂。

益，这可能与抗生素降低了腹泻的毒性，从而提高了治疗依从性有关，但其中的作用机制非常复杂，可能涉及有利于提高酪氨酸激酶抑制剂效果的肠道微生物群组成的转变。未来仍需要进一步的研究阐明肾癌中微生物组与治疗反应之间的相互作用。

## 四、微生物群在前列腺癌中的应用

人们历来认为前列腺细菌性炎症可能是导致前列腺癌的一个潜在危险因素[44-45]。成年人前列腺组织中常见的慢性炎症一度被认为是细菌感染所致。然而，在临床研究中发现，无论是最常见的细菌，还是与性传播疾病相关的细菌，均未明确显示是前列腺癌发生的高危因素[46-47]。健康前列腺中是否存在腺体内共生微生物群一直备受争议。Hochreiter 等[48]运用 16S rDNA PCR 技术分析了健康已故器官捐赠者、接受根治性前列腺切除术的前列腺癌患者及良性前列腺增生症患者的前列腺组织样本。尽管在前列腺癌和良性前列腺增生症样本中均检测到细菌 rDNA PCR 产物，但在健康前列腺样本中未能检测到细菌 rDNA PCR 产物，表明健康男性前列腺可能不存在共生细菌群落。然而，对前列腺切除的标本进行的其他研究发现，细菌存在于癌变组织、癌旁组织和正常组织的采样区域，但分布并不均匀[49-51]。因此，我们推测前列腺腺体可能并非全部存在细菌群落，而细菌主要生长在急性炎症或慢性炎症区域。Sfanos 实验室的一项研究为揭示炎症、细菌和前列腺癌发生之间的关联提供了强有力的证据[51]。炎症诱导的前列腺组织氧化应激可导致前列腺细胞 DNA 断裂，进而产生 TMPRSS2-ERG 基因融合[53-54]，这是前列腺癌的特征性基因改变。Sfanos 等[51]证明了以上基因融合始于与炎症相关的前列腺癌癌前病变——增生性炎性萎缩，而细菌基因毒素——大肠杆菌蛋白是导致体内外 DNA 不稳定和断裂的潜在因素。微生物群在前列腺癌中的主要研究结果见表 19.2。

表 19.2　微生物群在前列腺癌中的主要研究结果

| 研究 | 主要发现 | 参考文献 |
|---|---|---|
| Hochreiter et al. （2000） | 该研究使用 16S rDNA 基因测序来自器官捐赠者正常的前列腺样本（$n$=28）、根治性前列腺癌切除术样本（$n$=14）和前列腺增生切除术样本（$n$=6）的菌群。结果显示，与前列腺癌和前列腺增生样本相比，健康前列腺样本中未能检测到细菌 rDNA PCR 产物，表明前列腺腺体缺乏共生微生物群。前列腺中的细菌呈局部分布，并与炎症区域相关联 | [48] |

续表

| 研究 | 主要发现 | 参考文献 |
|---|---|---|
| Cavarretta et al.（2017） | 该研究检测了来自 16 例根治性前列腺切除标本的肿瘤组织、癌旁组织和正常组织的组织内菌群。结果显示，在肿瘤组织、癌旁组织和正常组织的不同区域均可富集丙酸杆菌属。在肿瘤组织或癌旁组织中，可富集葡萄球菌属 | [49] |
| Yow et al.（2017） | 该研究纳入来自 10 名 Gleason 评分≥ 8，肿瘤分期从 pT2c 到 pT3b 不等的侵袭性前列腺癌患者的 20 个快速冷冻组织活检样本，并检测组织内菌群。结果显示，在所有样本中均检测到肠杆菌科的种类，其中 95% 的样本中检测到了痤疮丙酸杆菌 | [50] |
| Sfanos et al.（2008） | 该研究通过 16S rDNA 基因测序分析了来自 30 名前列腺癌患者的 170 个样本，并检测了组织内菌群。结果显示，大多数活检样本均未检测到细菌 DNA 的存在，表明前列腺腺体缺乏普遍的共生菌群。与 16S rDNA 基因测序结果相比，活检标本的细菌培养结果培养出较少的物种，表明存在难以培养的细菌或非活跃状态的细菌 | [51] |
| Shrestha et al.（2018） | 该研究从接受前列腺癌活检的患者中收集了 135 份尿液样本；其中 65 名被诊断为癌症。结果显示，患者中无论是否患癌，尿液中菌群的 α 多样性和 β 多样性均没有显著差异。在一个主要由癌症患者组成的亚组的尿液样本中富集具有促炎作用的细菌（包括喉炎链球菌、乳酸分解厌氧杆菌、肥胖厌氧杆菌、沙阿氏厌氧杆菌、坎布里嫩梭菌、嗜淋巴珀舒尔菌等） | [56] |
| Sfanos et al.（2018） | 纳入来自 30 名男性（包括健康对照组和患有局限期、生化复发和转移性疾病的前列腺癌患者）的粪便样本进行肠道菌群分析。结果显示，前列腺癌患者与健康对照组间肠道菌群的 α 多样性存在差异。接受口服抗雄药物治疗的患者粪便中显示出嗜黏蛋白阿克曼氏菌和瘤胃球菌科的丰度呈增加的趋势。接受抗雄药物治疗的患者显示出肠道微生物群的功能转变，表现为参与类固醇生物合成和类固醇激素生物合成途径的菌群代谢物表达增加 | [60] |

除了前列腺组织微生物群，尿液微生物群作为前列腺疾病潜在预测和判断预后的生物标志物也引起了越来越多研究者的兴趣。研究人员通过分析患有慢性前列腺炎或慢性盆腔疼痛综合征的男性患者中段尿样本，发现患者的尿液中梭菌纲（*Clostridia*）和拟杆菌属（*Bacteroides*）均显著高于健康对照组，而对照组的尿液中则以芽孢杆菌纲

（*Bacilli*）为主[55]。研究者通过对比前列腺癌和非前列腺癌患者的尿液微生物群[56]，发现前列腺癌患者和对照组在细菌负荷和多样性方面均没有显著差异，但前列腺癌患者的尿液中具有更高丰度的潜在促炎细菌，包括喉炎链球菌（*S.anginosus*）、乳酸分解厌氧杆菌（*A.lactolyticus*）和嗜淋巴珀舒尔菌（*P.lymphophilum*）。此外，尿液中的已知病原体，如脲原体属（*Ureaplasma* spp.）在前列腺癌和良性前列腺增生样本中的丰度存在差异，并且这些差异与癌症的侵袭性和炎症程度密切相关。

在前列腺癌的治疗过程中，细菌还参与调节类固醇激素的代谢，对体内雄激素的水平起到重要的调节作用[57-58]。雄激素在正常的前列腺上皮细胞和激素敏感的前列腺癌细胞的生长和生存中扮演着关键角色。正是雄激素衍生的信号通路推动了雄激素阻断治疗在前列腺癌中的应用。在这一背景下，肠道和前列腺内特定细菌可能对调节类固醇激素和雄激素浓度产生深远影响，这不仅可能影响雄激素剥夺疗法的效果，还可能影响疾病的进展和患者的生存率。值得一提的是，雄激素与肠道微生物群之间存在复杂的相互作用。Harada 等[59]研究发现，在 C57BL/6J 小鼠去势后进行雄激素剥夺治疗，如果同时采用高脂饮食，会导致动物出现腹部肥胖；而在标准饮食条件下，动物腹部肥胖的情况则不明显。通过抗生素破坏原有的肠道微生物群，可以有效防止小鼠体重增加和内脏脂肪积聚。进一步的分类分析显示，雄激素剥夺治疗后肠道中厚壁菌门/拟杆菌门（*Firmicutes/Bacteroidetes*）的比例增加，乳杆菌属（*Lactobacillus*）的丰度也随之增加，这些都与肥胖有关。Sfanos 等[60]的探索性研究表明，接受抗雄激素治疗的男性肠道微生物群中，嗜黏蛋白阿克曼氏菌（*A.muciniphila*）和瘤胃球菌科（*Ruminococcaceae*）的丰度均显著增加，这些细菌种类与免疫检查点抑制剂的疗效密切相关。综上所述，微生物群与体内类固醇激素之间存在紧密的相互作用，对雄激素剥夺疗法的疗效及其引发的不良反应具有重要影响。

## 五、微生物群在膀胱癌中的应用

在膀胱癌的研究中，较少有研究关注患者与对照组尿液中微生物群的差异，且现有的文献对于这一问题尚未达成一致意见。Chipollini 等[61]指出，肌层浸润性膀胱癌患者的尿液中显著富集了拟杆菌属（*Bacteroides*）和粪球菌属（*Faecalibacterium*），而非肌层浸润性膀胱癌患者的样本则未显示出显著差异的微生物类群。Wu 等[62]发现，鞘氨醇杆菌科（*Sphingobacteriaceae*）在男性膀胱癌患者中较为丰富，而 Popović 等[63]研究显示，在男性膀胱癌患者中，梭菌属（*Fusobacterium*）、放线菌属（*Actinobaculum*）、法克兰菌属（*Facklamia*）和弯曲菌属（*Campylobacter*）的丰度均较高。此外，Mai

等[64]分析了男性和女性膀胱癌患者队列，确认了肠球菌属（*Enterococcus*）、肠杆菌科（*Enterobacteriaceae*）和乳杆菌科（*Lactobacillaceae*）是最常见的微生物。微生物群在膀胱癌中的主要研究结果见表19.3。

表 19.3　微生物群在膀胱癌中的主要研究结果

| 研究 | 主要发现 | 参考文献 |
| --- | --- | --- |
| Pederzoli et al.（2020） | 纳入膀胱癌患者和健康对照的 166 个生物样本，包括中段尿液和根治性膀胱切除患者的肿瘤和非肿瘤组织活检标本，进行菌群分析。结果显示，与健康对照组相比，克雷伯氏菌属在女性患者的尿液中更常见。在男性及女性患者的组织中均显示，伯克氏菌属在肿瘤组织中的丰度均高于非肿瘤组织 | [38] |
| Chipollini et al. (2020) | 纳入 38 名尿路上皮癌患者和 10 名健康对照的尿液样本进行菌群分析。结果显示癌症患者尿液样本中富集了拟杆菌属和粪球菌属 | [61] |
| Wu et al. (2018) | 纳入 31 名患有膀胱癌的男性和 18 名健康对照的中段尿液样本，进行菌群分析。结果显示，对比正常对照队列，癌症队列的中段尿液中不动杆菌属、厌氧球菌属和鞘脂杆菌属的丰度较高，而沙雷氏菌属、变形杆菌属和玫瑰单胞菌属的丰度较低 | [62] |
| Popović et al. (2018) | 纳入 12 名患有膀胱癌的男性和 11 名年龄匹配的健康对照的尿液样本，进行菌群分析。结果显示，膀胱癌患者的尿液富集了可能具有促肿瘤作用的梭杆菌属 | [63] |
| Mai et al. (2019) | 纳入 24 名膀胱癌患者的尿液样本，进行菌群分析。结果显示，不动杆菌属在膀胱癌样本中丰度较高 | [64] |

上述研究中的多样性结果可能与研究队列在患者种族、性别及疾病程度（如肌层浸润性尿路上皮癌与非肌层浸润性尿路上皮癌）不同有关。例如，报告的部分差异可能归因于性别特异性的微生物组成[65-66]。Pederzoli 等[38]对意大利北部的白种人膀胱癌患者和对照组进行了以性别为基础的尿液和组织相关微生物组分析。男性尿液样本中发现了丰佑菌目（*Opitutales*）和次级家族丰佑菌科（*Opitutaceae*）及酸杆菌门6（*Acidobacteria*-6）的显著富集；而在女性中，发现了属于肠杆菌科（Enterobacteriaceae）的克雷伯氏菌属（*Klebsiella*）的显著富集。这些发现与另一项研究结果一致，该研究发现在男性及女性的膀胱癌患者尿液中克雷伯氏菌属（*Klebsiella*）的丰度均增加[64]，不过 Pederzoli 等的研究只在女性患者的尿液样本中发现了这种富集现象。值得一提的是，克雷伯氏菌属（*Klebsiella*）能够产生大肠杆菌毒素，该毒素可导致直接的 DNA 双链损

伤，从而导致基因组的不稳定[52]，该结果与前文提到的在前列腺组织中的结果一致。

　　在研究泌尿生殖系统恶性肿瘤的微生物群时，另一个关键问题在于尿道及膀胱组织中是否存在特定的微生物群，以及这些微生物群在肿瘤区域与良性组织区域之间是否存在差异。Pederzoli 等[38]使用来自同一患者的膀胱肿瘤和非肿瘤区域的活检样本分析发现，无论是男性患者还是女性患者，肿瘤组织中伯克氏菌属（Burkholderia）的丰度均显著增加。微生物群在膀胱肿瘤组织与膀胱非肿瘤组织中仅有轻微差异，可能部分归因于尿路上皮癌的多灶性特点，使得附近的非肿瘤区域也受到"癌场效应"的影响，从而改变了这些区域的微生物组成。另一个解释是，尿液中的细菌受到膀胱内日常活动引起的菌群移动的影响，可能导致整个膀胱表面的微生物群具有近乎均匀的特征。在肉瘤的动物模型研究中，人们发现伯克氏菌属（Burkholderia）参与调节免疫疗法的反应。Vétizou 等[23]的研究显示，抗 CTLA-4 抗体免疫疗法的效果受到微生物组成特别是脆弱拟杆菌（B.fragilis）和多形拟杆菌（B.thetaiotaomicron）及伯克氏菌目（Burkholderiales）的影响。此外，将这些细菌移植到抗生素处理的动物体内，能降低由 CTLA-4 阻断引起的结肠炎的发生率，表明这些微生物可能在作为抗癌益生菌方面具有潜在的应用前景。

　　膀胱癌治疗中使用细菌治疗的历史可以追溯至 20 世纪。自 1976 年 Morales 等学者首次报告使用膀胱内灌注减毒的活卡介苗治疗高级别非肌层浸润性膀胱癌以来[67]，膀胱灌注卡介苗便成为非肌层浸润性膀胱癌患者的主要治疗方式。尽管卡介苗抗肿瘤活性的机制尚存在些许未解之谜[68]，但可以推测，尿液和膀胱组织的微生物群可能会影响卡介苗免疫疗法的效果。例如，卡介苗可能会与膀胱微生物群中的共生细菌展开竞争，以附着到细胞外蛋白——纤维连接蛋白上，这是卡介苗诱导抗肿瘤反应的首要步骤。此外，膀胱中某些类型的尿路上皮癌可能会导致微生物群的改变，这种改变可能不利于卡介苗与纤维连接蛋白的结合，进而降低其治疗效果。

　　在肌层浸润性膀胱癌的治疗中，采用单一免疫检查点抑制剂的新辅助免疫疗法已被证实能有效消灭膀胱癌细胞，有望为膀胱癌患者的治疗带来重大突破[69-71]。多项研究显示，免疫疗法的效果与肠道共生微生物群密切相关。因此，肠道微生物群可能在调控尿路上皮癌免疫检查点抑制剂疗效方面发挥重要作用，值得进一步深入研究。目前，尚未清楚尿液和膀胱组织微生物群在相同环境下是否也具有类似作用，未来仍需开展更多研究来解答这些悬而未决的问题。

　　泌尿生殖系统相关的微生物组研究提供了一系列多样化的，但有望整合的研究结果，为未来的研究提供了新的思路。然而，由于种族、性别、饮食习惯或暴露于环境致癌物质等诸多因素对微生物群的影响，尿液微生物群可能并非普遍适用的膀胱癌预后生物标志物；上述因素可能为不同部位的尿液细菌群落提供特定的生态微环境。相反，膀胱内肿瘤的存在可能通过缺氧和酸化改变环境，从而影响微生物的种群丰富度和多样性。

## 六、结语

微生物组在泌尿生殖系统恶性肿瘤中的应用具有广阔的前景，期待在这个精准医疗的新兴领域——精准泌尿微生物组[72]中，有越来越多的研究报道。肿瘤患者肠道和泌尿生殖系统中的微生物失调可能会成为预测治疗反应和疾病复发的新型生物标志物。此外，微生物组还可能作为一个可调节的治疗手段，通过口服益生菌、益生元或更为精准的干预措施（如噬菌体疗法）来增强治疗效果。同时，将设定好的细菌群落引入模型中，可用于预测治疗效果、特定疾病的生存率或免疫相关不良反应的发生[73-74]。

人们逐渐意识到，位于泌尿生殖系统不同部位的微生物群可能对泌尿生殖系统恶性肿瘤的病理生理产生影响。在探索泌尿生殖系统微生物组的道路上，各领域专家的紧密合作尤为关键。研究微生物学和肿瘤免疫学的基础科学家和治疗泌尿生殖系统恶性肿瘤的临床医生之间的交流和合作，是推动实验室研究成果有效转化为临床实践的关键。

## 参考文献

［1］NEJMAN D，LIVYATAN I，FUKS G，et al. The human tumor microbiome is composed of tumor type-specific intracellular bacteria［J］. Science，2020，368（6494）：973-980.

［2］MACCARTHY-MORROGH L，MARTIN P. The hallmarks of cancer are also the hallmarks of wound healing［J］. Science Signaling，2020，13（648）：eaay8690.

［3］AMIEVA M，PEEK R M. Pathobiology of helicobacter pylori-induced gastric cancer［J］. Gastroenterology，2016，150（1）：64-78.

［4］BABJUK M，BURGER M，CAPOUN O，et al. EAU guidelines on non-muscle-invasive bladder cancer（Ta，T1 and CIS）［J］.European Association of Urology Guidelines Office，2022，81（1）：75-94.

［5］PEPPERCORN M A，GOLDMAN P. The role of intestinal bacteria in the metabolism of salicylazosulfapyridine［J］. Journal of pharmacology and experimental therapeutics，1972，181（3）：555-562.

［6］SPANOGIANNOPOULOS P，BESS E N，CARMODY R N，et al. The microbial pharmacists within us：a metagenomic view of xenobiotic metabolism［J］. Nature reviews microbiology，2016，14（5）：273-287.

［7］KOPPEL N，REKDAL V M，BALSKUS E P. Chemical transformation of xenobiotics by the human gut microbiota［J］. Science，2017，356（6344）：eaag2770.

［8］ALEXANDER J L，WILSON I D，TEARE J，et al. Gut microbiota modulation of chemotherapy efficacy and toxicity［J］. Nature reviews gastroenterology & hepatology, 2017, 14（6）: 356-365.

［9］SIVAN A, CORRALES L, HUBERT N, et al. Commensal *Bifidobacterium* promotes antitumor immunity and facilitates anti-PD-L1 efficacy［J］. Science, 2015, 350（6264）: 1084-1089.

［10］WALLACE B D, WANG H, LANE K T, et al. Alleviating cancer drug toxicity by inhibiting a bacterial enzyme［J］. Science, 2010, 330（6005）: 831-835.

［11］PARAMSOTHY S, KAMM M A, KAAKOUSH N O, et al. Multidonor intensive faecal microbiota transplantation for active ulcerative colitis: a randomised placebo-controlled trial［J］. Lancet, 2017, 389（10075）: 1218-1228.

［12］BHATT A P, REDINBO M R, BULTMAN S J. The role of the microbiome in cancer development and therapy［J］. CA: A cancer journal for clinicians, 2017, 67（4）: 326-344.

［13］HELMINK B A, KHAN M A W, HERMANN A, et al. The microbiome, cancer, and cancer therapy［J］. Nature medicine, 2019, 25（4）: 377-388.

［14］GOPALAKRISHNAN V, HELMINK B A, SPENCER C N, et al. The influence of the gut microbiome on cancer, immunity, and cancer immunotherapy［J］. Cancer cell, 2018, 33（4）: 570-580.

［15］WANG F, MENG W, WANG B, et al. Helicobacter pylori-induced gastric inflammation and gastric cancer［J］. Cancer letters, 2014, 345（2）: 196-202.

［16］TSILIMIGRAS M C B, FODOR A A, JOBIN C. Carcinogenesis and therapeutics: the microbiota perspective［J］. Nature microbiology, 2017（2）: 17008.

［17］GARRETT W S. Cancer and the microbiota［J］. Science, 2015, 348（6230）: 80-86.

［18］NAKATSU G, LI X C, ZHOU H K, et al. Gut mucosal microbiome across stages of colorectal carcinogenesis［J］. Nature communications, 2015（6）: 8727.

［19］GELLER L T, BARZILY-ROKNI M, DANINO T, et al. Potential role of intratumor bacteria in mediating tumor resistance to the chemotherapeutic drug gemcitabine［J］. Science, 2017, 357（6356）: 1156-1160.

［20］GOPALAKRISHNAN V, SPENCER C N, NEZI L, et al. Gut microbiome modulates response to anti-PD-1 immunotherapy in melanoma patients［J］. Science, 2018, 359（6371）: 97-103.

［21］VIAUD S, SACCHERI F, MIGNOT G, et al. The intestinal microbiota modulates the anticancer immune effects of cyclophosphamide［J］. Science, 2013, 342（6161）: 971-976.

［22］IIDA N, DZUTSEV A, STEWART C A, et al. Commensal bacteria control cancer response to therapy by modulating the tumor microenvironment［J］. Science, 2013, 342（6161）: 967-970.

［23］VÉTIZOU M, PITT J M, DAILLÈRE R, et al. Anticancer immunotherapy by CTLA-4 blockade relies on the gut microbiota［J］. Science, 2015, 350（6264）: 1079-1084.

［24］ROUTY B, CHATELIER E L, DEROSAL, et al. Gut microbiome influences efficacy of PD-1-based immunotherapy against epithelial tumors［J］. Science, 2018, 359（6371）: 91-97.

［25］MATSON V, FEESSLER J, BAO R, et al. The commensal microbiome is associated with anti-PD-1 efficacy in metastatic melanoma patients［J］. Science, 2018, 359（6371）: 104-108.

［26］MA W, MAO Q X, XIA W J, et al. Gut microbiota shapes the efficiency of cancer therapy［J］. Frontiers in microbiology, 2019（10）: 1050.

［27］CHAPUT N, LEPAGE P, COUTZAC C, et al. Baseline gut microbiota predicts clinical response and colitis in metastatic melanoma patients treated with ipilimumab［J］. Ann Oncol, 2017, 28（6）: 1368-1379.

［28］DUBIN K, CALLAHAN M K, REN B, et al. Intestinal microbiome analyses identify melanoma patients at risk for checkpoint-blockade-induced colitis［J］.Nature communications, 2016（7）: 10391.

［29］ HERSHMAN D L，LACCHETTI C，DWORKIN R H，et al. Prevention and management of chemotherapy-induced peripheral neuropathy in survivors of adult cancers：American Society of Clinical Oncology clinical practice guideline［J］. J Clin Oncol，2014，32（18）：1941-1967.

［30］ SHEN S，LIM G，YOU Z，et al. Gut microbiota is critical for the induction of chemotherapy-induced pain［J］. Nature neuroscience，2017，20（9）：1213-1216.

［31］ YU T，GUO F，YU Y，et al. Fusobacterium nucleatum promotes chemoresistance to colorectal cancer by modulating autophagy［J］. Cell，2017，170（3）：548-563.

［32］ GUR C，LBRAHIM Y，LSAACSON B，et al. Binding of the Fap2 protein of fusobacterium nucleatum to human inhibitory receptor TIGIT protects tumors from immune cell attack［J］. Immunity，2015，42（2）：344-355.

［33］ ZHENG J H，NGUYEN V H，JIANG S，et al. Two-step enhanced cancer immunotherapy with engineered Salmonella typhimurium secreting heterologous fagellin［J］. Science translational medicine，2017，9（376）：eaak9537.

［34］ ROBERTS W. On the occurrence of micro-organisms in fresh urine［J］. British medical journal，1881，2（1085）：623-625.

［35］ MASKELL R，PEAD L，ALLEN J. The puzzle of "urethral syndrome"：a possible answer？［J］. Lancet，1979，1（8126）：1058-1059.

［36］ BAJIC P，KUIKEN M E V，BURGR B K，et al. Male bladder microbiome relates to lower urinary tract symptoms［J］. Eur Urol Focus，2020，6（3）：376-382.

［37］ WOLFE A J，TOH E，SHIBATA N，et al. Evidence of uncultivated bacteria in the adult female bladder［J］. Journal of Clinical Microbiology，2012，50（4）：1376-1383.

［38］ PEDERZOLI F，FERRARESE R，AMATO V，et al. Sex-specific alterations in the urinary and tissue microbiome in therapy-naïve urothelial bladder cancer patients［J］. European urology oncology，2020，3（2）：784-788.

［39］ HILT E E，MCKINLEY K，PEARCE M M，et al. Urine is not sterile：use of enhanced urine culture techniques to detect resident bacterial flora in the adult female bladder［J］. Journal of clinical microbiology，2014，52（3）：871-876.

［40］ DEROSA L，ROUTY B，FIDELLE M，et al. Gut bacteria composition drives primary resistance to cancer immunotherapy in renal cell carcinoma patients［J］. European urology，2020，78（2）：195-206.

［41］ SALGIA N J，BERGEROT P G，MAIA M C，et al. Stool microbiome profiling of patients with metastatic renal cell carcinoma receiving anti-PD-1 immune checkpoint inhibitors［J］. European urology，2020，78（3）：498-502.

［42］ PAL S K，LI S M，WU X，et al. Stool bacteriomic profiling inpatients with metastatic renal cell carcinoma receiving vascular endothelial growth factor-tyrosine kinase inhibitors［J］. Clin Cancer Res，2015，21（23）：5286-5293.

［43］ HAHN A W，FROERER C，VANALSTINE S，et al. Targeting bacteroides in stool microbiome and response to treatment with first-line VEGF tyrosine kinase inhibitors in metastatic renal-cell carcinoma［J］. Clinical genitourinary cancer，2018，16（5）：365-368.

［44］ DENNIS L K，LYNCH C F，TORNER J C. Epidemiologic association between prostatitis and prostate cancer［J］. Urology，2002，60（1）：78-83.

［45］ ROBERTS R O，BERGSTRALH E J，BASS S E，et al. Prostatitis as a risk factor for prostate cancer［J］. Epidemiology，2004，15（1）：93-99.

［46］ CHENG I，WITTE J S，JACOBSEN S J，et al. Prostatitis，sexually transmitted diseases，and prostate cancer：the California men's health study［J］. PLoS One，2010，5（1）：e8736.

［47］ SUTCLIFFE S，GIOVANNUCCI E，MARZO A M D，et al. Gonorrhea，syphilis，clinical prostatitis, and the risk of prostate cancer [J]. Cancer epidemiology biomarkers & Prevention, 2006, 15 (11): 2160-2166.

[48] HOCHREITER W W, DUNCAN J L, SCHAEFFER A J. Evaluation of the bacterial flora of the prostate using a 16S rRNA gene based polymerase chain reaction [J]. Journal of urology, 2000, 163 (1): 127-130.

[49] CAVARRETTA I, FERRARESE R, CAZZANIGA W, et al. The microbiome of the prostate tumor microenvironment [J]. European urology, 2017, 72 (4): 625-631.

[50] YOW M A, TABRIZI S N, SEVERI G, et al. Characterisation of microbial communities within aggressive prostate cancer tissues [J]. Infecti agent cancer, 2017, 12 (1): 4.

[51] SFANOS K S, SAUVAGEOT J, FEDOR H L, et al. Amolecular analysis of prokaryotic and viral DNA sequences in prostate tissue from patients with prostate cancer indicates the presence of multiple and diverse microorganisms [J]. Prostate, 2008, 68 (3): 306- 320.

[52] SHRESTHA E, COULTER J B, GUZMAN W, et al. Oncogenic gene fusions in non- neoplastic precursors as evidence that bacterial infection initiates prostate cancer [J]. bioRxiv, 2021, 118 (32): e2018976118.

[53] MANI R S, AMIN M A, LI X, et al. Inflammation-induced oxidative stress mediates gene fusion formation in prostate cancer [J]. Cell Rep, 2016, 17 (10): 2620-2631.

[54] PEDERZOLI F, BANDINI M, MARANDINO L, et al. Targetable gene fusions and aberrations in genitourinary oncology [J]. Nat Rev Urol, 2020, 17 (11): 613-625.

[55] SHOSKES D A, ALTEMUS J, POLACKWICH A S, et al. The urinary microbiome differs significantly between patients with chronic prostatitis/chronic pelvic pain syndrome and controls as well as between patients with different clinical phenotypes [J]. Urology, 2016, 92 (1): 26-32.

[56] SHRESTHA E, WHITE J R, YU S, et al. Profiling the urinary microbiome in men with positive versus negative biopsies for prostate cancer [J]. J Urol, 2018, 199 (1): 161-171.

[57] SHIN J H, PARK Y, SIM M, et al. Serum level of sex steroid hormone is associated with diversity and profiles of human gut microbiome [J]. Res Microbiol, 2019, 170 (4-5): 192-201.

[58] RIDLON J M, LKEGAWA S, ALVES J M P, et al. Clostridium scindens: a human gut microbe with a high potential to convert glucocorticoids into androgens [J]. J Lipid Res, 2013, 54 (9): 2437-2449.

[59] HARADA N, HANAOKA R, HORIUCHI H, et al. Castration influences intestinal microflora and induces abdominal obesity in high-fat diet-fed mice [J]. Sci Rep, 2016 (6): 23001.

[60] SFANOS K S, MARKOWSKI M C, PEIFFER L B, et al. Compositional differences in gastrointestinal microbiota in prostate cancer patients treated with androgen axis-targeted therapies [J]. Prostate Cancer Prostatic Dis, 2018, 21 (4): 539-548.

[61] CHIPOLLINI J, WRIGHT J R, NWANOSIKE H, et al. Characterization of urinary microbiome inpatients with bladder cancer: results from a single-institution, feasibility study [J]. Urol Oncol, 2020, 38 (7): 615-621.

[62] WU P, ZHANG G, ZHAO J, et al. Profiling the urinary microbiota in male patients with bladder cancer in China [J]. Front cell infect microbiol, 2018 (8): 167.

[63] POPOVIĆ V B, ŠITUM M, CHOW C T, et al. The urinary microbiome associated with bladder cancer [J]. Sci Rep, 2018, 8 (1): 12157.

[64] MAI G, CHEN L, LI R, et al. Common core bacterial biomarkers of bladder cancer based on multiple datasets [J]. Biomed Res Int, 2019 (2019): 4824909.

[65] TANNENBAUM C, ELLIS R P, EYSSEL F, et al. Sex and gender analysis improves science and engineering [J]. Nature, 2019, 575 (7781): 137-146.

[66] KOTI M, LNGERSOLL M A, GUPTA S, et al. Sex differences in bladder cancer immunobiology

and outcomes：A collaborative review with implications for treatment［J］. Eur Urol Oncol, 2020, 3（5）：622-630.

［67］MORALES A, EIDINGER D, BRUCE AW. Intracavitary bacillus calmette-guerin in the treatment of superficial bladder tumors［J］. J Urol, 1976, 116（2）：180-182.

［68］PETTENATI C, INGERSOLL M A. Mechanisms of BCG immunotherapy and its outlook for bladder cancer［J］. Nat Rev Urol, 2018, 15（6）：615-625.

［69］BANDINI M, GIBB E A, GALLINA A, et al. Does the administration of preoperative pembrolizumab lead to sustained remission post-cystectomy？ First survival outcomes from the PURE-01 study［J］. Ann Oncol, 2020, 31（12）：1755-1763.

［70］PEDERZOLI F, BANDINI M, MARANDINO L, et al. Neoadjuvant chemotherapy or immunotherapy for clinical T2N0 muscle-invasive bladder cancer：Time to change the paradigm?［J］. Eur Urol Oncol, 2021, 4（6）：1006-1010.

［71］POWLES T, KOCKX M, RODRIGUEZ-VIDA A, et al. Clinical efficacy and biomarker analysis of neoadjuvantatezolizumab inoperable urothelial carcinoma in the ABACUS trial［J］. Nat Med, 2019, 25（11）：1706-1714.

［72］ALFANO M, PEDERZOLI F, BANDINI M, et al. The new era of precision urobiome：RE："characterization of urinary microbiome inpatients with bladder cancer：results from a single institution, feasibility study" by Chipollini et al［J］. Urol Oncol, 2020, 38（9）：693-694.

［73］BANDINI M, BRIGANTI A, PLIMACK E R, et al. Modeling 1-year relapse-free survival after neoadjuvant chemotherapy and radical cystectomy in patients with clinical T2-4N0M0 urothelial bladder carcinoma：endpoints for phase 2 trials［J］. Eur Urol Oncol, 2019, 2（3）：248-256.

［74］PEDERZOLI F, BANDINI M, BRIGANTI A, et al. Incremental utility of adjuvant chemotherapy in muscle-invasive bladder cancer：quantifying the relapse risk associated with therapeutic effect［J］. Eur Urol, 2019, 76（4）：425-429.

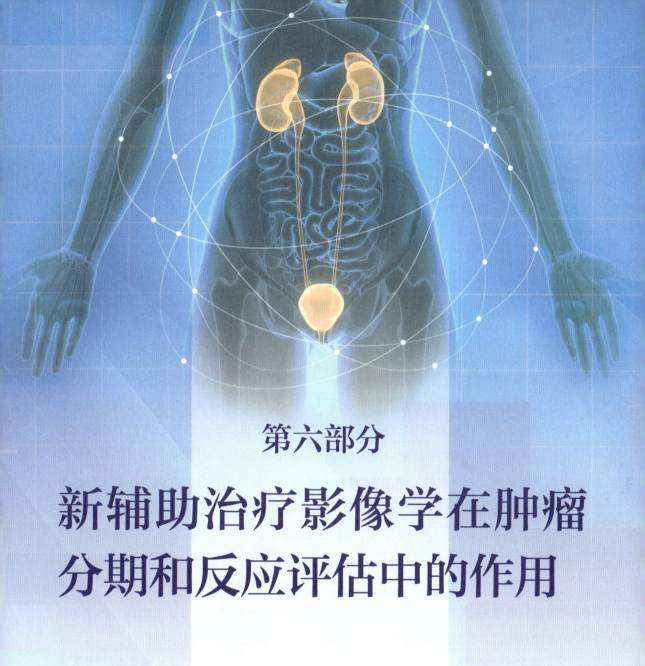

第六部分

# 新辅助治疗影像学在肿瘤分期和反应评估中的作用

# 第二十章　AI 在免疫治疗研究中的应用前景

Zuhir Bodalal，Stefano Trebeschi，Ivar Wamelink，Kevin Groot Lipman，Teresa Bucho，Nick van Dijk，Thierry Boellaard，Selam Waktola，Regina G. H. Beets-Tan

## 一、引言

临床研究是医学研究，尤其是肿瘤领域的基石。严谨的临床研究是新干预措施、新治疗方法或新治疗组合临床准入的关键环节。几十年来，传统临床研究的方法尚无变化，即患者被分配到实验组或对照组，并记录临床试验的结果。新的数据分析技术已经在预测耐药性、不良事件、使用 AI 进行患者招募、各种治疗分组之间重新动态分配患者等方面展现出独特的优势，这些技术增强了临床研究的决策能力，甚至将可能改变临床医生参与临床研究的方式。目前，AI 已经成为各大领域研究的焦点，大量的研究已经探索了将这些新分析技术整合到临床决策支持系统中的可能性。

探索新 AI 模型在临床研究中的作用，我们首先需要了解临床研究的组成。临床研究可以归纳成一个简单的过程，即首先对患者进行干预或药物治疗，然后通过诊断学科的手段对患者进行持续监测。

临床研究涉及的主要诊断学科包括影像学（放射学）、病理学和检验医学。患者从临床研究开始到结束的整个过程中，每一个学科的检查都产生和积累了大量的检测数据。AI，尤其是深度学习，恰好需要大量的检测数据作为支撑。因此，AI 在这些学科领域发展最为广泛，特别是影像学领域。

目前，这些主要的诊断学科领域都已经出现了许多 AI 应用的案例。在接下来的章节中，我们将重点介绍 AI 在这些领域的主要应用，并讨论"AI 驱动的临床研究"的未来。

## 二、医学成像中的 AI

AI 应用在医学领域的前提条件是这些学科领域的数据量足够大[1-2]。MRI、CT 和其他多参数成像技术的发展显著增加了常规临床图像中解剖、功能和分子信息的可用性。AI算法已经可以从这些成像模式中提取有意义的成像特性或特征，使之可以与临床终点事件联系起来[3-4]。这引起了放射科医生和内科医生的兴趣，从而推动医学图像分析研究的蓬勃发展[5]。

成像特征主要分为定性或语义成像特征和定量成像特征（见图20.1）。定性成像特征的评分通常与专业知识水平有关，其获取需要经验丰富的阅片者评估医学图像并对特定参数（如坏死、病变大小和形状等）进行评分，从而生成可用于统计或AI模型构建的特征向量（或特征集合）。定量成像特征则是通过应用数学算法从图像中提取获得的，如信号衰减、肿瘤直径、解剖学相关角度或影像组学等[6-9]。这两种类型的特征都可以用于AI模型，使成像数据与临床终点联系起来。

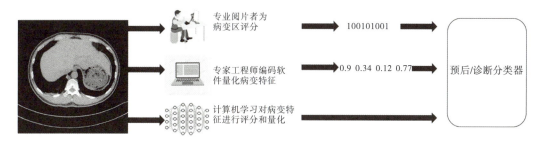

图20.1　成像特征生成与应用方法示意图

注：最上方的路线中，专业的阅片者对图像中的特定参数（通常是二进制）进行评分。在中间的路线中，使用预定义的算法/公式自动提取手工制作的放射性特征。在最下方的路线中，深度学习神经网络作为端到端的解决方案，内容包括输入图像、自动学习特征并根据临床终点进行分类。

## （一）定性成像特征

定性成像特征反映了肿瘤的直观属性，如病变大小、形状、病变数量、位置、强度等[7, 9-11]，其中某些特征在疾病诊断和疗效监测中可为放射科医生提供额外的信息，因此，它们在临床工作中已作为常规检测指标[8]。

许多定性成像特征与胶质瘤和多形性胶质母细胞瘤患者的无进展生存期和总生存期显著相关[12-13]。在非小细胞肺癌中，定性成像特征能够区分具有不同基因突变状态的肿瘤。ALK阳性结节在CT上往往表现为体积较大的胸部多灶性淋巴结病变[14]，而胸膜回缩[15]、小结节[15-16]或毛刺[16]则提示EGFR突变。肿瘤特征如圆形[15]、存在多个小结节[16]或非肿瘤叶结节等与KRAS突变有关[15]。

尽管放射科常规检查包含各种定性成像特征，但是定性成像特征仍存在特定的缺点，最明显的是缺少标准化[17]。定性成像特征受人主观偏倚影响，不同放射科医生对肿瘤特性的评分会存在很大差异。阅片者之间的经验差异也可能导致诊断或疗效评估结果不同[10]。定性成像特征在不同观察者之间和观察者每次诊断中均有或多或少的变化[17-20]，阅片者在做出准确的特征描述之前需要不断积累和学习[21]。

定性成像特征的另一个缺点与人眼的可识别相关。这可能导致某些高维和潜在的重要成像特征的缺失，从而忽略这些特征[4, 22-23]。人眼识别导致重要特征缺失的缺点通常可以通过定量分析来克服[24-25]。

## （二）影像组学

目前，影像组学领域已有大量先进算法应用于医学图像分析，通过这些算法可将医学图像转化为定量的可挖掘数据[11, 26-28]。影像组学研究认为医学影像中包含着人眼无法识别的有价值信息，并能够通过定量图像分析从图像中提取预测性高维信息[29-30]。

影像组学数据可以提高我们对医学领域的理解，如 TRAE、治疗前后的变化及潜在的生物学改变等[4]。根据提取影像组学特征的方式，影像组学分析可以分为 2 种主要方法：手工影像组学或经典影像组学和深度学习影像组学[7, 29]。

在手工影像组学或经典影像组学中，医学图像中的视觉层面通过预定义的数学公式转换为特征[7, 29, 31]。这些类型的特征通常包括形态学特征、表型特征，如图像信号强度、形状或纹理属性等[4, 32]。手工影像组学通常要求专家手动划定感兴趣区域，这存在一定的局限性。经验丰富的放射科医生通常会对感兴趣区域进行划定。手动勾画和手工提取特征是经典影像组学的特点。经典影像组学可以通过传统的统计方法或机器学习 AI 模型进行分析。

第二种方法是利用影像学特征的新兴方法——深度学习。深度学习是一个抽象的过程，可通过神经网络自主学习从图像中提取出更复杂的特征，其在生成特征时，可以在没有人类参与的情况下完成分类[33-34]。在医学界，卷积神经网络通常是首选的深度神经网络类别，其不受人类干扰，并且能够提取比经典影像组学或定性成像特征更多的特征[7]。深度学习的一个主要优点是特征的提取、选择和分类都在同一个网络中进行。

无论是经典影像组学还是深度学习影像组学，现已广泛应用于许多医学影像领域[35-37]。

## （三）免疫治疗疗效预测

AI 已经在医学领域得到不同的应用，其中之一是通过 AUC 来预测不同患者的药物疗效。最终，通过这种预测性 AI 算法可能使部分耐药的患者免于不必要的用药，从而减少患者潜在的不良事件[38]和避免医疗资源的浪费[39]。

目前，有关影像组学或深度学习预测免疫治疗疗效的文章越来越多。Trebeschi 等使用基于 CT 的影像组学生物标志物来预测黑色素瘤和非小细胞肺癌患者使用免疫检查点阻断的疗效[40]。同样，非侵入性 CT 生物标志物能够区分非小细胞肺癌患者的高肿瘤突变负荷和低肿瘤突变负荷（AUC=0.81）。这些生物标志物也能够预测接受抗 PD-1/PD-L1 治疗的非小细胞肺癌患者的临床结局[41]。PET/CT 影像学特征在确定哪些非小细胞肺癌患者可能从抗 PD-1/PD-L1 免疫治疗中获益方面具有光明的前景[42-43]。在 FDG-PET 图像上训练的深度学习模型在肺腺癌患者的免疫治疗中，似乎也具有预测作用[44]。另一项研究利用进展时间和基于 CT 的预处理特征来识别无法通过免疫治疗获益的非小细胞肺癌患者[45]。同样，delta 影像组学特征通过治疗前后的特征差值，获得可以识别非小细胞肺癌患者的早期免疫治疗反应[46]。

Sun 等的研究发现，结合 CT 特征和 CD8 基因表达特征，在 4 个独立的免疫治疗进展期实体肿瘤队列中预测临床预后时，显示出很好的效果[47]。

有学者研究利用深度学习预测尿路上皮癌患者对免疫治疗的药物反应。在转移性尿路上皮癌中，涉及 CT 特征的影像组学模型在预测免疫治疗反应和生存结果方面均显示出很好的效果（AUC=0.88）[48]。在膀胱癌中可使用深度学习方法，区分免疫治疗的潜在应答者和无应答者，准确率达到 86%[49]。

## （四）影像基因组学在精准医学中的预测价值

影像基因组学是一个全新的研究领域，它将成像表型与遗传特征联系起来，如基因谱、基因表达和基因突变状态等[50-51]。目前，影像基因组学不仅包括基因组学，还扩展到肿瘤微环境中成像标记与其他生物学参数的联系，如蛋白质组学和代谢组学[7]。

影像基因组学解决了传统生物检测方法的一些缺点。组织活检存在局限性，未能考虑到病变间和病变内的异质性，并且会对患者造成侵入性损伤。而利用 AI 影像组学，我们可以了解整个肿瘤负荷（即原发病变和转移灶）随时间变化的肿瘤生物学。影像基因组学的主要优势是可以利用连续和纵向的影像，而组织活检通常无法做到。

影像基因组学可以将不同的活检结果与影像组学特征联系起来，完全无创地绘制出患者整个肿瘤负荷过程中的基因组图谱。在临床研究背景下，影像基因组学可以用于早期识别耐药的生物标志物或基因突变，以实现精准医疗。因此，将肿瘤完整的基因组概况可视化具有非常重要的价值。

我们可以展望，通用的影像基因组学模型在将来可作为一种非侵入式方法，模拟并扩展组织活检的功能。

# 三、病理学中的 AI

AI 在医学成像中的应用最早集中在二维成像中，如组织病理切片等。为了数据化保存长期收集的生物学数据，病理科很早就开始进行图像采集、处理和存储的数字化管理，这为 AI 研究人员提供了大量数据进行诊断和预测（见图 20.2）。

病理学图像具有许多不同于其他医学图像的特点，包括颜色编码染色的多维信息，从微观尺度分辨率获得相对较高的图像维度，以及由患者内部和不同患者之间的变异性及活检参数导致的异质性。想要充分利用这些特点获得信息，需要开发出独特的方法[52-55]。

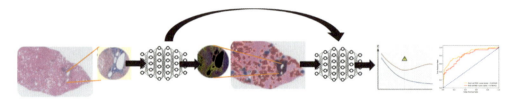

图 20.2　AI 在病理学中的应用

注：使用 AI，我们可以对病理切片进行计算染色（如从 HE 图像到免疫组织化学图像的转换所示）；此外，载玻片的数字图像可用于生物标志物识别或分类。

## （一）AI 辅助病理评估

自动提取感兴趣目标的生物参数，是 AI 驱动的病理诊断领域最早实现的应用方向之一。AI 可将复杂的、高维的数据大规模地转化为细胞和组织表型，用于科学研究和预测，如单细胞的识别和分割[56-58]。算法将自动从背景中识别细胞像素，并将不同的细胞彼此分开，实现了从大量数据集中高通量处理有关细胞和细胞分布信息的功能，这是传统手工标记不可能完成的。不仅如此，有研究重新定义并提出了更精确的方法来划分更精细的结构，如细胞核和细胞质识别[59-61]、肿瘤和免疫细胞的分类[52, 62]、肿瘤上皮和间质的分类[63-65]。AI 有望解锁这些病理切片中编码的深层信息，以供基础医学和临床医学方面开展研究。

## （二）AI 驱动的病理生物标志物探索

AI 具有识别和量化已知结构和模式，进而自动量化生物参数的潜力。但是否可以基于 AI 特征发现新的生物标志物及确定其适用范围呢？ Stein 等的研究提出了常见的病理评分，包括免疫激活、细胞死亡、组织修复和退化等，对于评估抗 PD-1 治疗的肿瘤疗效具有潜在的泛肿瘤评分价值[66]。如果这些研究成立，那么在病理切片中量化免疫激活等病理评分和泛肿瘤治疗特异性反应的潜在关联中使用 AI 进行研究就变得合理可行。目前这个研究方向已有一定进展，许多预测已知生物免疫标志物深度学习的方法已被开发，包括 PD-L1 状态[67]、TMB[68-69] 和微卫星不稳定性[70]等。这些 AI 算法能否普及到其他肿瘤类型还有待观察。AI 应用的大多数统计方法（深度学习网络是其中的一部分）都基于领域特定知识的创建和综合，能否将 AI 训练后的模型运用到其他癌症类型的推断上也尚未可知。

## （三）AI 病理成像在预测免疫疗效上的独特优势

迄今为止，诸多报道的大多数方法都包括应用 AI 对感兴趣的特定生物量进行量化。然而，免疫治疗机制复杂，这些机制往往与微环境中生物实体及其各自特性的关系和分布有关。因此，需要利用大型计算模型（通常大于 1 兆个参数）的全部潜力来跟踪和量化这些复杂的模式。Saltz 等[52]的研究发现，肿瘤浸润淋巴细胞模式（由 AI 从苏木精染色和 HE 染色中呈现）与肿瘤和免疫分子特征及最终的治疗结果之间存在关联。这些数据从公共队列的 5202 张 HE 染色高分辨率病理切片中自动提取和分析获得，如果依靠人工则难以完成。这些方法让研究者能够对复杂的免疫治疗功能机制有更多的了解，因此在免疫肿瘤学领域这些方法能够被深入研究。随着免疫治疗应用范围扩大至新辅助治疗领域，AI 在病理学中的应用变得越来越重要。这些患者通常存在原位肿瘤，AI 可对样本进行初步评估，对微环境进行分类，量化免疫浸润并评估周围组织微转移的可能。

## （四）数据重新挖掘

AI 改变病理学领域的最后一个独特的优势是通过数据重新挖掘实现的，数据重新挖掘就是为新的目的重新分析旧的数据集。目前，临床病理学正在从标准的 HE 染色转向更为复杂和特定的染色以实现个体化治疗。免疫组织化学已经成为免疫治疗的主要依据。通常情况下，回顾性观察研究无法再对既往仅有 HE 染色的病例数据进行分析，但 AI 为数据重分析提供了可能。利用 AI 对病理切片的图像数据进行重分析的过程被称为计算染色，已用于从未染色的组织样本中生成 HE 成像[71]，也可以将 HE 图像转变为 TILs 染色图像[52]，甚至从 HE 图像中生成数字免疫组织化学染色图像用于下一步分析。这些技术一旦落地，我们便能够挖掘过去几十年病理数据集的全部潜力，并获得隐藏在旧数据集中的新数据。

## 四、AI 在检验医学中的应用

检验医学是一个巨大的数据库[72]，为许多 AI 研究和应用提供了便利，如实验室操作优化、实验室测试分析、早期诊断和患者个性化护理等[73]。不仅如此，检验实验室数据在机器学习中特别适用，因为它具有表格和编码的性质。传统的机器学习算法依赖于结构化数据，通常以表格格式编排，以便进行训练。虽然潜力巨大，但 AI 在传统实验室检测结果中的应用尚待深入探索[74]。

随着检测技术的不断发展和多种新型治疗方法的出现，如免疫治疗、化疗和放疗等，临床肿瘤治疗策略也不断优化，借助 AI 技术开发精准治疗已成为趋势。AI 在检验医学方面的研究也在不断发展，特别是在免疫治疗方面。一项研究纳入了 24 名经长春新碱化疗的横纹肌肉瘤患者，在每个周期进行常规多项血细胞计数，利用机器学习分析接受长春新碱化疗的横纹肌肉瘤患者以预测他们的血细胞计数动态，并重现血液学毒性的动态特征[75]。这种基于 AI 的研究也可以扩展和应用于免疫治疗。

在免疫治疗研究中，实验室指标已被作为预测预后的生物标志物及治疗效果的监测工具，特别是在探索肿瘤及其微环境的免疫学生物标志物方面，如 PD-L1 表达、肿瘤浸润淋巴细胞、肿瘤突变负荷[76-78]等。

组织活检的开展需要考虑手术的侵入性、肿瘤异质性高、住院周转时间长或活检组织不足等问题[79-80]，患者的常规实验室检查数据引起了研究者的兴趣，不论是基础数据还是随访数据在临床工作中都更容易获取。研究发现，基于血清的标志物在接受免疫治疗的非小细胞肺癌和黑色素瘤患者中具有预测预后的能力，如中性粒细胞—淋巴细胞比率[81-85]和乳酸脱氢酶[82, 85-86]。血液肿瘤突变负荷被证明与组织肿瘤突变负荷相关，并与非小细胞肺癌患者更长的无进展生存期相关[79]，从而避免了肿瘤组织活检。从常规收集的实验室数值中直接获取的生物标志物不需要额外的花费[87]，并且可以快速评估治疗期间的动态变化[83]，如在影像评估不确定时协助进行重新分期[88]。

## 五、集成 AI

我们在前面的章节中提到 AI 已在医学等许多领域得到应用。AI 的核心优势是自动化和减少劳动力，这是 AI 在处理单调、重复的任务时具有的天然优势。当输入数据中单个类别的可变性较小时，AI 模型往往会表现得更好。然而，现实中的数据结构是多样化的，尤其是在医学研究中，正因为这种高可变性，AI 模型在每个医学学科中的预测性能通常低于可信的临床实施模型（AUC > 0.9）。

医疗 AI 模型预测性能的局限性带来了开发"集成 AI 系统"的需求[89]。这一概念的基本假设是不同医学学科的数据将包含互补信息，并将这些信息提供给神经网络，可提高预测性能（见图 20.3）。

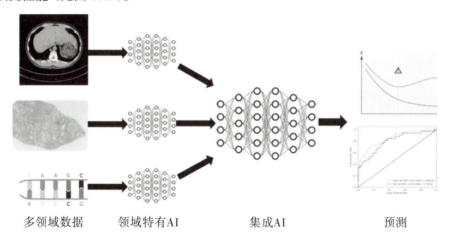

多领域数据　　领域特有AI　　　集成AI　　　预测

**图 20.3　集成 AI 系统的图示，其中单个预测模型接收单独的输入，然后将这些模型的输出集成到新的神经网络中**

在现代医疗保健机构中，通常患者从进入大门的那一刻起就开始生成数据。临床医生将获取患者的病史并进行体格检查，获得影像学图像和病理切片，甚至获得基因组数据或液体活检数据。每个学科都有自己的预后预测标志物。然而，单一的生物标志物可能没有足够的预测能力。我们相信，未来能够预测治疗反应或预后并具有足够识别度的免疫治疗生物标志物应该全面综合多参数，包括从全身影像学、病理学、外周血标志物和基于组学的生物标志物获得的多维度生物标志物，而不仅仅是单一生物标志物。通过同时整合复合生物标志物及其相互作用，与人工生物标志物选择相比，机器学习在药物疗效预测和预后预测上具有更好的表现。

## 六、未来的临床研究

新治疗方法必须经过临床研究才能进入市场。由于复杂性的不断增加，临床研究中常出现许多问题[90-94]。AI 有可能解决这些问题，并可以改善部分临床研究的工作流程，如研究设计、患者选择和患者监测等，这可能对加速实现癌症治愈产生巨大影响[94-95]。AI 可以探索海量数据集，找到人类无法理解的关系。然而，AI 的实施也面临着新的挑战[96]。目前，我们拥有的专业 AI 算法的目的不是取代临床研究，而是优化临床研究——最终目的是优化临床效益。

在本节中，我们讨论了免疫治疗临床研究中的关键挑战，并提出了基于 AI 的解决方案，设想了未来的临床研究（见图 20.4）。

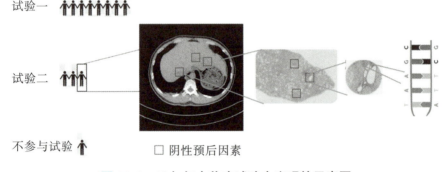

试验一

试验二

不参与试验

□ 阴性预后因素

**图 20.4　AI 如何在临床试验中实现的示意图**

注：在该图中，根据输入数据（如放射图像、病理切片、遗传数据等）中存在的预测和预后因素，将患者分类到不同的试验中，或建议完全不进行试验。

## （一）临床研究目前面临的挑战

在临床研究中，测试一种新发现的免疫治疗药物并获得美国食品药品监督管理局的批准是一件费力、昂贵且困难的事情，因此研究的设计至关重要。纳入和排除标准应产生统计上相似的目标人群[92]。将不合适的患者纳入队列对研究结果是不利的，纳入标准阈值的偏移可能导致整个研究的失败，所以应该准确定义反应标准[90-91]。尽管目前 irRC、irRECIST 和 iRECIST 标准为临床研究提供了指南[97-99]，但是仍缺乏一种被普遍接受的标准化方法来确定肿瘤免疫反应，进一步阻碍了纳入标准阈值的制定[90]。这些指南通过测量肿瘤的直径来跟踪肿瘤的进展，由于无法计算肿瘤体积，可能对肿瘤生长的评估不充分。生物标志物反映了分子水平上更深层次的动态机制，一般来说，生物标志物是通过对单个肿瘤病变的活检评估获得的。因此，生物标志物的动态变化、组织异质性和表达的时空差异限制了从有限的肿瘤组织中获得的潜在生物标志物的可靠性和可代表性[100]。

因患者招募困难而导致临床研究效果不佳是另一个挑战[94]。一项研究发现，25%的癌症研究没有达到入组标准[101]。其他研究也发现，在预设的患者队列中，只有5%的患者最终参加了肿瘤研究[102]，而研究障碍的前瞻性研究表明，在所有患者中只有18%的患者不适合参加肿瘤研究[103]。此外，相同或相似的临床研究同时进行会出现竞争受试者的情况，导致受试者入组数量不足的可能性更高。

## （二）AI 可以提供的解决方案

AI 在临床研究标准的巨大迷宫中穿行的能力超过了人类的能力。它可以从数千次研究中学习特征，并能够根据之前的研究结果获得最佳匹配，而普通计算机程序无法提取上下文信息。自然语言处理是一种检索和处理文本上下文的特定 AI 方法。GPT-3[104]是一种非常强大的自然语言处理模型，它可以准确地从文本中提取上下文，并在用户描述概念时自动生成文本。

我们可以将这样的模型用于以下几个方面改进。

（1）当提出一项新的研究时，AI 可以用相似度来比较研究的拟定细节和正在进行的研究。为了防止竞争性研究，当拟定的研究与正在进行的研究几乎相同时，研究者可以决定是否取消该研究。此外，研究者可以建立一个应用程序数据库，对研究进行初步比较，以发现潜在的合作，从而提高研究的可行性。

（2）为了提高患者入组率和降低丢失率，自然语言处理模型可以分析患者的信息，以检索最适合参与研究的患者，从而提高统计分析的准确性。

（3）为了提高研究的成功率，AI 可以分析以前的研究，发现利益相关者正在承担的风险。只要研究记录在一个可访问的数据库中，自然语言处理模型就可以持续学习。这些应用有可能改善临床研究的工作流程，但仍然依赖于人类设计研究。AI 可以促进设计，以加强队列组成和患者监测[105]。根据具体情况，如癌症类型和拟定药物的分子结构，AI 可以预测最佳的纳入和排除标准。此外，AI 可以学习生物标志物表达中的关系，并发现超出人类能力的复杂特征。通过基于生物标志物的 AI 预测聚类，我们可以深入了解其发现的关系。

AI 可以在获得成像扫描后的几秒钟内自动分割肿瘤，从而改善对肿瘤生长的跟踪。随着时间的推移，通过跟踪分割的肿瘤体积，AI 模型比目前在 3 个轴上测量直径的技术能更准确地指示治疗的效果，这将提高临床研究的稳定性。诊断学科的发展是临床研究的支柱，随着 AI 在多个诊断学科中的应用，我们目前进行的临床研究也将获益。

### （三）AI 驱动的临床研究

纵览更遥远的未来，新的概念将完全超越传统的临床研究。我们可以设想一个可以实现基因组特征匹配的强大的 AI 模型，选择针对患者的治疗药物，从而激活正确的免疫反应。AI 不仅有可能准确预测药物治疗的成功率，还可以预测患者与药物组合的不良反应。AI 模型可以通过处理多年来获得的大量数据，为每个特定患者找到最优的药物。反过来，还可以产生对特定癌细胞有效而不损害健康细胞的治疗药物。目的不是在临床研究中测试针对特定细胞的治疗药物，而是测试产生这些药物的 AI。一旦经过训练的 AI 可以为每个患者提供可靠、安全的治疗方法，那么与目前最先进的大规模研究相比，它就只需要验证一次。CE 和美国食品药品监督管理局可以批准 AI 生成的治疗方法，而不是在单独研究后批准为每个患者定制的治疗方法。一旦这种方法可用并得到验证，临床免疫治疗研究将变得多余。

临床研究规程对于保障患者安全和规范比较方法至关重要。当 AI 可以用来改进试验时，专门针对 AI 的法规应该已经建立起来了。SPIRIT-AI 和 CONSORT-AI 指南是为开发和报告涉及 AI 的临床研究而制定的[106-107]。AI 的快速发展为研究人员带来了新的挑战，研究人员应该始终了解当前的指导方针。

综上所述，免疫疗法的临床研究面临着挑战，阻碍了免疫治疗充分发挥潜力。而 AI 可以改善临床研究的流程，并有可能解决这些挑战。AI 具有巨大的能力，如果管理得当，它必将成为未来临床研究的一部分，以开发针对患者的免疫疗法。

## 七、结语

目前，AI 才刚刚开始对医疗领域产生影响，影像学领域也正不断测试现有预测算法的局限性。由于影像学图像分辨率有不断提高的趋势，影像组学未来的发展欣欣向荣。影像学图像分辨率的提高可以解锁图像中编码的更多信息，并产生更好的成像标志或表型。虽然预测模型在研究中取得了令人印象深刻的成就，但是这些网络中的许多模型只负责检测小的异常，为了简便而忽略了肿瘤的许多生物学特征及临床特征[108]。这提醒我们，AI 并不能取代医疗团队，而是作为支持工具帮助指导决策。

在医疗方面，AI 面临的一个长期挑战是预测模型在现实世界数据中的通用性问题。一个经典的技术解决方案是扩展训练数据，但在医疗环境中，由于患者队列有限，这种方法通常是行不通的。在一个集成的 AI 系统中集成不同的数据类型，或许能够克服这一难题。

最后，AI 应用于医疗诊断之前亟需解决的问题是——谁对 AI 算法做出的预测负责？[109] 这个涉及社会哲学或医学法律的问题目前仍然没有得到解决，这可能是 AI 在临床研究过渡到临床工作中需要面对的障碍之一。虽然许多问题尚未得到解答，但是 AI 对医疗保健领域的作用是不可否认的。为了患者美好的明天，人类与 AI 应相辅相成。

# 参考文献

［1］STANFILL M H，MARC D T. Health information management：implications of artificial intelligence on healthcare data and information management［J］. Yearb Med Inform，2019，28（1）：56-64.

［2］AHUJA A S. The impact of artificial intelligence in medicine on the future role of the physician［J］. Peer J，2019（7）：e7702.

［3］GRIETHUYSEN J J M V，FEDOROV A，PARMAR C，et al. Computational radiomics system to decode the radiographic phenotype［J］. Cancer Res，2017，77（21）：e104-e107.

［4］AERTS H J W L，VELAZQUEZ E R，LEIJENAAR R T H，et al. Decoding tumour phenotype by noninvasive imaging using a quantitative radiomics approach［J］. Nat Commun，2014（5）：4006.

［5］ROSENKRANTZ A B，MENDIRATTA-LALA M，BARTHOLMAI B J，et al. Clinical utility of quantitative imaging［J］. Acad Radiol，2015，22（1）：33-49.

［6］YIP S S F，LIU Y，PARMAR C，et al. Associations between radiologist-defined semantic and automatically computed radiomic features in non-small cell lung cancer［J］. Sci Rep，2017，7（1）：11282.

［7］BODALAL Z，TREBESCHI S，NGUYEN-KIM T D L，et al. Radiogenomics：bridging imaging and genomics［J］. Abdom Radiol（NY），2019，44（9）：1960-1984.

［8］RAHUL P，SCHABATH M B，BALAGURUNATHAN Y，et al. Explaining deep features using radiologist-defined semantic features and traditional quantitative features［J］. Tomography，2019，5（2）：192-200.

［9］GILLIES R J，KINAHAN P E，HRICAK H. Radiomics：images are more than pictures，they are data［J］. Radiology，2016，278（2）：563-577.

［10］KISILEV P，WALACH E，HASHOUL S，et al. Semantic description of medical image findings：structured learning approach［C］. Proceedings of the British Machine Vision Conference 2015. BMVA Press，2016：171.1-171.11.

［11］RIZZO S，BOTTA F，RAIMONDI S，et al. Radiomics：the facts and the challenges of image analysis［J］. Eur Radiol Exp，2018，2（2）：e00031.

［12］PEEKEN J C，HESSE J，HALLER B，et al. Semantic imaging features predict disease progression and survival in glioblastoma multiforme patients［J］. Strahlenther Onkol，2018，194（10）：580-590.

［13］POPE W B，SAYRE J，PERLINA A，et al. MR imaging correlates of survival inpatients with high-grade gliomas［J］. AJNR Am J Neuroradiol，2005，26（10）：2466-2474.

［14］HALPENNY D F，RIELY G J，HAYES S，et al. Are there imaging characteristics associated with lung adenocarcinomas harboring ALK rearrangements？［J］. Lung cancer，2014，86（2）：190-194.

［15］RIZZO S，PETRELLA F，BUSCARINO V，et al. CT radiogenomic characterization of EGFR，K-RAS，and ALK mutations in non-small cell lung cancer［J］. Eur Radiol，2016，26（1）：32-42.

［16］LV J，ZHANG H，MA J，et al. Comparison of CT radiogenomic and clinical characteristics between EGFR and KRAS mutations in lung adenocarcinomas［J］. Clin Radiol，2018，73（6）：590.e1-590.e8.

［17］POPOVIC Z B，THOMAS J D. Assessing observer variability：a user's guide［J］. Cardiovasc Diagn Ther，2017，7（4）：317-324.

［18］RIEL S J V，SÁNCHEZ C I，BANKIERA A，et al. Observer variability for classification of pulmonary nodules on low-dose CT images and its effect on nodule management［J］. Radiology，2015，277（3）：863-871.

［19］WETZEL S G，CHA S，JOHNSON G，et al. Relative cerebral blood volume measurements in intracranial mass lesions：interobserver and intraobserver reproducibility study［J］. Radiology，2002，224（3）：797-803.

［20］RIDGE C A，YILDIRIMA，BOISELLE P M，et al. Differentiating between subsolid and solid pulmonary nodules at CT：inter- and intraobserver agreement between experienced thoracic radiologists［J］. Radiology，2016，278（3）：888-896.

［21］LI Q，BALAGURUNATHAN Y，LIU Y，et al. Comparison between radiological semantic features and lung-RADS in predicting malignancy of screen-detected lung nodules in the national lung screening trial［J］. Clin Lung Cancer，2018，19（2）：148-156. e3.

［22］SUN K Y，HU H T，CHEN S L，et al. CT-based radiomics scores predict response to neoadjuvant chemotherapy and survival inpatients with gastric cancer［J］. BMC Cancer，2020，20（1）：468.

［23］WU W，PIERCE L A，ZHANG Y，et al. Comparison of prediction models with radiological semantic features and radiomics in lung cancer diagnosis of the pulmonary nodules：a case-control study［J］. Eur Radiol，2019，29（11）：6100-6108.

［24］TIMMEREN J E V，CESTER D，TANADINI-LANG S，et al. Radiomics in medical imaging—"how-to" guide and critical reflection［J］. Insights imaging，2020，11（1）：91.

［25］WANG Y X J，NG C K. The impact of quantitative imaging in medicine and surgery：charting our course for the future［J］. Quant Imaging Med Surg，2011，1（1）：1-3.

［26］PAPANIKOLAOU N，MATOS C，KOH D M. How to develop a meaningful radiomic signature for clinical use in oncologic patients［J］. Cancer imaging，2020，20（1）：1-10.

［27］THAWANI R，MUSTAFA S A. The future of radiomics in lung cancer［J］. Lancet Digit Health，2020，2（3）：e103.

［28］MAYERHOEFER M E，MATERKA A，LANGS G，et al. Introduction to radiomics［J］. Journal of Nuclear Medicine，2020，61（4）：488-495.

［29］ROGERS W，SEETHA S T，REFAEE T A G，et al. Radiomics：from qualitative to quantitative imaging［J］. British journal of radiology，2020，93（1114）：20190948.

［30］HECTORS S J，LEWIS S，BESA C，et al. MRI radiomics features predict immuno- oncological characteristics of hepatocellular carcinoma［J］. European radiology，2020，30（8）：3759-3769.

［31］AFSHAR P，MOHAMMADI A，PLATANIOTIS K N，et al. From handcrafted to deep-learning-based cancer radiomics：challenges and opportunities［J］. IEEE Signal Processing Magazine，2019，36（2）：132-160.

［32］HAGA A，TAKAHASHI W，AOKI S，et al. Standardisation of imaging features for radiomics analysis［J］. Journal of Medical Investigation，2019，66（1-2）：35-37.

［33］MAZUROWSKI M A，BUDA M，SAHA A，et al. Deep learning in radiology：an overview of the concepts and a survey of the state of the art with focus on MRI［J］. Journal of magnetic resonance imaging，2019，49（4）：939-954.

［34］KIM K G. Deep learning［J］. Healthcare informatics research，2019，22（3）：351- 354.

［35］NIE K，AL-HALLAQ H，LI X A，et al. NCTN assessment on current applications of radiomics in oncology［J］. Int J Radiat Oncol Biol Phys, 2019, 104（2）: 302-315.

［36］CHEN B, ZHANG R, GAN Y, et al. Development and clinical application of radiomics in lung cancer［J］. Radiation oncology, 2017, 12（1）: 154.

［37］LIU Z, WANG S, DONG D, et al. The applications of radiomics in precision diagnosis and treatment of oncology: opportunities and challenges［J］. Theranostics, 2019, 9（6）: 1303-1322.

［38］MANI S, CHEN Y, LI X, et al. Machine learning for predicting the response of breast cancer to neoadjuvant chemotherapy［J］. Journal of the American medical informatics association, 2013, 20（5）: 688-695.

［39］GHATE S R, LI Z, TANG J, et al. Economic burden of adverse events associated with immunotherapy and targeted therapy for metastatic melanoma in the elderly［J］. American health drug benefits, 2018, 11（4）: 334-343.

［40］TREBESCHI S, DRAGO S G, BIRKBAK N J, et al. Predicting response to cancer immunotherapy using non-invasive radiomic biomarkers［J］. Ann Oncol, 2019, 30（4）: 998-1004.

［41］HE B, DONG D, SHE Y, et al. Predicting response to immunotherapy in advanced non- small cell lung cancer using tumor mutational burden radiomic biomarker［J］. Journal for immuno therapy of cancer, 2020, 8（1）: e000347.

［42］MU W, TUNALI I, GRAY J E, et al. Radiomics of 18F-FDG PET/CT images predicts clinical benefit of advanced NSCLC patients to checkpoint blockade immunotherapy［J］. European journal of nuclear medicine and molecular imaging, 2020, 47（5）: 1168- 1182.

［43］POLVERARI G, CECI F, BERTAGLIA V, et al. 18F-FDG PET parameters and radiomics features analysis in advanced NSCLC treated with immunotherapy as predictors of therapy response and survival［J］. Cancers, 2020, 12（5）: 1163.

［44］PARK C, NA K J, CHOI H, et al. Tumor immune profiles noninvasively estimated by FDG PET with deep learning correlate with immunotherapy response in lung adenocarcinoma［J］. Theranostics, 2020, 10（18）: 8020-8036.

［45］TUNALI I, GRAY J E, QI J, et al. Novel clinical and radiomic predictors of rapid disease progression phenotypes among lung cancer patients treated with immunotherapy: an early report［J］. Lung cancer, 2019（129）: 75-89.

［46］KHORRAMI M, PRASANNA P, GUPTA A, et al. Changes in CT radiomic features associated with lymphocyte distribution predict overall survival and response to immunotherapy in non-small cell lung cancer［J］. Cancer Immunol Res, 2020（8）: 108- 119.

［47］SUN R, LIMKIN E J, VAKALOPOULOU M, et al. A radiomics approach to assess tumour-infiltrating CD8 cells and response to anti-PD-1 or anti-PD-L1 immunotherapy: an imaging biomarker, retrospective multicohort study［J］. Lancet Oncol, 2018, 19（9）: 1180-1191.

［48］PARK K J, LEE J L, YOON S K, et al. Radiomics-based prediction model for outcomes of PD-1/PD-L1 immunotherapy in metastatic urothelial carcinoma［J］. Eur Radiol, 2020, 30（10）: 5392-5403.

［49］RUNDO F, SPAMPINATO C, BANNA G L, et al. Advanced deep learning embedded motion radiomics pipeline for predicting anti-PD-1/PD-L1 immunotherapy response in the treatment of bladder cancer: preliminary results［J］. Electronics, 2019, 8（10）: 1134.

［50］KUO M D, JAMSHIDI N. Behind the numbers: decoding molecular phenotypes with radiogenomics-guiding principles and technical considerations［J］. Radiology, 2014, 270（2）: 320-325.

［51］RUTMAN A M, KUO M D. Radiogenomics: creating a link between molecular diagnostics and diagnostic imaging［J］. Eur J Radiol, 2009, 70（2）: 232-241.

［52］SALTZ J，GUPTA R，HOU L，et al. Spatial organization and molecular correlation of tumor-infiltrating lymphocytes using deep learning on pathology images［J］. Cell Rep，2018，23（1）：181-193.e7.

［53］ZHANG Z，CHEN P，MCGOUGH M，et al. Pathologist-level interpretable whole-slide cancer diagnosis with deep learning［J］. Nat Mach Intell，2019（1）：236-245.

［54］BEJNORDI B E，VETA M，DIEST P J V，et al. Diagnostic assessment of deep learning algorithms for detection of lymph node metastases in women with breast cancer［J］. JAMA，2017，318（22）：2199-2210.

［55］COUDRAY N，OCAMPO P S，SAKELLAROPOULOS T，et al. Classification and mutation prediction from non-small cell lung cancer histopathology images using deep learning［J］. Nat Med，2018，24（10）：1559-1567.

［56］AL-KOFAHI Y，ZALTSMAN A，GRAVES R，et al. A deep learning-based algorithm for 2-D cell segmentation in microscopy images［J］. BMC Bioinformatics，2018，19（1）：365.

［57］FALK T，MAI D，BENSCH R，et al. U-Net：deep learning for cell counting，detection，and morphometry［J］. Nat Methods，2019，16（1）：67-70.

［58］HATIPOGLU N，BILGIN G. Cell segmentation in histopathological images with deep learning algorithms by utilising spatial relationships［J］. Med Biol Eng Comput，2017，55（10）：1829-1848.

［59］NAYLOR P，LAE M，REYAL F，et al. Nuclei segmentation in histopathology images using deep neural networks［C］. IEEE 14th International Symposium on Biomedical Imaging（ISBI 2017），2017.

［60］MAHMOOD F，BORDERS D，CHEN R，et al. Deep adversarial training for multi- organ nuclei segmentation in histopathology images［J］. IEEE Trans Med Imaging，2019，39（11）：3257-3267.

［61］SIRINUKUNWATTANA K，AHMED RAZA S E，TSANG Y W，et al. Locality sensitive deep learning for detection and classification of nuclei in routine colon cancer histology images［J］. IEEE Trans Med Imaging，2016，35（5）：1196-1206.

［62］TURKKI R，LINDER N，KOVANEN P E，et al. Antibody-supervised deep learning for quantification of tumor-infiltrating immune cells in hematoxylin and eosin stained breast cancer samples［J］. J Pathol Inform，2016（7）：38.

［63］DU Y，ZHANG R，ZARGARI A，et al. Classification of tumor epithelium and stroma by exploiting image features learned by deep convolutional neural networks［J］. Ann Biomed Eng，2018，46（12）：1988-1999.

［64］AL-MILAJI Z，ERSOY I，HAFANE A，et al. Integrating segmentation with deep learning for enhanced classification of epithelial and stromal tissues in H&E images［J］. Pattern Recogn Lett，2019（119）：214-221.

［65］BEJNORDI B E，LIN J，GLASS B，et al. Deep learning-based assessment of tumor- associated stroma for diagnosing breast cancer in histopathology images［C］. Proc IEEE Int Symp Biomed Imaging，2017：929-932.

［66］STEIN J E，LIPSON E J，COTTRELL T R，et al. Pan-tumor pathologic scoring of response to PD-（L）1 blockade［J］. Clin Cancer Res，2020，26（2）：545- 551.

［67］SHA L，OSINSKI B L，HO I Y，et al. Multi-feld-of-view deep learning model predicts nonsmall cell lung cancer programmed death-ligand 1 status from whole-slide hematoxylin and eosin images［J］. Journal of pathology informatics，2019（10）：24.

［68］JAIN M S，MASSOUD T F. Predicting tumour mutational burden from histopathological images using multiscale deep learning［J］. Nature machine intelligence，2020（2）：356-362.

[69] WANG L, JIAO Y, QIAO Y, et al. A novel approach combined transfer learning and deep learning to predict TMB from histology image [J]. Pattern recognition letters, 2020 (135): 244-248.

[70] KATHER J N, PEARSON A T, HALAMA N, et al. Deep learning can predict microsatellite instability directly from histology in gastrointestinal cancer [J]. Nature medicine, 2019, 25 (5): 1054-1062.

[71] RANA A, YAUNEY G, LOWE A, et al. Computational histological staining and destaining of prostate core biopsy RGB images with generative adversarial neural networks [C]. 17th IEEE International Conference on Machine Learning and Applications (ICMLA). IEEE, 2018.

[72] SHIRTS B, JACKSON B, BAIRD G, et al. Clinical laboratory analytics: challenges and promise for an emerging discipline [J]. Journal of pathology informatics, 2015 (6): 9.

[73] GRUSON D, HELLEPUTTE T, ROUSSEAU P, et al. Data science, artificial intelligence, and machine learning: opportunities for laboratory medicine and the value of positive regulation [J]. Clinical biochemistry, 2019, 69 (1): 1-7.

[74] CABITZA F, BANF G. Machine learning in laboratory medicine: waiting for the food? [J]. Clinical chemistry and laboratory medicine, 2018, 56 (7): 516-524.

[75] CUPLOV V, ANDRÉ N. Machine learning approach to forecast chemotherapy-induced haematological toxicities inpatients with rhabdomyosarcoma [J]. Cancers, 2020, 12 (7): 1944.

[76] HENDRY S, SALGADO R, GEVAERT T, et al. Assessing tumor-infiltrating lymphocytes in solid tumors: a practical review for pathologists and proposal for a standardized method from the International Immunooncology Biomarkers Working Group [J]. Advances in anatomic pathology, 2017, 24 (3): 235-251.

[77] HELLMANN M D, CIULEANU T E, PLUZANSKI A, et al. Nivolumab plus ipilimumabin lung cancer with a high tumor mutational burden [J]. New England journal of medicine, 2018, 378 (22): 2093-2104.

[78] COTTRELL T, TAUBE J M. PD-L1 and Emerging Biomarkers in PD-1/PD-L1 Blockade Therapy [J]. Cancer journal, 2018, 24 (1): 41-48.

[79] GANDARA D R, PAUL S M, KOWANETZ M, et al. Blood-based tumor mutational burden as a predictor of clinical benefit in non-small-cell lung cancer patients treated with atezolizumab [J]. Nature medicine, 2018, 24 (5): 694-701.

[80] PASINI L, ULIVI P. Liquid biopsy for the detection of resistance mechanisms in NSCLC: comparison of different blood biomarkers [J]. Journal of clinical medicine research, 2019, 8 (6): 998-1007.

[81] PETROVA M P, ENEVA M I, ARABADJIEV J I, et al. Neutrophil to lymphocyte ratio as a potential predictive marker for treatment with pembrolizumab as a second line treatment in patients with non-small cell lung cancer [J]. Bioscience trends, 2020, 14 (1): 48-55.

[82] ROSNER S, KWONG E, SHOUSHTARIAN, et al. Peripheral blood clinical laboratory variables associated with outcomes following combination nivolumab and ipilimumab immunotherapy in melanoma [J]. Cancer Med, 2018, 7 (3): 690-697.

[83] SOYANO A E, DHOLARIA B, MARIN-ACEVEDO J A, et al. Peripheral blood biomarkers correlate with outcomes in advanced non-small cell lung Cancer patients treated with anti-PD-1 antibodies [J]. J Immunother Cancer, 2018, 6 (1): 129.

[84] MÖLLER M, TURZER S, SCHÜTTE W, et al. Blood immune cell biomarkers in patient with lung cancer undergoing treatment with checkpoint blockade [J]. J Immunother, 2020, 43 (1): 57-66.

[85] PENG L, WANG Y, LIU F, et al. Peripheral blood markers predictive of outcome and immune-related adverse events in advanced non-small cell lung cancer treated with PD-1 inhibitors [J].

Cancer immunology, immunotherapy, 2020, 69（9）：1813-1822.

［86］GAMBICHLER T, BROWN V, STEUKE A K, et al. Baseline laboratory parameters predicting clinical outcome in melanoma patients treated with ipilimumab：a single-centre analysis［J］. J Eur Acad Dermatol Venereol, 2018, 32（5）：972-977.

［87］VOUTSADAKIS I A. Prediction of immune checkpoint inhibitors benefit from routinely measurable peripheral blood parameters［J］. Chin Clin Oncol, 2020, 9（2）：19.

［88］BILEN M A, MARTINI D J, LIU Y, et al. The prognostic and predictive impact of inflammatory biomarkers inpatients who have advanced-stage cancer treated with immunotherapy：inflammatory biomarkers in immunotherapy［J］. Cancer, 2019, 125（1）：127-134.

［89］BODALAL Z, TREBESCHI S, BEETS-TAN R. Radiomics：a critical step towards integrated healthcare［J］. Insights imaging, 2018, 9（4）：911-914.

［90］SIU L L, IVY S P, DIXON E L, et al. Challenges and opportunities in adapting clinical trial design for immunotherapies［J］. Clin Cancer Res, 2017, 23（17）：4950-4958.

［91］ANAGNOSTOU V, YARCHOAN M, HANSEN A R, et al. Immuno-oncology trial endpoints：capturing clinically meaningful activity［J］. Clin Cancer Res, 2017, 23（17）：4959-4969.

［92］HENEGHAN C, GOLDACRE B, MAHTANI K R. Why clinical trial outcomes fail to translate into benefits for patients［J］. Trials, 2017, 18（1）：122.

［93］HWANG T J, CARPENTER D, LAUFFENBURGER J C, et al. Failure of investigational drugs in late-stage clinical development and publication of trial results［J］. JAMA Intern Med, 2016, 176（12）：1826-1833.

［94］FOGEL D B. Factors associated with clinical trials that failand opportunities for improving the likelihood of success：a review［J］. Contemp Clin Trials Commun, 2018（11）：156-164.

［95］WOO M. An AI boost for clinical trials［J］. Nature, 2019, 573（7773）：S100-S102.

［96］KELLY C J, KARTHIKESALINGAM A, SULEYMAN M, et al. Key challenges for delivering clinical impact with artificial intelligence［J］. BMC Med, 2019, 17（1）：195.

［97］WOLCHOK J D, HOOS A, O'DAY S, et al. Guidelines for the evaluation of immune therapy activity in solid tumors：immune-related response criteria［J］. Clin Cancer Res, 2009, 15（23）：7412-7420.

［98］NISHINO M, GIOBBIE-HURDER A, GARGANO M, et al. Developing a common language for tumor response to immunotherapy：immune-related response criteria using unidimensional measurements［J］. Clin Cancer Res, 2013, 19（14）：3936-3943.

［99］SEYMOUR L, BOGAERTS J, PERRONE A, et al. IRECIST：guidelines for response criteria for use in trials testing immunotherapeutics［J］. Lancet Oncol, 2017, 18（3）：e143-e152.

［100］HOFMAN P. The challenges of evaluating predictive biomarkers using small biopsy tissue samples and liquid biopsies from non-small cell lung cancer patients［J］. J Thorac Dis, 2019, 11（Suppl_1）：S57-S64.

［101］FELLER S. One in four cancer trials fails to enroll enough participants［Z］. UPI, 2015.

［102］FOUAD M N, LEE J Y, CATALANO P J, et al. Enrollment of patients with lung and colorectal cancers onto clinical trials［J］. J Oncol Pract, 2013, 9（2）：e40-e47.

［103］UNGER J M, COOK E, TAI E, et al. The role of clinical trial participation in cancer research：barriers, evidence, and strategies［J］. Am Soc Clin Oncol Educ Book, 2016（35）：185-198.

［104］BROWN T B, MANN B, RYDER N, et al. Language models are few-shot learners［J］. Advances in neurd information processing system, 2020（33）：1877-1901.

［105］HARRER S, SHAH P, ANTONY B, et al. Artificial intelligence for clinical trial design［J］. Trends Pharmacol Sci, 2019, 40（6）：577-591.

［106］RIVERA S C, LIU X, CHAN A, et al. Guidelines for clinical trial protocols for interventions involving artificial intelligence：the SPIRIT-AI extension ［J］. Nat Med, 2020, 26（9）：1351-1363.

［107］LIU X, RIVERA S C, MOHER D, et al. Reporting guidelines for clinical trial reports for interventions involving artificial intelligence：the CONSORT-AI extension ［J］. Lancet digit health, 2020, 2（10）：e537-e548.

［108］OREN O, GERSH B J, BHATT D L. Artificial intelligence in medical imaging：switching from radiographic pathological data to clinically meaningful endpoints ［J］. Lancet digital health, 2020, 2（5）：e486-e488.

［109］RECHT M P, DEWEY M, DREYER K, et al. Integrating artificial intelligence into the clinical practice of radiology：challenges and recommendations ［J］. Eur Radiol, 2020, 30（12）：3576-3584.

Antonella Messina，Giuseppina Calareso，Alessandra Alessi

# 第二十一章 影像新技术在肿瘤分期及疗效评估中的应用与展望

## 一、引言

膀胱癌在所有癌症中占比为 4.6%，以男性更为常见[1]。膀胱癌绝大多数为尿路上皮癌，根据组织病理学划分为肌层浸润性膀胱癌和非肌层浸润性膀胱癌[2]。该病常在患者因血尿或排尿困难行膀胱镜检查时发现[3]，并通过经尿道膀胱肿瘤电切术进行诊断。经尿道膀胱肿瘤电切术是非肌层浸润性膀胱癌的常用治疗手段和肌层浸润性膀胱癌的主要诊断方法[4]。膀胱肿瘤分期取决于原发病灶和淋巴结转移的情况，这对后续的治疗和预后判断至关重要。多年来，化疗一直是治疗膀胱癌的重要手段，但随着免疫治疗的引入，出现了新的疗效评估标准。超声成像、CT、MRI 和正电子发射计算机断层显像（PET-CT）[5]等影像学手段在评估膀胱癌的分期和疗效中均起着重要作用。

## 二、超声成像

超声成像是血尿患者首选的无创检查方法。膀胱充盈良好的患者可使用弧形探头（2 ～ 5 MHz）检查。通过使用高频探头，超声成像可以区分膀胱壁四层中的三层结构，固有肌层表现为浅表浆膜层与高回声黏膜层和黏膜下层之间的一条低回声线[6-7]。膀胱尿路上皮癌的超声表现为不规则的局灶性或弥漫性膀胱壁增厚或斑块[8]，同时可合并低回声、等回声或高回声的纤维化、钙化和出血。为了对膀胱癌进行分期，需要评估膀胱壁的浸润程度，并且通过低回声中间层的消失提示肌层的侵犯。尽管一些研究报道称，超声诊断膀胱癌的准确率达 80%[9]，但是支持超声用于膀胱癌分期的研究很少。事实上，它在膀胱肿瘤的诊断，特别是对小癌灶的检出价值有限。然而，造影剂的使用提高了该技术的诊断准确性。据报道，超声造影检测膀胱癌的准确率为 90.9%[10-11]。超声检查还受超声医师操作水平的影响，同时对病灶的显示也易受邻近脏器和患者依从性的影响。

## 三、CT

CT 扫描存在电离辐射，故该技术是继超声之后的第二选择，它对肿瘤的术前分期、新辅助治疗的疗效评估及根治性膀胱切除术后的随访都有重要价值。根据美国国家综合癌症网络的最新指南，高级别或潜在侵袭性实体肿瘤在经尿道膀胱肿瘤电切术前需进行 CT 或 MR 检查以确定病灶的分期[12]。CT 在评估肿瘤对包膜外脂肪组织或邻近脏器的侵犯方面发挥着重要作用（T3b，准确度 83.3%，精密度 100%）；然而，炎症反应或活检后结缔组织增生所致的膀胱壁增厚可能导致假阳性结果，有些容积效应也容易与邻近脏器浸润相混淆[6, 13]，在这种情况下，可以通过多平面重建显示邻近脏器受累情况。尽管如此，CT 仍无法辨别黏膜和肌层的浸润情况[6, 14]。许多研究显示，多层螺旋 CT 的准确率在 89%～91%，特异性在 92%～95%[13, 15]。同时，CT 还可检出经淋巴或血液的远处转移灶，CT 扫描检测膀胱癌淋巴结转移的灵敏度为 31%～50%，特异性为 68%～100%[16]，并且在膀胱切除术前行 CT 检查可以排除其他原因所致的血尿，如尿路结石、外伤、感染和肾癌等。由于 CT 难于区分新辅助治疗后的残余肿瘤和炎性病变，一些研究建议使用计算机辅助诊断（CAD），通过 AI 对影像的深度学习和特征提取，以提高 CT 诊断肌层浸润性肿瘤完全缓解的准确性[17]。目前，CT 评估淋巴结转移灶新辅助治疗后疗效的价值和准确性尚未明确。由于实体肿瘤都使用实体瘤疗效评价标准 RECIST 1.1 或免疫相关的 RECIST（irRECIST），膀胱癌的疗效评估也使用 RECIST 标准，这两种标准中需要考虑淋巴结的大小。研究表明，淋巴结短轴直径大于 6 mm 的病灶，结合形态学改变和强化情况，可提高 CT 诊断新辅助治疗后淋巴结转移的准确性[18]。新辅助治疗后淋巴结转移的情况将直接影响膀胱癌患者膀胱根治性切除和淋巴结清扫术后的生存率（见图 21.1）。

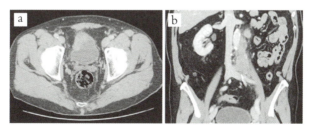

图 21.1 膀胱轴位 CT 图像（a）显示膀胱右前壁大病灶，腹部冠状位 CT 图像（b）显示主动脉旁淋巴结转移

## 四、MRI

欧洲泌尿外科协会指南在膀胱肿瘤的诊断标准中并没有推荐使用 MRI，只有在无法进行 CT 检查时才需要进行 MR 检查。与 CT 相比，MR 没有电离辐射，具有更高的组织对比度，并能提供更多的解剖和功能信息[19]，且能区分肌层浸润性膀胱癌和非肌层浸润性膀胱癌，鉴别包膜外侵犯、T3b 和 T4 期肿瘤[20-21]。

mpMRI 是研究膀胱癌最精确的方法。mpMRI 包括多平面高分辨率 T2 加权序列、扩散加权成像（DWI）序列（b 值为 0、800、1000 和 ADC 图）和动态增强扫描（DCE）灌注成像，其中 DCE 可以评估病变的血流变化。无论患者是否留置导尿管，MR 扫描前都需要充盈膀胱。

2018 年，Panebianco 等引入并修订了一种新的 mpMRI 方案来对原发性膀胱癌进行诊断和分期，称为膀胱影像报告和数据系统（VI-RADS），采用五分制评分法[26]（见表 21.1），现在已被纳入欧洲泌尿外科协会指南中。该评分系统为膀胱癌的诊断和分期，特别是在鉴别浅表性肿瘤和肌层浸润性肿瘤方面提供了更高的准确性，而且它是无创性的，特别适用于有严重并发症的患者。

表 21.1　VI-RADS 五分制评分系统的应用

| 评分 | 膀胱影像报告和数据系统 | T2 | DCE | DWI | ADC |
|---|---|---|---|---|---|
| 1 分 | 膀胱壁内层小于 1 cm 的外生性肿瘤，可有或无蒂相连，固有肌层低信号线完整 | | | | |
| 2 分 | 膀胱壁内层大于等于 1 cm 的宽基底外生性肿瘤，固有肌层低信号线完整 | | | | |
| 3 分 | 缺乏 2 分特征的无蒂、宽基底外生性肿瘤，固有肌层未完全中断 | | | | |
| 4 分 | 低信号线中断，表明肿瘤组织累及固有肌层 | | | | |
| 5 分 | 肿瘤累及膀胱外脂肪组织，表明侵犯整个膀胱壁和膀胱外组织 | | | | |

然而，VI-RADS 在原发性膀胱肿瘤（30% 为多灶性膀胱肿瘤）的分期和上尿路病变的准确评估方面存在一定的局限性。根据现有资料，VI-RADS 不能用于治疗后患者的图像评估，也无法用于肿瘤疗效评估。但根据其他学者的经验报告，mpMRI 有助于

新辅助治疗的疗效评估。通过 MR 检查评估治疗前后肿瘤的变化（完全缓解或部分缓解）（见图 21.1 ～ 21.3）或观察疾病的进展（见图 21.4）至关重要。目前，对膀胱癌的治疗包括化疗和免疫治疗，无论选择哪种方法，患者都需要通过膀胱镜检查并切除残余病灶及炎症引起的膀胱壁增厚。而单独 MRI 平扫无法准确识别膀胱壁炎性反应性增厚，需采用 T2WI 和 DWI 序列联合评估才更加可靠的识别。虽然对标准化疗的疗效评估较简单，但是接受免疫治疗的病变通常比化疗后更复杂，免疫治疗后的间质组织内残余病灶被大量 T 细胞浸润而导致膀胱壁发生严重炎症反应[14]，使得微小病灶很难被发现（见图 21.2）。DWI 与 T2WI 联合评估是最为可靠的，这种无需使用对比剂增强的膀胱双参数 MR 检查将会更广泛用于临床。此外，这一特征也在一定程度上解释了为何新辅助化疗后 ADC 值变化与病理结果不一致，从而导致免疫治疗后的定量评估不可靠。相反，据报道，新辅助化疗或放化疗后平均 ADC 值的变化是评估膀胱肿瘤疗效的首要标志[22-23]。

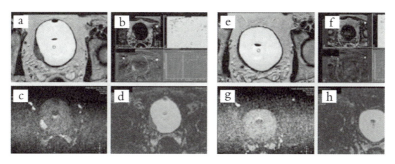

图 21.2　治疗前（a ～ d）和治疗后（e ～ h）的图像

注：治疗前图像示膀胱右侧壁可见一侵犯肌层的肿块。T2WI 呈低信号（a），增强扫描可见强化，呈 2 型时间信号强度曲线（b），DWI 呈高信号弥散受限（c），ADC 呈低信号（d）。治疗后图像显示病灶消失，膀胱壁厚度恢复正常（e ～ h）。这是一个完全缓解的病例。

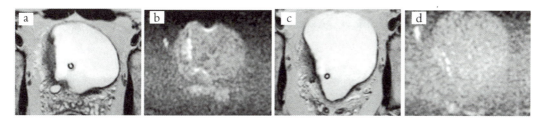

图 21.3　治疗前（a、b）和治疗后（c、d）的 MR 图像

注：治疗前 MR 图像（a、b）示膀胱壁多发结节状病灶，T2WI 呈低信号（a），DWI 高 b 值图像上呈高信号。治疗后（c、d）病灶较前缩小，在高 b 值 DWI 图像（d）上仍可见弥散受限病灶。这是一例部分缓解的病例。

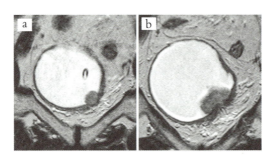

**图 21.4　治疗前（a）和治疗后（b）的 T2WI 冠状位图像**

注：治疗前 T2W1 冠状位图像（a）和治疗后 T2WI 冠状位图像（b）显示膀胱左侧壁病灶较前增大（疾病进展）。

与既往的研究数据一致，根据 ADC 值的变化可判断 20% 的膀胱肿瘤患者已完全缓解，但它可能与病理学的最终结果不符，故需谨慎对待。与以往的研究结果一致，有研究表明 MR（包括 mpMR）对肿瘤分期没有优势，其总准确率在 56% ～ 62%，并且存在 32% ～ 38% 的高估范围[24-25]。这些通过 mpMRI 获得的研究结果可以在未来用于与病理特征进行对照研究[26]。尽管如此，在相当大比例的报道中，治疗后的结果通常是不明确或不完整的，或病变组织发生了改变，因此单从肿瘤的形态学改变很难评估其总体疗效。这种以无创方式评估新辅助治疗疗效的方法，可能在临床实践和未来对于新辅助治疗的研究设计中具有重要意义[27]。尤其是通过 mpMRI 找出已获得完全或主要病理学缓解的患者中适合保留膀胱者，从而避免在免疫诱导治疗后进行膀胱根治性切除术。在未来，影像组学可能会成为研究热点，如果能投入临床可以帮助放射科医生进行疾病的分期和疗效评估。

## 五、PET-CT

正电子发射断层扫描结合计算机断层扫描（PET-CT）已成为肿瘤学领域的重要检查方法，在许多类型肿瘤的分期、疗效评估和预后判断方面发挥了重要作用。PET-CT 常用的显像剂为氟代脱氧葡萄糖，其完整的化学名称为 2- 氟 -2- 脱氧 -D- 葡萄糖（18F-FDG），其通过肾脏代谢，故很难将膀胱病变或盆腔淋巴结转移与 18F-FDG 的生理代谢区分开来[28]。为了克服这一局限性，可以采用膀胱导尿和利尿等策略，但这些在临床实践中很少使用。许多学者还评估了替代示踪剂的使用，如胆碱 C-11、醋酸盐 C-11 和蛋氨酸 C-11 等，但这些示踪剂的尿排泄量较低，不一定有效[29]。PET-CT 更适用于发现膀胱外淋巴结或更远部位的转移和评估肿瘤复发。

　　欧洲泌尿外科协会指南并不推荐在膀胱癌的分期或随访中常规使用 PET-CT，CT 和 MR 仍然是首选影像检查方法。美国国家综合癌症网络指南建议使用 PET-CT 结合 FDG 对特定患者进行分期（> cT2 期），以确定是否存在局部或远处淋巴结转移，并评估可疑的复发或转移灶[12]。一些研究显示，FDG PET-CT 提示膀胱癌淋巴结转移的敏感性为 56%、特异性为 98%，因此其在肿瘤分期方面较单独使用 CT 具有更大的准确性[30-31]。一项比较分析各影像学方法评估膀胱癌盆腔淋巴结转移准确率的 meta 分析结果显示，与 CT 和 PET-CT（均为 29%）相比，MRI 识别转移的准确性更低（22%）。然而，这些数值的差异性很大。CT 成像的准确率在 56% ~ 60%，MR 的准确率在 67% ~ 95%，PET-CT 的准确率在 64% ~ 94%。影像诊断在盆腔淋巴结的准确临床分期方面仍然是一个巨大的挑战。使用 PET-MRI 等综合方法可提高盆腔疾病诊断的准确性和分辨率。一项研究比较分析了 22 名膀胱癌患者在 MRI 与 PET-MRI 的诊断性能，表明 PET-MRI 在检测原发病灶、盆腔淋巴结转移和远处转移灶方面的诊断准确率都比 MRI 更高[32]，分别为 86% 和 77%、95% 和 76%、100% 和 91%，但其使用仍然存在争议。

　　几十年来，化疗一直是膀胱癌的主要治疗方法，可用于膀胱肌层浸润性肿瘤的新辅助治疗、局部晚期或转移性肿瘤的一线治疗或是用于术后辅助治疗[33]。抗 PD-1/PD-L1 药物的获批增加了尿路上皮癌治疗方法的选择。但不同的治疗方法作用机制不同，治疗后的影像学疗效评估会产生不同的图像，人们意识到"耀斑"现象或"类假进展效应"会被误认为疾病进展[34]，因此提出了 PET-CT 的疗效评估新标准。该新标准最主要的变化是提出了"疾病总负担"的概念，指出肿瘤的发展必须作为一个整体来评估，而不是局限于单个病灶的出现或缓解。PURE-01 试验（NCT02736266）的初步临床数据显示，在肌层浸润性膀胱癌患者根治性膀胱切除术前，可使用帕博利珠单抗作为新辅助治疗，但 FDG PET-CT 在临床实践中用于其疗效评价的作用尚未证实[35]。在免疫抑制剂的治疗中，PET-CT 可能有助于发现早期免疫相关不良事件，但其长期影响尚未确定。PET-CT 有机会对单克隆抗体 PD-1 和 PD-L1 进行放射性标记[36]，从而在识别和追踪药物的"冷"分布、评估肿瘤药物浓聚范围及其随时间的变化情况和筛选治疗获益的患者中发挥重要作用。

# 参考文献

［1］National Cancer Institute，Surveillance，Epidemiology，and End Results Program. SEER stat fact sheets：bladder cancer.

［2］SOUKUP V，CAPOUN O，COHEN D，et al. Prognostic performance and reproducibility of the

1973 and 2004/2016 World Health Organization Grading classification systems in non-muscle-invasive bladder cancer：a European Association of Urology non-muscle invasive bladder cancer guidelines panel systematic review［J］. Eur Urol，2017（72）：801-813.

［3］BABJUK M，BOHLE A，BURGER M，et al. EAU guidelines on non-muscle-invasive urothelial carcinoma of the bladder：update 2016［J］. Eur Urol，2017，71（3）：447-461.

［4］SYLVESTER R J，MEIJDEN G PD V，SYLVESTER R，et al. Prognostic factors and risk treated with Bacillus Calmette-Guerin：results of a retrospective multicenter study of 2451 patients［J］. Eur Urol，2015（67）：74-82.

［5］National Collaborating Center for Cancer. Bladder cancer：diagnosis and management ［EB/OL］. ［2017-11-01］. https：//www.ncbi.nlm.nih.gov/books/NBK305022/pdf/Bookshelf_NBK305022.pdf.

［6］LEE C H，TAN C H，FARIA S D C，et al. Role of imaging in the local staging of urothelial carcinoma of the bladder［J］. AJR Am J Roentgenol，2017，208（6）：1193-1205.

［7］MCACHRAN S E，HARTKE D M，NAKAMOTO D A，et al. Sonography of the urinary bladder ［J］. Ultrasound Clin，2007（2）：17-26.

［8］MACVICAR D，HUSBAND J E. Radiology in the staging of bladder cancer［J］. Br J Hosp Med，1994，51（9）：454-458.

［9］DENKHAUS H，CRONE-MUNZEBROCK W，HULAND H. Noninvasive ultrasound in detecting and staging bladder carcinoma［J］. Urol Radiol，1985（7）：121-131.

［10］NICOLAU C，BUNESCH L，PERI L，et al. Accuracy of contrast-enhanced ultrasound in the detection of bladder cancer［J］. Br J Radiol，2011，84（1008）：1091-1099.

［11］CARUSO G，SALVAGGIO G，CAMPISI A，et al. Bladder tumor staging：comparison of contrast-enhanced and gray-scale ultrasound［J］. AJR Am J Roentgenol，2010，194（1）：151-156.

［12］GAJJAR A，MAHAJAN A，BALE T，et al. Pediatric central nervous system cancers, version 2. 2025, NCCN clinical practice guidelines in oncology［J］. J Natl Compr Canc Netw，2025，23（3）：113-130.

［13］KIM B，SEMELKA R C，ASCHER S M，et al. Bladder tumor staging：comparison of contrast-enhanced CT，T1- and T2-weighted MR imaging，dynamic gadolinium enhanced imaging，and late gadolinium-enhanced imaging［J］. Radiology，1994，193（1）：239-245.

［14］NG C S. Radiologic diagnosis and staging of renal and bladder cancer［J］. Semin Roentgenol，2006，41（2）：121-138.

［15］KAMAT A M，HEGARTY P K，GEE J R，et al. ICUD-EAU International Consultation on Bladder Cancer 2012：screening，diagnosis，and molecular markers［J］. Eur Urol，2013，63（1）：4-15.

［16］AHMADI H，DUDDALWAR V，DANESHMAND S. Diagnosis and staging of bladder cancer［J］. Hematol Oncol Clin North Am，2021，35（3）：531-541.

［17］CHA K H，HADJ I I SKI L M，COHAN R H，et al. Diagnostic accuracy of CT for prediction of bladder cancer treatment response with and without computerized decision support［J］. Acad Radiol，2019，26（9）：1137-1145.

［18］GHODOUSSIPOU S，XU W，TRAN K，et al. Preoperative chemotherapy in clinically node positive muscle invasive bladder cancer：radiologic variables can predict response［J］. Urol Oncol，2021，39（2）：133.e1-133.e8.

［19］MCKIBBEN M J，WOODS M E. Preoperative imaging for staging bladder cancer［J］. Curr Urol Rep，2015，16（4）：22.

［20］WOO S，SUH C H，KIM S Y，et al. Diagnostic performance of MRI for prediction of muscle-invasiveness of bladder cancer：a systematic review and meta-analysis［J］. Eur J Radiol，2017（95）：46-55.

［21］HUANG L，KONG Q，LIU Z，et al. The diagnostic value of MR imaging in differentiating T staging of bladder cancer：a meta-analysis［J］. Radiology, 2018, 286（2）: 502-511.

［22］NECCHI A, ANICHINI A, RAGGI D, et al. Pembrolizumab as neoadjuvant therapy before radical cystectomy inpatients with muscle-invasive urothelial bladder carcinoma（PURE-01）: an open-label, single-arm, phase Ⅱ study［J］. J Clin Oncol, 2018, 36（34）: 3353-3360.

［23］PEARSON R A, THELWALL P E, SNELL J, et al. Evaluation of early response to neoadjuvant chemotherapy in muscle-invasive bladder cancer using dynamic contrast- enhanced MRI and diffusion weighted MRI：MARBLE study［J］. J Clin Oncol, 2016（34）: 403.

［24］SAITO W, AMANUMA M, TANAKA J, et al. Histopathological analysis of bladder cancer stalk observed on MRI［J］. Magn Reson Imaging, 2000, 18（4）: 11-15.

［25］TEKES A, KAMEL I, IMAM K, et al. Dynamic MRI of bladder cancer：evaluation of staging accuracy［J］. Am J Roentgenol, 2005, 184（1）: 121-127.

［26］PANEBIANCO V, NARUMI Y, ALTUN E, et al. Multiparametric magnetic resonance imaging for bladder cancer：development of VI-RADS（Vesical Imaging-Reporting and Data System）［J］. European urology, 2018, 74（2）: 294-306.

［27］NECCHI A, BANDINI M, CALARESO G, et al. Multiparametric magnetic resonance imaging as a non- invasive assessment of tumor response to neoadjuvant pembrolizumab in muscle-invasive bladder cancer：preliminary findings from the Pure-01 study［J］. European urology, 2020, 77（5）: 636-643.

［28］LAKHANI A, KHAN S R, BHARWANI N, et al. FDG PET/CT pitfalls in gynecologic and genitourinary oncologic imaging［J］. Radiographics, 2017, 37（2）: 577-594.

［29］SALMANOGLU E, HALPERN E, TRABULSI E J, et al. A glance at imaging bladder cancer［J］. Clinical and translational imaging, 2018, 6（4）: 257-269.

［30］CROZIER J, PAPA N, PERERA M, et al. Comparative sensitivity and specificity of imaging modalities in staging bladder cancer prior to radical cystectomy：a systematic review and meta-analysis［J］. World journal of urology, 2011, 37（5）: 667-690.

［31］ZEHNDER P, STUDER U E, SKINNER E C, et al. Super extended versus extended pelvic lymph node dissection in patients undergoing radical cystectomy for bladder cancer：a comparative study［J］. Journal of urology, 2011, 186（4）: 1261-1268.

［32］ROSENKRANTZ A B, FRIEDMAN K P, PONZO F, et al. Prospective pilot study to evaluate the incremental value of PET information in patients with bladder cancer undergoing 18F-FDG simultaneous PET/MRI［J］. Clinical nuclear medicine, 2017, 42（4）: e8-e15.

［33］WAITE K, YOUSSEF H. The role of neoadjuvant and adjuvantsystemic chemotherapy with cytoreductive surgery and heated intraperitoneal chemotherapy for colorectal peritoneal metastases：a systematic review［J］. Annals of surgical oncology, 2017, 24（3）: 705-720.

［34］NOBASHI T, BARATTO L, REDDY S A, et al. Predicting response to immunotherapy by evaluating tumors, lymphoid cell-rich organs, and immune-related adverse events using FDG-PET/CT［J］. Clinical nuclear medicine, 2019, 44（5）: e272-e279.

［35］MARANDINO L, CAPOZZA A, BANDINI M, et al. ［18］Fluoro-deoxy-glucose positron emission tomography to evaluate lymph node involvement inpatients with muscle- invasive bladder cancer receiving neoadjuvantpembrolizumab［J］. Urol oncol：seminars and original investigations, 2020, 38（2）: 1-7.

［36］BENSCH F, VEEN E L V D, HOOGE M N L, et al. 89Zr-atezolizumab imaging as a non-invasive approach to assess clinical response to PD-L1 blockade in cancer［J］. Nature medicine, 2018, 24（12）: 1852-1858.

# 第二十二章 AI 在前列腺癌围手术期免疫治疗的应用前景

Alberto martini，Francesco Montorsi

前列腺癌是男性中发病率排第二的恶性肿瘤[1]，其预后具有高度异质性，既有相对发展缓慢的病程，也可进展迅速且具有高度侵袭性。每 8 位男性就会有 1 人罹患前列腺癌，大多数前列腺癌患者可能终身带瘤生存，这更突出了正确应对具有侵袭性前列腺癌患者群体的重要性及潜在价值。

现今主流的泌尿外科指南已将 mpMRI 作为前列腺癌的诊断方式之一。在临床上怀疑前列腺癌的患者应在进行活检之前进行 mpMRI 检查，因此，几乎所有的患者在准备积极治疗之前都会进行该影像检查[2]。这些举措引起了我们对可疑肿瘤病灶放射组学特征研究的兴趣，以验证其病理和临床特征。通过 AI 进行的评估具有重要的临床意义，不仅可以帮助患者避免进行不必要的活检，还可以在活检前帮助研究人员确定肿瘤的表征，最终协助评估新辅助治疗的效果。

简而言之，目前 AI 是一个用于描述那些旨在创建能够成功执行人类任务的 AI 机器过程的总称。这是通过模仿人类神经元的基本模块实现的[3]。AI 的最终目标是识别人类思维和（或）执行任务的方式，从而将人类智慧融入机器中。可以将算法从现有数据中开发，机器从这些数据中学习的整个过程称为"机器学习"。如果此过程是在图像上执行的，则称为"计算机视觉"。所有 AI 的最终目标是模仿和（或）比人类更智能更精确。这些过程的应用范围可以从诊断扩展到对不同癌症治疗效果的评估。许多研究评估了 AI 在前列腺癌活检标本上的作用，以帮助诊断和分级。

Arvaniti 等提出了一种 AI 评分预测模型，将患者分为高危、中危、低危三组，并得到了与经验丰富的病理学家相似的分级结果[4]。Donovan 等提出了一个创新的模型，能够区分高危、中危、低危的前列腺癌，并预测随访期间复发的概率[5]。在设计新的前瞻性研究时，这些模型可以考虑使用，特别是如果使用相同的 AI 算法，可与病理学家一起评估治疗前后的病理变化。

关于活检前和治疗前的影像，少数研究评估了 AI 识别疑似肿瘤区域的作用[6]。结合前列腺影像报告和数据系统（PI-RADS），精确的 AI 算法可以提高检查的可靠性，改善 mpMRI 的诊断准确度，最终提高其解析能力[7]。Ishioka 等开发了预测肿瘤病灶的 AI 算法指导靶向活检，从而减少不必要的活检针数[8]。

Beksac 等发现 PI-RADS 评分与基于 22 个基因的基因组分类器（Decipher®，GenomeDx）相关[9]。理想情况下，新辅助治疗后 PI-RADS 评分的变化可能对应于肿瘤基因组的变化。Hectors 等的类似研究结果表明，放射组学特征与前列腺肿瘤的基因组学存在相关性[10]。如果这些发现得到未来研究的证实，将 PI-RADS 病灶变化纳入其对放射组学特征的应答评估中，可能在实践中，特别是在评估新辅助免疫治疗的潜在应答及暂缓或避免根治性治疗方面具有重要影响。

总之，前列腺癌领域的 AI 研究结果令人振奋。目前，尚无研究表明可通过 AI 在影像学中的应用来评估围手术期治疗的效果。基于放射组学特征与病理特征的关联，以及放射基因组学特征的研究结果，AI 研究已经呈现出积极的应用前景。

# 参考文献

[ 1 ] SIEGEL R L, MILLER K D, JEMAL A. Cancer statistics, 2018 [ J ]. CA Cancer J Clin, 2018, 68（1）: 7-30.

[ 2 ] European Association of Urology. Prostate cancer guidelines 2020 [ EB/OL ]. （2020-1-1）[ 2022-1-3 ]. https: //uroweb.org/guidelines/prostate-cancer.

[ 3 ] CHEN J, REMULLA D, NGUYEN J H, et al. Current status of artificial intelligence applications in urology and their potential to influence clinical practice [ J ]. BJU Int, 2019, 124（4）: 567-577.

[ 4 ] ARVANITI E, FRICKER K S, MORET M, et al. Author correction: automated Gleason grading of prostate cancer tissue microarrays via deep learning [ J ]. Sci Rep, 2019, 9（1）: 7668.

[ 5 ] DONOVAN M J, FERNANDEZ G, SCOTT R, et al. Development and validation of a novel automated Gleason grade and molecular profile that define a highly predictive prostate cancer progression algorithm-based test [ J ]. Prostate Cancer Prostatic Dis, 2018, 21（4）: 594-603.

[ 6 ] LIU L, TIAN Z, ZHANG Z, et al. Computer-aided detection of prostate cancer with MRI: technology and applications [ J ]. Acad Radiol, 2016, 23（8）: 1024-1046.

[ 7 ] GIANNINI V, MAZZETTI S, ARMANDO E, et al. Multiparametric magnetic resonance imaging of the prostate with computer-aided detection: experienced observer performance study [ J ]. Eur Radiol, 2017, 27（10）: 4200-4208.

[ 8 ] ISHIOKA J, MATSUOKA Y, UEHARA S, et al. Computer-aided diagnosis of prostate cancer on magnetic resonance imaging using a convolutional neural network algorithm [ J ]. BJU Int, 2018, 122（3）: 411-417.

[ 9 ] BEKSAC A T, CUMARASAMY S, FALAGARIO U, et al. Multiparametric magnetic resonance imaging features identify aggressive prostate cancer at the phenotypic and transcriptomic level [ J ]. J

Urol, 2018, 200 (6): 1241-1249.

[10] HECTORS S J, CHERNY M, YADAV K K, et al. Radiomics features measured with multiparametric magnetic resonance imaging predict prostate cancer aggressiveness [J]. J Urol, 2019, 202 (3): 498-505.

# 第二十三章　AI 应用于肾细胞癌围手术期免疫治疗的前景

Alberto Martini，Alessandro Larcher

肾细胞癌是一种包括多种组织学类型的肾脏恶性肿瘤，其总体发病率在男性中排名第六，在女性中排名第十[1]。肾细胞癌的发病率正在逐年上升，同时带来了相应流行病学特征的改变，即局限性患者的数量增多，这种现象在高收入国家中更为明显[2]。尽管如此，仍有高达 40% 的患者在发现时已被诊断为存在转移或局部晚期[3]。

手术仍然是肾细胞癌治疗的关键手段，然而某些亚组患者的预后仍相对较差，围手术期治疗的地位日渐凸显。当前，一些降低局部和远处疾病复发风险的临床研究正在开展，目的是改善患者预后和提高其生活质量[4-6]。

与其他肿瘤类似，已有相关研究探索可用于改善转移性肾细胞癌患者预后的药物和治疗方案。在取得积极疗效后，这些治疗方案开始应用于非转移性肾细胞癌患者，典型的案例就是以舒尼替尼为代表的靶向药物给肾细胞癌治疗领域带来了重大变革[7]。

免疫检查点抑制剂是通过恢复个体免疫反应，从而达到抗肿瘤目的的新型免疫疗法，其在无法手术的转移性肾细胞癌患者中进行临床研究并取得良好疗效，并进一步在非转移性肾细胞癌患者的辅助和新辅助治疗研究中进行拓展和验证。2015 年，首次推出的纳武利尤单抗是肾细胞癌免疫治疗的代表性药物，也是另一类可以改变肾细胞癌治疗领域格局的药物[8]。

目前，评估免疫疗法在肾细胞癌新辅助治疗方面的研究有 9 项，在肾细胞癌术后辅助治疗方面的研究有 4 项[4-5]。对于新辅助免疫治疗的肾细胞癌患者，如果评估达到影像学完全缓解，就可以对肿瘤进行定期监测，可能会推迟或避免手术。此外，预测肿瘤对抗癌药物的反应是肿瘤学研究的重点，AI 算法的引入可以提供更多参考信息，帮助临床医生和患者共同决策。例如，借助 AI 预测新辅助治疗后明显降期的肿瘤，或者帮助临床医师做出延迟手术等决策。

前面的章节已经介绍了 AI 的概念，本章将重点关注 AI 在肾细胞癌治疗中的相关研究及未来发展趋势。

一项系统综述探索了应用 AI 在影像学上识别良恶性肿瘤的可行性，其纳入的部分研究及方法学存在不足，因为没有将 AI 的判断结果与放射科医生的判断结果进行比较。AI 是一种具有多样性的编程模型，没有可供参考的规则，可以通过自我学习来改进自己的性能。机器学习是 AI 的一种方法，目前缺乏区分机器学习与传统统计建模的标准，这也使得混合建模在与医学领域相关的 AI 研究中非常普遍。

AI 在应用于临床实践之前还需要进行更多的研究[9]。当然，AI 应用于实践的第一步是鉴别良恶性肾肿瘤，这对筛选临床研究患者具有重要意义，可避免不必要的肾肿物穿刺活检[10]。

Kocak 等基于 CT 的纹理特征，鉴别肾细胞癌的不同组织学类型。该研究结果表明，应用机器学习算法能够区分非肾透明细胞癌和肾透明细胞癌，马修斯相关系数为 0.8[11]。在当前强调靶向治疗和个性化医疗理念的时代，上述研究为围手术期选择最佳治疗方案提供了宝贵的信息。Lin 等发现 AI 算法能够很好地判断肾透明细胞癌的临床分期[12]，这对于决定是否进行新辅助治疗也具有重要的参考价值。

截至目前，仅有 1 项研究应用 AI 评估纳武利尤单抗的治疗效果，其对比了 48 名转移性肾细胞癌患者使用纳武利尤单抗治疗前后的 279 个 CT 影像学特征，具体的分析流程见图 23.1。

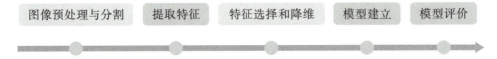

**图 23.1　基于机器学习的影像学分析的简化流程图**

研究结果发现，最好的 AI 模型能够预测 90% 以上患者的治疗反应。然而该研究同样存在缺陷，即所有患者在接受纳武利尤单抗治疗前都接受过靶向药物的治疗。正如 Khene 等报道的结果，分析影像学特征的研究最好选择一线免疫治疗的患者[13]。该研究清楚地概括了基于影像组学的机器学习方法的主要优势为直接快速给出结果，这是一种无创、不需要人为解释的客观方法，可以轻易地整合到常规影像学评估中，同时在时间和空间上评估肿瘤的异质性。

综上所述，AI 算法在肾细胞癌围手术期免疫治疗中既有应用价值又有改进空间，期待正在进行的临床研究能够提供更多的数据和结果，以确定影像特征是否可靠，从而让患者获得推迟或避免手术的机会。

# 参考文献

［1］SIEGEL R L, MILLER K D, JEMAL A. Cancer statistics, 2018［J］. CA Cancer J Clin, 2018, 68（1）: 7-30.

［2］KANE C J, MALLIN K, RITCHEY J, et al. Renal cell cancer stage migration［J］. Cancer, 2008, 113（1）: 78-83.

［3］CAPITANIO U, MONTORSI F. Renal cancer［J］. Lancet, 2016, 387（10021）: 894-906.

［4］BERQUIST S W, YIM K, RYAN S T, et al. Systemic therapy in the management of localized and locally advanced renal cell carcinoma: current state and future perspectives［J］. International journal of urology, 2019, 26（5）: 532-542.

［5］WESTERMAN M E, SHAPIRO D D, WOOD C G, et al. Neoadjuvant therapy for locally advanced renal cell carcinoma［J］. Urologic clinics of North America, 2020, 47（3）: 329-343.

［6］MARTINI A, CUMARASAMY S, HEMAL A K, et al. Renal cell carcinoma: the oncological outcome is not the only endpoint［J］. Translational andrology and urology, 2019, 8（Suppl_1）: S93-S95.

［7］RAVAUD A, MOTZER R J, PANDHA H S, et al. Adjuvant sunitinib in high-risk renal-cell carcinoma after nephrectomy［J］. New England journal of medicine, 2016, 375（23）: 2246-2254.

［8］MOTZER R J, ESCUDIER B, MCDERMOTT D F, et al. Nivolumab versus everolimus in advanced renal-cell carcinoma［J］. New England journal of medicine, 2015, 373（19）: 1803-1813.

［9］KOCAK B, KAYA O K, ERDIM C, et al. Artificial intelligence in renal mass characterization: A systematic review of methodologic items related to modeling, performance evaluation, clinical utility, and transparency［J］. AJR American journal of roentgenology, 2020, 215（5）: 1113-1122.

［10］MARTINI A, LARCHERA, BRAVI C A, et al. How to select the optimal candidates for renal mass biopsy［J］. European urology oncology, 2021, 4（1）: 506-509.

［11］KOCAK B, YARDIMCI A H, BEKTAS C T, et al. Textural differences between renal cell carcinoma subtypes: machine learning-based quantitative computed tomography texture analysis with independent external validation［J］. European journal of radiology, 2018（107）: 149-157.

［12］LIN F, CUI E M, LEI Y, et al. CT-based machine learning model to predict the Fuhrman nuclear grade of clear cell renal cell carcinoma［J］. Abdominal radiology, 2019, 44（7）: 2528-2534.

［13］KHENE Z E, MATHIEU R, PEYRONNET B, et al. Radiomics can predict tumour response inpatients treated with Nivolumab for a metastatic renal cell carcinoma: an artificial intelligence concept［J］. World journal of urology, 2020（39）: 3707-3709.

# 第二十四章  临床视角

Shilpa Gupta，Guru P. Sonpavde

## 一、肌层浸润性膀胱癌中新辅助免疫治疗的研究热点

免疫检查点抑制剂已经彻底改变了进展性和转移性尿路上皮癌的治疗模式，其作为单一药物、抗 PD-1/PD-L1 药物、抗 PD-1/PD-L1/CTLA-4 双联疗法或与化疗联合使用，在早期阶段研究中展示出其显著的疗效和安全性[1-8]（见表 24.1 ）。

表 24.1　肌层浸润性膀胱癌新辅助免疫治疗的 I / II 期临床研究

| | GU14-188 吉西他滨+帕博利珠单抗 NCT 02365766 | NABUCCO 伊匹木单抗+纳武利尤单抗 NCT03387761 | ABACUS 阿替利珠单抗 CT 02662309 | PURE-01 帕博利珠单抗 NCT 02736266 | BLASST-1 纳武利尤单抗+Gem Cis NCT 03294304 | 度伐利尤单抗+曲美木单抗 NCT 02812420 |
|---|---|---|---|---|---|---|
| n | 37 | 24 | 88 | 114 | 41 | 28 |
| cT2 | 43% | 0 | 73% | 43% | 90% | 58% |
| cT3/T4 | 57% | 58% | 27% | 57% | 7% | 42% |
| cN+ | 0 | 42% | 0 | 0 | 3% | 0 |
| pT0N0 比例 | 45.2% | 46% | 31%（包括 CIS） | 37% | 49%（包括 CIS） | 37.5% |
| pT ≤ 1N0 比例 | 51.6% | 58% | — | 55% | 66% | 58% |
| 无复发生存期 | 93.6%（12 个月） | 92%（15.6 个月） | 79%（12 个月） | 91% | 未成熟 | 82.8% |
| 3～4 级不良事件 | 84% | 54%（免疫相关不良事件） | 11% | 初次报道 5%（n=43） | 0 | 21% |

续表

| | GU14-188 吉西他滨+帕博利珠单抗 NCT 02365766 | NABUCCO 伊匹木单抗+纳武利尤单抗 NCT03387761 | ABACUS 阿替利珠单抗 CT 02662309 | PURE-01 帕博利珠单抗 NCT 02736266 | BLASST-1 纳武利尤单抗+Gem Cis NCT 03294304 | 度伐利尤单抗+曲美木单抗 NCT 02812420 |
|---|---|---|---|---|---|---|
| 治疗免疫相关不良事件导致RC延迟/暂停 | 否 | 是，4% | 是，3% | 否 | 否 | 是，14% |
| 手术并发症 | 未报道 | 未报道 | 60%，1例死亡 | 34% | 未报道 | 未报道 |

尽管早期的免疫治疗相关研究所获取的长期生存数据有限，但是这些研究数据已表明，免疫治疗可以在膀胱癌根治术前安全使用。目前进行的Ⅲ期研究正在探讨免疫治疗在围手术期的作用，包括那些耐受新辅助顺铂化疗的患者（见表24.2）和不耐受顺铂的患者（见表24.3）。值得注意的是，这些研究还扩展到术后免疫治疗的使用。

这些研究结果将有助于明确免疫治疗在围手术期的作用，并评估免疫检查点抑制剂与抗体偶联药物（ADCs），如恩诺单抗（EV），联合使用是否可以减少顺铂化疗的使用。

表 24.2　接受顺铂治疗的肌层浸润性膀胱癌患者的Ⅲ期围手术期免疫治疗研究

| 化疗/ADC 免疫治疗联合方案 | | | | | |
|---|---|---|---|---|---|
| 临床试验 | 估计样本量 | 治疗方案 | 入组人群 | 主要终点 | 状态 |
| KEYNOTE-866（NCT03924856） | 870 | 帕博利珠单抗+吉西他滨-顺铂<br>吉西他滨-顺铂 | T2-4aN0M0 | pCR 比例，EFS | 进行中 |
| KEYNOTE-B15/EV-304（NCT04700124） | 784 | 帕博利珠单抗+EV<br>吉西他滨-顺铂 | T2-T4aN0M0 或 T1-T4aN1M0 | pCR 比例，EFS | 进行中 |
| NIAGARA（NCT03732677） | 1050 | 度伐利尤单抗+吉西他滨-顺铂<br>吉西他滨-顺铂 | T2-4aN0M0 | pCR 比例，EFS | 进行中 |

续表

| 化疗 /ADC 免疫治疗联合方案 | | | | | |
| --- | --- | --- | --- | --- | --- |
| 临床试验 | 估计样本量 | 治疗方案 | 入组人群 | 主要终点 | 状态 |
| ENERGIZE（NCT03661320） | 1200 | 安慰剂 + 纳武利尤单抗 + 吉西他滨 - 顺铂 | T2-4aN0M0 | pCR 比例，EFS | 进行中 |
| | | 林罗司他 + 纳武利尤单抗 + 吉西他滨 - 顺铂 | | | |
| | | 吉西他滨 - 顺铂 | | | |

注：EV 为维恩妥尤单抗；pCR 为病理完全缓解率；EFS 为无事件生存期。

表 24.3　针对不适合顺铂治疗的肌层浸润性膀胱癌患者的Ⅲ期围手术期免疫治疗研究

| 临床试验 | 估计样本量 | 治疗方案 | 入组人群 | 主要终点 | 状态 |
| --- | --- | --- | --- | --- | --- |
| KEYNOTE-905/EV-303（NCT03924895） | 836 | 仅手术 | T2-4aN0M0 | pCR 比例，EFS | 进行中 |
| | | 帕博利珠单抗 | | | |
| | | 帕博利珠单抗 + EV | | | |
| NCT04209114 | 540 | 仅手术 | T2-4aN0M0 | pCR 比例，EFS | 进行中 |
| | | 纳武利尤单抗 + 贝培阿地白介素（NKTR-21） | | | |
| | | 纳武利尤单抗 | | | |

注：EV 为维恩妥尤单抗；贝培阿地白介素为 CD-122 激动剂；pCR 为病理完全缓解率；EFS 为无事件生存期。

## 二、辅助免疫治疗在肌层浸润性膀胱癌中的作用

IMvigor010 是一项针对高危肌层浸润性膀胱癌患者进行辅助阿替利珠单抗对照观察的Ⅲ期随机研究[9]。该研究以未达到无病生存期为主要终点，阿替利珠单抗未能延长全人群或 PD-L1 高表达肿瘤患者的无病生存期，也未能提高总生存期[9]。另一方面，CheckMate 274 Ⅲ期研究结果显示，长达 1 年的纳武利尤单抗辅助治疗相较于安慰剂组能延长患者的无病生存期[10]。该研究共招募了 353 名患者，全人群和 PD-L1 高表达肿瘤患者均达到无病生存期的主要终点。纳武利尤单抗组的中位无病生存期为 21 个月，而安慰剂组为 10.9 个月；在 PD-L1 高表达肿瘤患者中，纳武利尤单抗组获益更为显著。该研究中关于总生存期的相关数据尚未公布[10]。IMvigor010 研究的 ctDNA 分析表明，

携带 ctDNA 的患者使用阿替利珠单抗后，无病生存期和总生存期均有所改善。一项前瞻性研究表明，ctDNA 可以识别可能对免疫疗法反应最佳的患者。CheckMate 274 研究的长期随访及正在进行的 AMBASSADOR 研究的结果，将有助于确定辅助免疫治疗在尿路上皮癌中的作用。表 24.4 列出了已完成和正在进行的肌层浸润性膀胱癌辅助免疫治疗Ⅲ期研究，值得注意的是，表 24.2 和表 24.3 中描述的肌层浸润性膀胱癌围手术期免疫治疗研究也在新辅助治疗后使用辅助免疫治疗，这些研究的结果将确定免疫治疗在肌层浸润性膀胱癌中的地位。另一项关于辅助治疗的 PROOF-302 项目正在研究 FGFR 抑制剂英菲格拉替尼在具有 FGFR 变异的浸润性尿路上皮癌患者中的作用[11]。

**表 24.4　肌层浸润性膀胱癌（包括上尿路上皮癌）的Ⅲ期辅助免疫治疗研究**

| 临床研究 | 估计样本量 | 治疗方案 | 入组人群 | 主要终点 | 状态 |
|---|---|---|---|---|---|
| IMvigor010 (NCT02450331) | 809 | 阿替利珠单抗 | 新辅助化疗后手术时≥pT2 疾病和（或）N+，或没有接受新辅助化疗，手术时≥pT3 疾病和（或）N+ | DFS | 完成；DFS 未改善[9] |
| | | 观察 | | | |
| CheckMate 274 (NCT02632409) | 700 | 纳武利尤单抗 | 新辅助化疗后手术时≥pT2 疾病和（或）N+，或没有接受新辅助化疗，手术时≥pT3 疾病和（或）N+ | DFS | 完成；DFS 改善[10] |
| | | 观察 | | | |
| AMBASSADOR (NCT03244384) | 739 | 帕博利珠单抗 | 新辅助化疗后手术时≥pT2 疾病和（或）N+，或没有接受新辅助化疗，手术时≥pT3 疾病和（或）N+ | DFS、OS | 进行中 |
| | | 观察 | | | |

注：DFS 为无病生存期；OS 为总生存期。

## 三、结论与展望

探索单药或联合免疫治疗的早期研究显示，免疫治疗是一种具有前景且安全的治疗方式。正在进行的围手术期Ⅲ期随机研究将进一步阐明免疫治疗在肿瘤降期、长期生存及功能结局方面的有效性。辅助免疫治疗在肌层浸润性膀胱癌中的作用将在未来得到进一步确认。早期的研究增强了我们对膀胱癌中一些复杂生物标志物在预测免疫治疗反应和耐药性方面的理解，我们应在未来开展更多基于精准医学的免疫治疗相关研究。我们更需要重新思考如何更高效地开展基于生物标志物的研究，以推进全球膀胱癌患者治疗方案的发展。传统的Ⅲ期随机对照研究规模庞大且昂贵，需要数年才能得出结论，在治疗快速发展的时代面临淘汰。在局限性肌层浸润性膀胱癌的新辅助治疗中，开发一个适应性Ⅱ期临床研究设计框架，以评估免疫疗法和以病理缓解为主要终点的新型药物，可以基于全面的生物标志物选择，针对药物的快速和个性化临床开发，以确定最适合特定免疫疗法的患者。

# 参考文献

［1］BRIGANTI A，GANDAGLIA G，SCUDERI S，et al. Surgical safety of radical cystectomy and pelvic lymph node dissection following neoadjuvantpembrolizumab in patients with bladder cancer：prospective assessment of perioperative outcomes from the PURE-01 trial［J］. European urology，2020，77（5）：576-580.

［2］NECCHI A，RAGGI D，GALLINA A，et al. Updated results of PURE-01 with preliminary activity of neoadjuvant pembrolizumab in patients with muscle-invasive bladder carcinoma with variant histologies［J］. European urology，2020，77（4）：439-446.

［3］POWLES T，KOCKX M，RODRIGUEZ-VIDA A，et al. Clinical efficacy and biomarker analysis of neoadjuvant atezolizumab inoperable urothelial carcinoma in the ABACUS trial［J］. Nature medicine，2019，25（11）：1706-1714.

［4］PIGNOT G，LORIOT Y，KAMATA M，et al. Effect of immunotherapy on local treatment of genitourinary malignancies［J］. European urology oncology，2019，2（4）：355-364.

［5］DIJK N V，GIL-JIMENEZ A，SILINA K，et al. Preoperative ipilimumab plus nivolumab in locoregionally advanced urothelial cancer：the NABUCCO trial［J］. Nature medicine，2020，26（12）：1839-1844.

［6］GAO J，NAVAI N，ALHALABI O，et al. Neoadjuvant PD-L1 plus CTLA-4 blockade inpatients with cisplatin-ineligible operable high-risk urothelial carcinoma［J］. Nature medicine，2020，26（12）：1845-1851.

［7］SHILPA G，SONPAVDE G，CHRISTOPHER J W，et al. Results from BLASST-1（Bladder Cancer Signal Seeking Trial）of nivolumab，gemcitabine，and cisplatin in muscle invasive bladder cancer（MIBC）undergoing cystectomy［J］. J Clin Oncol，2020，38（6_Suppl）：439.

［8］HRISTOS Z，KAIMAKLIOTIS N A，KELLY W K，et al. Phase Ⅱ neoadjuvant（N-）gemcitabine（G）and pembrolizumab（P）for locally advanced urothelial cancer（laUC）：interim results from the cisplatin（C）-ineligible cohort of GU14-188［J］. J Clin Oncol，2020，38（15_Suppl）：5019.

［9］MAHA H A，HUSSAIN T P，ALBERS P，et al. IMvigor010：Primary analysis from a phase Ⅲ randomized study of adjuvantatezolizumab（atezo）versus observation（obs）in high-risk muscle-invasive urothelial carcinoma（MIUC）［J］. J Clin Oncol，2021，38（15_Suppl）：5000.

［10］DEAN F，JAW B，GSCHWEND J，et al. First results from the phase 3 CheckMate 274 trial of adjuvantnivolumab vs placebo inpatients who underwent radical surgery for high-risk muscle-invasive urothelial carcinoma（MIUC）［J］. J Clin Oncol，2020，39（Suppl_6；abstr）：391.

［11］SUMANTA K，PAL S D，MATIN S F，et al. PROOF 302：a randomized，double-blind，placebo-controlled，phase Ⅲ trial of infgratinib as adjuvant therapy in patients with invasive urothelial carcinoma harboring FGFR3 alterations［J］. J Clin Oncol，2020，38（6_Suppl）：TPS600.